임플란트를 하루 만에 끝낸다고?

치과의사 배운도둑놈!? PART I

임플란트를 하루 만에 끝낸다고?

안창선 지음

좋은땅

들어가며…

치과의사 배운 도둑놈!?

25년 전 서울대학교 치의예과에 입학하고, 상경하여 숙부님 댁에서 생활하던 시절이었습니다. 어느 날은 같이 사시던 친할머니께서 치아가 불편하여 치과에 다녀오셨는지 격앙된 어조로, 저에게 이런 말씀을 하셨습니다.

"치과의사는, 배운 도둑놈들이여!"

기껏해야 치의예과 1학년생인 제가 도와드릴 수 있는 부분도 없었고, 그냥 치과 치료비가 비싸서 속상하신가 보다 하는 정도로 받아들였습니다. 지금 생각하면 할머니께서 그동안 치과에 다니시면서 얼마나 힘드셨기에 저렇게까지 말씀하셨을까 생각도 들지만, 그 말씀이 아직 세상 물정 모르는 20살이었던 저에겐 너무 충격적이었습니다. 치과의사 생활을 하면서 보고 들은 경험들을 돌이켜 보면 그때 그 말씀이 어떤 면에서는 전적으로 틀린 말씀이 아니라는 생각이 들어서, 더구나 제게 그런 말씀을 해 주신 분이 다른 분도 아닌 친할머니라는 점이 너무 안타깝게 느껴집니다.

2006년 치과대학을 졸업하고, 인턴 레지던트, 군의관, 봉직의, 개원의로 약 19년간을 치과의사로 살아왔습니다. 한국의 치과의사들은 전세계 어느 나라에 비교해도 손색이 없는 지적 수준과 손기술 등의 능력을 갖추었음이 명백합니다. 대학 입시가 지적 수준을 전부 대변할 수는 없지만, 대입 성적 기준 상위권 1퍼센트 이내의 사람들이 치과대학을 가는 경우가 한국과 독일을 제외하고는 없는 것으로 알고 있습니다. 그러나 그동안 경험했던 많은 치과 그리고 치과의사들의 수준은 때때로 처참했습니다. 이렇게 똑똑하고 능력 있는 사람들이 왜 이렇게 수준 낮은 진료를 하고 매출에만 집착할까 생각해 보면, 결국 이건 개개인의 윤리적인 문제를 넘어 치과계 아니 국민건강보험 시스템을 포함한 보건의료체계 전체에 대한 문제로 귀결됩니다.

이 책은 제가 직접 운영 중인 '치과의사 배운 도둑놈!?'이라는 이름의 네이버 블로그에 약 2년 동안 게시한 글들 중 일부를 발췌하여 재구성한 책입니다. 개인적으로 매일의 진료와 임상에 최선을 다하고 있지만 아직까지 개원의로서는 큰 성공을 거두지 못했습니다. 적어도 매출과 경영능력으로 평가한다면 말입니다. 그러나 저의 블로그와 이 책은 결코 저와 제 치과의원 홍보 목적이 주가 아닙니다. 홍보 목적이 '1도 없다'면 거짓이겠지만 홍보를 위한 채널은 대행사를 통해 이미 별도로 오픈되어 있습니다. 그렇다고 감히 거창하게 공익 목적이라고 포장할 생각은 없습니다. 어차피 **'배운 도둑', '허가받은 도둑', '의사도 아닌 그냥 기술자들', '돈밖에 모르는 양아치들'** 등으로 치부받는 일개 치과의사의 글이 공익 목적이라고 한다면 사람들은 비웃을 것입니다. 그러나 저는 개인의 홍보를 넘어서 조금 더 큰 목표를 가지고 글을 쓰기 시작했습니다.

저의 블로그와 이 책은 저와 제 주변의 정직한 치과원장들의 생존을 위한 채널입니다. 조금 더 넓게는 '좋은 치과 진료가 대한민국에서 다수의 대중에게 인정받는 것'이 목표입니다. 이 책과 저의 블로그에서 그리고 앞으로 발간될 2권, 3권 서적을 통해 저는 그동안 제가 경험했던 치과 이야기를 칼럼 형식으로 기재하고, 때로는 임상 일지나 살아가는 이야기 등을 틈틈이 올려 볼 생각입니다. 그리고 제가 알고 있는 정직한 치과의사분들의 이야기도 소개해 보려 합니다. 역설적이게도, 진료를 정직하게 할수록 매출과 경영은 위협을 받는 상황을 많이 보게 됩니다. 그러나 이런 분들이 생존해야 양질의 치과 진료가 대한민국에 남게 될 것입니다. 저수가 치과들의 진료 행태와 좋은 치과 진료의 차이를 임상사진과 방사선사진을 첨부해서 독자들이 구분할 수 있게 하겠습니다. 이런 치과계 내부의 상황을 계속 오픈해서 치과계 전체의 문화와 국민들이 치과계를 바라보는 시선이 좋은 방향으로 개선되기를 바랍니다.

얼마전 2022 카타르 월드컵에서 한국 대표팀이 감동적으로 16강에 진출하는 과정에서 **'중요한 건 꺾이지 않는 마음!'**이라는 문구가 주목받았습니다. 세계 최고 수준을 다투는 대한민국 치과의사들 중 한 명으로서, 배운 도둑으로 취급 받는 것이 억울하고 서러워도, 거꾸로 '배운 게 도둑질'이라는 말처럼, 저는 그저 이 길을 꾸준히 갈 수밖에 없습니다. 때로는 좋은 임상, 좋은 진료를 하려고 노력해도 인정받지 못하는 것에 지쳐 포기하고 싶은 생각도 들지만, 꺾이지 않는 마음으로 다시 천천히 시작해 보려 합니다.

언제나 양질의 치과 진료에 대한 전달, 그리고 그것을 실천하는 분들에 대한 홍보대사를 자처하겠습니다. 과장되지 않은 실제 그대로의 상황을 전달하고, 독자들이 치과 진료에 대한 눈높이를 높일 수 있도록, 서적과 논문을 바탕으로 한 전문가적 지식을 전달하고, 그부분에 대한 개인적인 의견도 같이 덧붙이는 자칭 'Dental Columnist'로서 거듭나겠습니다.

이 책은 그간의 저의 연구와 노력이 집약된 첫 번째 습작입니다. 몇 년 전부터 유행처럼 '하루 만에 끝내는 임플란트' 광고가 각종 광고 사이트의 메인을 장식하고 있습니다. 저는 임플란트를 하루 만에 한다는 것이 말이 안 된다고 생각하는 사람입니다. 다수의 논문 리서치를 바탕으로 그게 언제나 또는 대부분 된다고 생각하는 사람들의 주장에 반박을 해볼 생각입니다. 빠르게만 가면 때로는 위험합니다. 독자 분들은 양쪽의 이야기를 다 들어 보고 어느 쪽이 더 믿을 만한 이야기인지 판단해 주실 거라 믿습니다. 보고 듣기 싫었던 진실은 어디에나 있습니다. 치과계의 숨겨진 진실들을 저의 개인적인 주장이 아닌 근거 있게 보여 드리겠습니다.

그리고 글의 마지막으로, 작년 여름 영면하셔서 이제는 하늘에 계실 할머니께 말씀드리고 싶습니다. 배운 도둑이 되지 않도록 최선을 다하겠노라고. 그런 의미에서 제 필명을 '배도'라고 지어 봤습니다.

'**배**웠지만 **도**둑은 아니다'라는 뜻입니다!

목차

들어가며… ··· 4

Chapter I
임플란트 '느리게 걷기', 임플란트를 하루 만에 끝낸다고? ··· 11

Chapter II
저렴한 임플란트 무엇이 문제일까? ··· 21

Chapter III
임플란트 수술 느리게 걷기 ··· 49

하루 만에 끝내는 발치즉시 임플란트, 누구를 위한 것인가? ··· 51

잇몸뼈 이식을 하는 이유: 임플란트 표면처리에 대하여 ··· 68

잇몸뼈 이식 수술(치조골 이식 수술)은 왜 하는 걸까? ··· 77

여긴 어떤 뼈이식 재료를 쓰나요? 치조골 이식 재료에 대하여 ··· 92

다른 데서는 뼈가 튼튼해서 뼈이식 안 해도 된다던데요?
임플란트 숨바꼭질 테크닉! ··· 115

내비게이션 임플란트?가 아니고 '컴퓨터 가이드 임플란트 수술' 테크닉 ··· 127

무절개 임플란트 수술? 무절개 치과의사! ··· 139

대한민국 저렴한 임플란트 올림픽,
더 빨리 더 높이 더 깊이 더 멀리+더 싸게! ··· 154

Chapter IV
임플란트 보철 느리게 걷기 ⋯ 163

임플란트 보철, 반드시 본을 두 번 떠야 하는 이유 ⋯ 165
임플란트 보철 실패 케이스의 재치료 과정 ⋯ 178
원데이 임플란트 보철!? 꼭 해야 한다면 신중하게 ⋯ 186

Chapter V
실패하기 어려운 임플란트 치료 과정 ⋯ 203

실패하기 어려운 임플란트 치료 과정 1.
두 개 임플란트 수술+아날로그 보철 ⋯ 205

실패하기 어려운 임플란트 치료 과정 2.
디지털 임플란트 치료 과정 ⋯ 219

실패하기 어려운 전체 임플란트 치료;
아날로그와 디지털의 콜라보 종합예술 ⋯ 231

Chapter VI
그래서, 임플란트를 정말 하루 만에 끝낸다고?? ⋯ 257

마치며⋯ ⋯ 266
Special thanks to~ ⋯ 273

Chapter I

임플란트 '느리게 걷기', 임플란트를 하루 만에 끝낸다고?

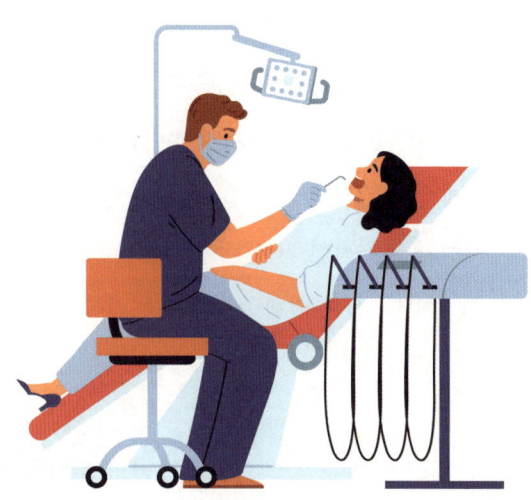

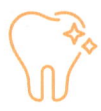

내가 치과보철과 전공의 생활을 할 때 강남 모처에 '느리게 걷기'라는 이름의 카페가 있었다. 지금 찾아보니 위치가 바뀌었는지 없어졌는지 다른 곳이 검색되는 것 같은데, 예전에는 어느 연예 기획사에서 운영하면서 소속 모델들이 알바를 해서 거기에 가면 모델들을 볼 수 있었다. 뭐 컨셉이야 어찌 되었든 나는 그 카페의 이름이 참 좋았다. '현대의 우리나라 사람들은 너무 급하게 빨리빨리 살아오고 있는 건 아닐까…' 생각하며 느리게 걸으면 얻을 수 있는 것들을 떠올려 보았다. 하지만 그 당시 20대 후반의 나는 절대로 느리게 살 수 없었다. 인턴 레지던트 생활을 하며 주어진 업무만 처리하기에도 빠듯했고, 때론 입시생들처럼 잠도 쪼개 가며 일하는 바쁜 시간들을 보내는 와중에, 느리게 걷는다는 생각을 하는 건 머릿속을 스쳐가는 잠깐의 사치일 뿐이었다. 나의 생각엔 조금 더 생각하며 느리게 하면 결과가 더 좋을 것 같은 일이라도, 교수님들이나 선배님들의 지시가 떨어지면 기한 내에 끝내야 하므로 억지로 속도를 내야 하는 일이 많았다. 물론 대체로 그렇게 처리한 일들은 결과가 마음에 들지 않았다.

로컬 치과 원장이 된 지금도 물론 월별로 주간마다 정해진 스케줄이 있으므로, 원장이자 자영업자로서 처리해야 하는 일들만 해도 시간이 바쁘다. 진료 시간에는 당연히 진료를 주로 하니 중간에 잠시 짬을 내어 행정, 세무, 노무 등등의 업무들을 처리하려면 정규 퇴근시간 안에 일을 끝내는 것은 불가능하다. 점심시간을 쪼개서 하고도 남은 업무는 직원들을 퇴근시키고 때론 밤까지 혼자 남아서 처리한다. 어쩌다 보철물을 제작하는 기공 업무까지 직접 하고 있는 날이면, 지하 1층~지상 6층까지 20개가 넘는 업체가 있는 우리 건물의 출입문을 내가 잠그고 퇴근하는 날도 자주 있다. 일부 환자들의 눈엔 겉으로 매우 화려하게 보일지 모르는 동네 치과 원장들의 흔한 삶이다. 내 주변 원장들끼리의 공통된 의견은… 내공이 생겼으니 이걸 하고 있지 전공의 때 생활이 치과원장보다 차라리 나았다는 게 중론이다. 이 작은 구멍가게에서도, '왕관을 쓰려는 자 그 무게를 버텨야' 하므로.

그러나 나는 이젠 절대로 일을 빨리빨리 하지 않는다. 환자를 대하는 진료라면 더더욱 '느리게 걷기'를 실천한다. 40년 넘게 살아오며 또 치과의사로서 20년 가까이 살아오며, 천천히 생각하며 일하는 것이 적성에 더 맞고 일의 결과가 훨씬 좋다는 것을 잘 알기 때문이다. 빨리빨리 해놓으면 당장은 잘 몰라도 언젠가는 반드시 탈이 난다. 때문에 나의 진료 철학이자, 병원 홈페이지에 내건 슬로건은 '빠르게 보다 바르게'이다.

그러나 현대 대한민국 치과계의 트렌드는 '빠르게 뛰기'이다. 뛰는 놈 위에 나는 놈들도 많다. 언젠가부터 '임플란트 하루 완성', '원데이 임플란트', '원데이 보철'이 대세가 되기 시작했다. 환자들의 입장에서는 매력적이다. 임플란트를 상담하러 갔더니, 어디서는 6개월 넘게 1년이 걸린다고 말하고, 어디서는 하루만에 끝내 드린다고 하면 내가 환자라도 하루만에 끝낸다는 말에 혹할 것이다.

그런데 다시 생각해 볼 필요가 있다.

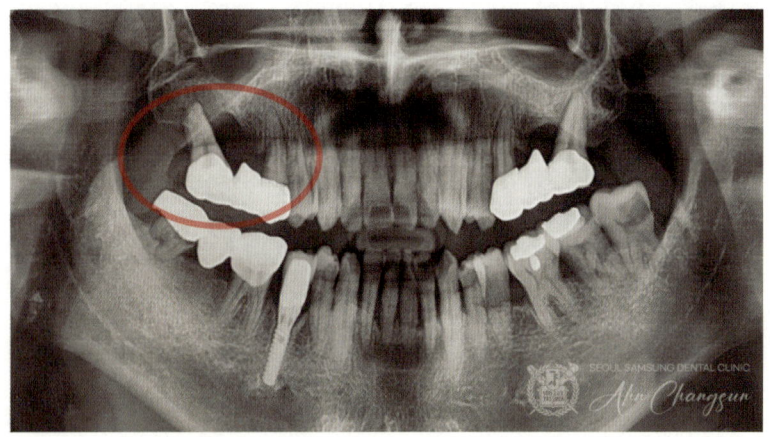

Figure 1. 치주염으로 인해 잇몸뼈가 소실된 환자. 20210504 서울삼성치과 촬영.

위 사진은 흔히 '풍치'라고 불리는 '치주염(Periodontitis; 치아주위염)'으로 환자의 오른쪽 위 어금니(사진상 왼쪽에 마킹된 부분)[1] 잇몸뼈가 녹고 망가진 환자이다. 이 환자가 우리 병원에 오기 전 상담하러 갔던 치과에서는 이를 뽑고 당일에 바로 임플란트를 심고 이를 만들자고 했다고 한다. 요즘 유행하는 '원데이 임플란트'이다. 그런데 환자의 잇몸뼈 상태

---

1) 앞으로 이 책에서 치과 엑스레이를 삽입하고 설명할 때 이해를 돕기 위해 설명하자면, 파노라마 엑스레이 사진의 경우 환자의 얼굴 앞쪽에서 보면서 촬영이 되기 때문에, 독자들이 보는 방향과 실제는 반대이다. 위 사진의 경우, 사진 왼쪽 빨간색 동그라미 안의 치아들이 실제로는 환자의 오른쪽 위 어금니가 된다. 파노라마 엑스레이상에서 치아의 위치 판독하는 법을 살짝 익혀 두면, 이 책의 내용을 이해하기도 편하고 치과에 방문했을 때 본인 치아 상태 설명을 알아듣는 데도 용이할 것이다.

가 저기까지 오는데 몇 년이 걸렸을까? 환자는 50대의 환자이다. 6세~12세에 치아가 나서 주인님이 시키는 대로 열심히 음식을 씹어 먹으며 헌신하였는데 주인이 관리를 잘 안 해 줘서 망가지기 시작했고 저기까지 오는 데 최소한 40년은 걸린 것이다. 그런데 강남 치과들이 이걸 뽑고 하루 만에 임플란트를 심어서 밥을 먹게 해 준다고? 40년 동안 무너진 산과 숲을 하루만에 돌려놓는다고 하면 믿을 것인가? 그런데 어떻게 사람의 입안은 그게 가능할까? 의심해 볼 만한 정황투성이 임에도 의료진~환자 간의 정보의 비대칭 속에서 환자들은 이런 감언이설에 쉽게 넘어간다.

왜냐하면 그들의 무기는, 삐까번쩍 '모든 게 다 쌔삥'인 강남 빌딩의 아우라와, 박리다매를 통한 저수가 실현, 천문학적인 광고비와 모델료를 지불할 수 있는 자본의 힘이기 때문이다. 20세기 한강의 기적을 만들며 대한민국의 고도성장을 이끌었던 기성세대를 중심으로 아직도 '빨리빨리'를 외치는 대한민국 자본가들과 근로자들, 이들의 바쁜 시간을 절약하도록 강남의 대형 치과들은 달콤한 말들로 유혹한다. 그러나 '이런 치과들의 마인드'와 '치과 직업윤리'는 불행하게도 친하지 않다.

우리나라는 이제 그렇게 고도성장 시대가 아니다. 나도 물론 그 시대를 직접 경험하지 못했지만 지금의 20~30대는 대부분 아마 '새마을운동'이 뭔지도 잘 모를 것이다. 더 젊은 친구들은 IMF도 모르는 친구들도 많다. 좀 더 느리게 가는 세상에 맞추어 '워라밸'이 중시되고, 보다 느리게 걸으며 많은 것을 보고 즐거운 경험들을 하는 것이 이젠 대세 트렌드가 되어 가고 있다. 그런데도 기성세대의 '빨리빨리'가 의료계, 특히 치과계의 메이저 트렌드로 남아 있다는 것은 매우 부끄러운 일이다.

임플란트 치료는 나무를 심어 숲을 가꾸는 일과 많이 닮아 있다. 척박한 토양에 거름을 주어서 나무가 잘 자라는 환경을 만들고, 정성껏 거리와 각도를 맞추어 묘목을 심은 후 물과 영양분을 주며 가꾸어 울창한 숲을 만든다. 이렇게 시간과 정성을 들여 만들어진 숲은 거꾸로 이젠 비가 와도 산사태가 일어나 토양과 산이 무너지는 것을 막아 주는 든든한 보호막이 된다.

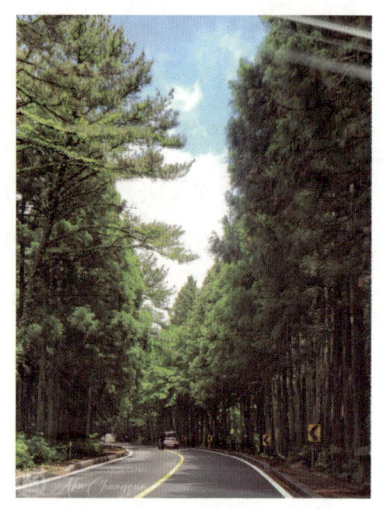

Figure 2. 2022년 어느 날 제주에서 드라이브 하다가, 숲이 좋아서 샷!

이와 비슷하게 오랜 염증으로 녹아 없어진 잇몸뼈를 먼저 만들어 우리 몸의 자기 뼈가 재생되도록 시간을 두고 기다리고, 임플란트를 적절한 위치와 각도로 심어서 자기뼈 및 이식한 인공뼈와 잘 붙도록 기다려 준다. 토양에 나무가 뿌리를 내려 굳어지듯, 임플란트 뿌리가 잇몸뼈에 정착(골유착)한다. 나무가 가지를 치고 잎을 피며 자라서 거꾸로 이젠 본인을 품어 자라게 해 준 토양을 지켜 주는 우산이 되듯, 임플란트에 중간 기둥을 올리고 머리를 만들어 주어 씹을 준비가 되면, 저작에 대한 자극이 오히려 잇몸뼈가 녹지 않게 지켜 주는 힘이 되는 것이다. 앞에서 치주염으로 잇몸뼈가 망가진 환자를 치료했던 과정 중의 엑스레이 사진들을 열거하였다.

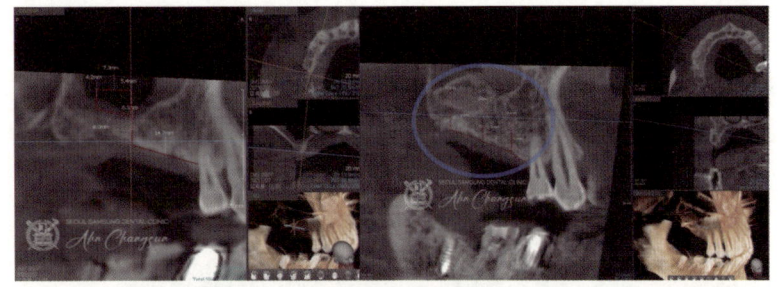

Figure 3. 앞의 치주염 환자 임플란트 치료 과정. 뼈이식 후 CT 촬영.
20211227~20220602 서울삼성치과 촬영.

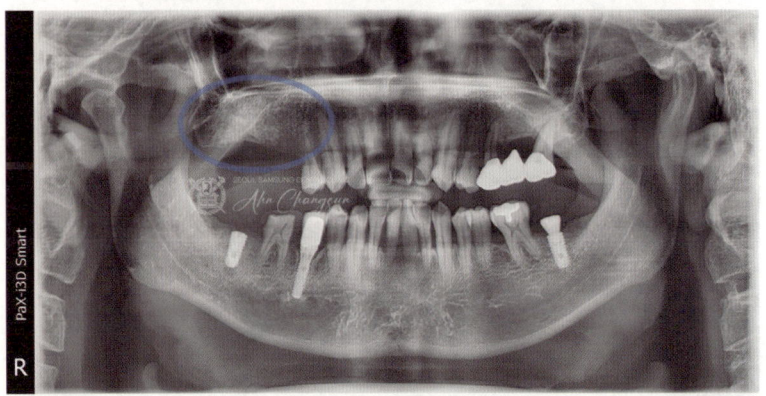

Figure 4. 망가진 잇몸뼈를 재건해 주기 위해 뼈이식 수술(상악동 거상술을 동반한 치조골 이식 수술) 먼저 시행 후. 20220128 서울삼성치과 촬영.

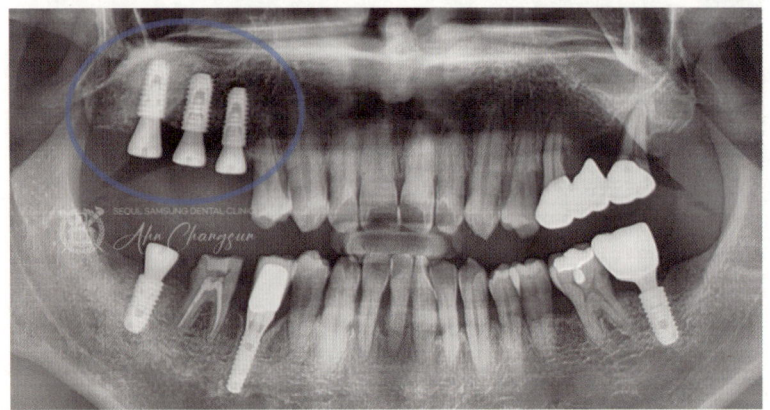

Figure 5. 약 5개월 후 임플란트. 20220602 서울삼성치과 촬영.

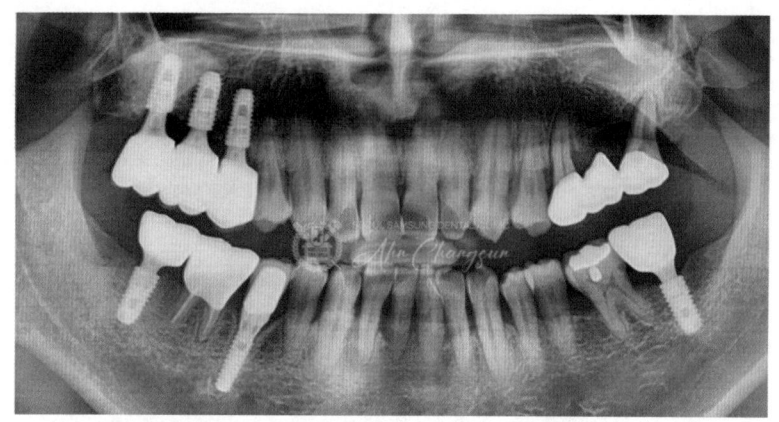

Figure 6. 치료 종료 후 1년 리콜체크. 20230516 서울삼성치과 촬영.

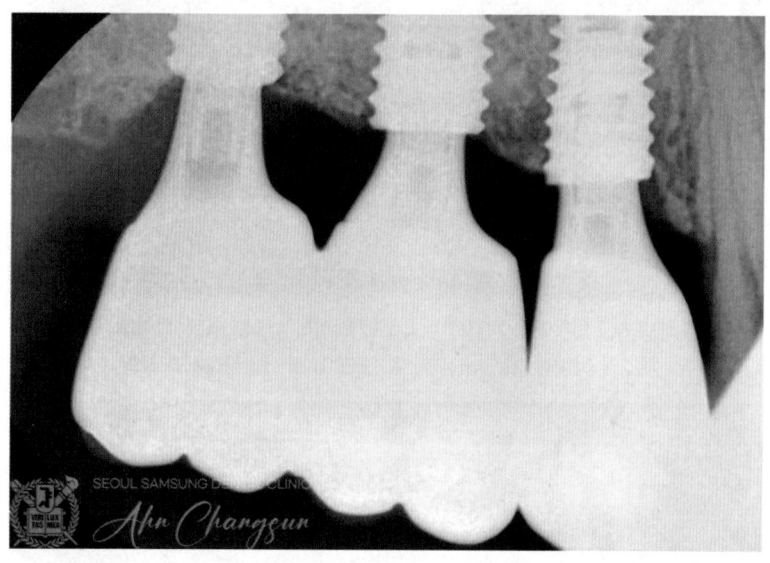

Figure 7. 치료 종료 후 1년 리콜체크. 20230516 서울삼성치과 촬영. 잇몸뼈 레벨도 이식한 그대로 유지되고 있고, 치료 후 별다른 합병증이나 불편감 없이 잘 유지되고 있다.

예로부터 숲을 가꾸는 일은 '백년지대계'라고 하였다. 그런데 우리 몸에 심는 임플란트 치료를 상담 당일 하루 만에 끝낼 것인가? 그렇게 치료를 받는다면 여러분은 철저하게 강남 상업적 치과들의 **'일년지대계'**에 놀아나고 있는 것이다. 그들의 치과 운영에 먼 미래는 없다. 일단 환자들을 유혹하여 돈을 벌면 어디로 튈지 모르는 집단인 것이 여러 번 증명되었다. 이에 대해 궁금한 독자는 블로그 치과칼럼란 중 '네트워크 치과 이야기'를 참고하기 바란다.

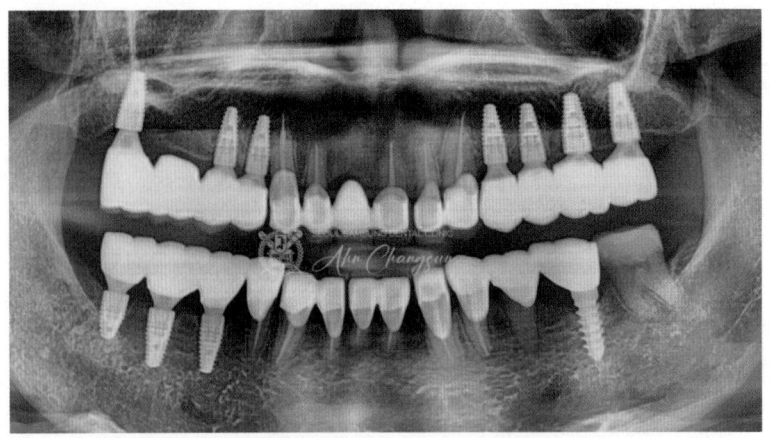

Figure 8. 다른 환자. 스위스 제품 스트라우만 임플란트를 사용한 전악 임플란트와 보철치료. 원래 환자 입안에 있던 화면의 우측 아래 하나 임플란트 빼고는 전부 내가 식립. 치료가 정말 잘되었다. 오랫동안 지속될 수 있는 아름다운 숲을 만들어 주었다. 20201215 서울삼성치과 촬영.

애초에 23년 7월 블로그를 오픈할 당시부터, 아니, 오픈하기 5년 전부터 임플란트 관련 포스팅과 출판 시리즈를 먼저 기획하였다. 그런데 유독 민감한 주제이고 해서 나도 내가 알고 있는 지식이 맞는지 다시 찾아보고, 덧붙일 나의 의견에 큰 오류가 없는지 재고하는 시간이 필요했다. 이와 관련하여 이 장의 뒤에서부터, 크게는 임플란트 수술파트 보철파트, 그 카테고리 안에서 또 세부적으로 각론으로 하나씩 풀어 설명할 예정이다. 환자들이 알아야 하는, 알면 정말 유익한 임플란트의 모든 것을 전달해 보려 한다. 그래서 왜? 도대체 왜? 느리게 걷는 것이 좋은지, 하루만에 임플란트를 끝내는 것이 왜 말도 안 되는 것인지 설명해 보려 한다.

Chapter II

저렴한 임플란트 무엇이 문제일까?

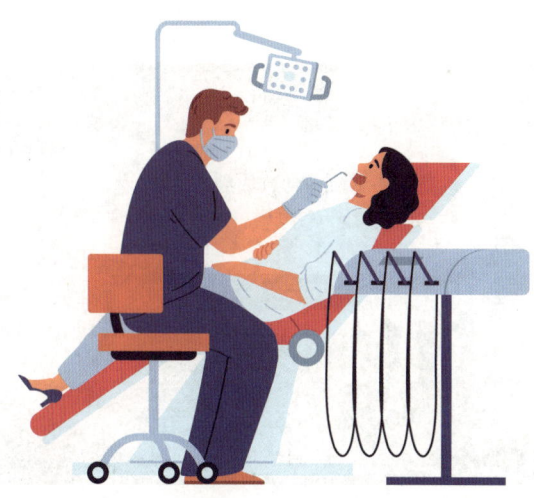

뜬금없지만 질문을 하나 해 보려 한다. 준비물은 두 눈이면 충분한데, 모르겠으면 각도기를 준비하면 된다.

Q> 다음 두 파노라마 엑스레이 사진 중 임플란트를 더 잘 심은 경우는?

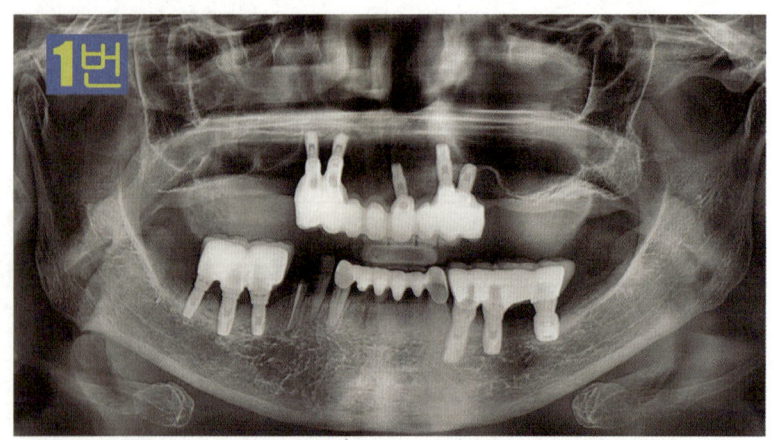

Figure 9. 다수 임플란트 엑스레이 1번. 20150918 서울삼성치과 촬영.

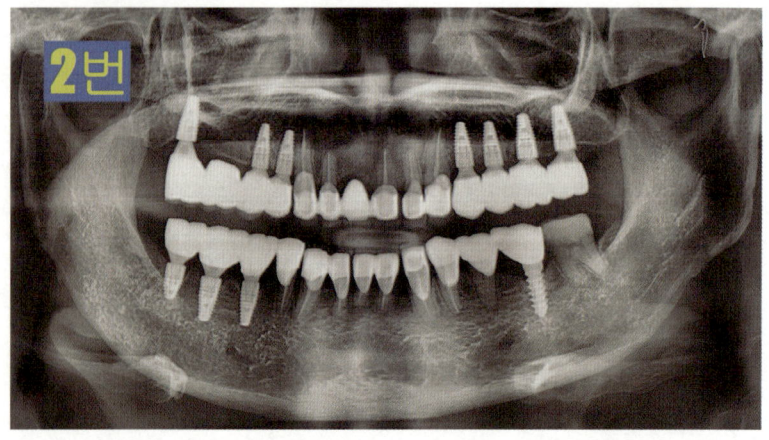

Figure 10. 다수 임플란트 엑스레이 2번. 20201215 서울삼성치과 촬영.

대부분의 독자들에게 각도기가 필요하지 않았을 거라고 생각한다. 눈대중으로 충분하다.

1번 환자는 약 10여 년 전 지인 소개로 방문한 지방의 모 치과에서 심은 임플란트이다. 자녀분의 지인 소개로 할인을 받아 저렴하게 심었다고 한다. 아랫니는 그나마 나은데 자세히 보면 윗니의 경우 뼈가 없는 어금니 쪽은 심을 생각도 안 하고 그나마 뼈가 있던 앞니에 옹기종기 욱여넣었다. 뼈가 없으면 뼈이식 과정을 통해 만들려고 노력해야 할 텐데 그런 흔적이 전혀 없고, 환자는 지방에 내려간 당일에 발치를 하고 바로 심었다고 한다. 그 덕분에 심은 깊이도 각도도 제멋대로다. 환자는 편하게 사용했을까? 저 엑스레이가 식립 약 5년이 지난 후인데, 치과에 내원할 때마다 냄새가 나서 힘들다고 호소한다. 스케일링을 하고 가도 그때뿐이다. 임플란트주위염이 광범위하게 진행되면, 어떤 노력을 해도 건강한 조직으로 되돌리기는 어렵다. (임플란트 주변 뼈와 잇몸의 염증을 '임플란트주위염'이라고 한다. 치아 주위 염증을 '치주염'이라고 하는 것과 비슷하게)

2번 환자는 약 5년전 심은 임플란트이다. 물론 상대적으로 뼈가 좋은 상황이지만, 임플란트주위염 발생 방지 등 사후관리를 위해 부족한 부분에 뼈이식을 하는 등 최선의 노력을 기울인 것이 보인다. 한 땀 한 땀 식립 위치와 각도에도 신경을 써서 보철물이 씹기 편하고 음식도 덜 끼는 등 편하게 사용할 것이라 추측할 수 있다.

물론 두 환자의 상황은 다르다. 연령이 다르고 남아 있는 뼈 (치조골, 치아 주위 뼈를 치조골이라 한다.)의 상태가 다르다. 다만 치과의사들은 위 두 사진을 보면 안다. 식립 위치와 각도만 보아도 '업을 대하는 태도'를. 식립한 두 치과의사의 실력 차이 보다는 '직업 윤리'의 차이를 동종 업계 사람들은 알 수 있다.

두 환자 중 더 임플란트를 편하게 쓰는 사람은 누구일까? 당연히 2번이다. 물론 2번 환자는 내가 심었다 :)

두 환자중 더 임플란트를 오래 사용할 환자는 누구일까? 정확히 알 수 없지만, 정답은 독자들이 알 거라고 생각한다. 앞서 언급한 바 첫 환자는 이미 심은 지 5년만에 냄새가 나고 염증이 생겨 불편하게 사용 중이나, 두 번째 환자는 10년 가까이가 지난 현재 시점에서도 불편감이 없이 사용중이며 나를 믿고 리콜도 꾸준히 오고 있다. 그러니 정답은 보나 마나 한 것이다.

다른 환자 엑스레이를 보자.

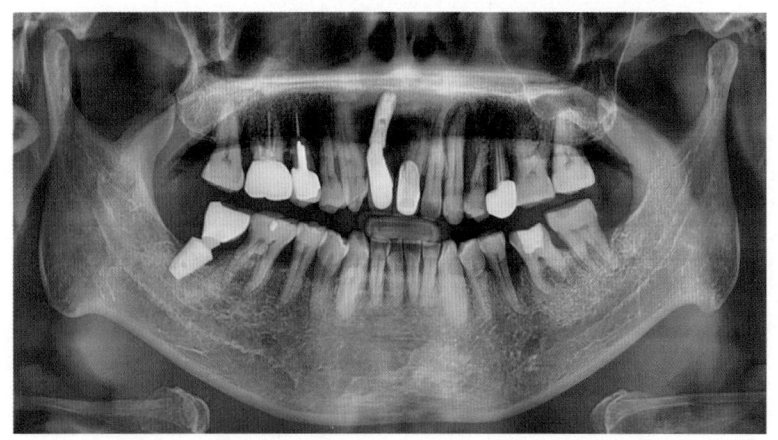

Figure 11. 다른 병원 임플란트. 20160314 서울삼성치과 촬영.

이 환자는 인근의 저렴한 치과(대개 이런 치과들은 치과 이름에 임플란트 가격을 암시하는 숫자를 붙인다.) 중 한 곳에서 임플란트를 심었다.

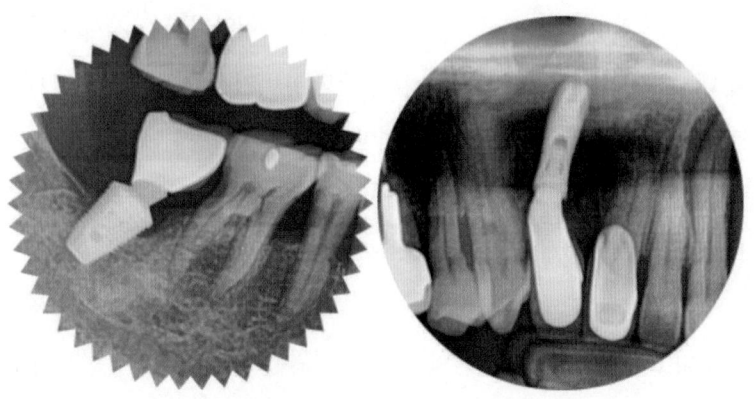

Figure 12. 식립 각도가 심상치 않다. 20160314 서울삼성치과 촬영.

자세히 보면 어금니와 앞니 모두 심은 각도도 엉망이고, 3년도 안 된 임플란트에 뼈가 다 녹아 있다. 어금니 임플란트는 자연치 뿌리보다도 훨씬 큰 넙데데한 녀석을 심어 놓아서 다음에 이가 망가지면 대책이 없다. 발치하고 바로 심은 흔적이 명확히 보인다. 각도가 안 좋으니 음식물이 끼고 불편해서 해당 치과에 방문했을 때, 설명하거나 해결해 주기는커녕, '임플란트는 자연치와 달라서 원래 그래요.' 하면서 돌려보냈다고 한다. 이런 치과에서 정기적인 리콜체크는 당연히 하지 않는다. 어금니와 앞니 모두 반복적인 음식물 끼임 증상으로 옆 치아들에 충치가 심해져서 나중에 신경치료까지 하고 씌워야 했다.

나는 시골 출신이라, 아버지의 농사일을 많이 도와드렸었는데 논에 모내기를 하거나 고추밭에 고추 묘목을 심을 때도 저런 식으로 하지 않는다. 식목일에 산에 나무를 심을 때도 마찬가지다. 모내기를 할 때면 양쪽에서 줄을 잡고, 줄의 중간중간에 모를 심을 적절한 위치의 마킹이 있다. 그 마킹을 따라 모를 꽂아 넣는다. (요즘은 '이앙기'라는 기계가 이 일을 대체하지만….) 고추 묘목을 심을 때면 아버지가 줄자나 끈으로 대략적인 간격을 재어서 흙을 파 놓으면 나와 형들이 마킹된 곳에 고추 묘목을 정성껏 옮겨 심고 흙으로 덮어 주는 식이었다. 지금 생각하면 임플란트 심을 때도 그렇게만 해도 큰 오류가 없는 것을.

위 환자를 치료한 원장님은 10여 년간 수천 개의 임플란트 식립 경험이 있다고 광고한다. 이런 식의 수천 개 식립 경험은 아무짝에 쓸모가 없다. 고추 묘목 하나 모내기 모 하나 심는 것만도 못한 잡초 수천 개 심었을 뿐이다. 더 안타까운 것은 환자분이 너무 착했다. 아마 나였다면 그 병원에 '이렇게 불편한데 치료도 안 해 주고 약속도 안 잡아 주냐.'며 컴플레인을 걸었을 것이다. 대부분의 우리나라 환자들이 너무 착하다. 어릴 때부터 조용한 게 미덕이라고 교육받고, 튀는 것을 싫어해서 대부분은 불편해도 말을 못 한다. 병원을 바꾸고 말지. 그래도 나는 해야 할 말은 해야 한다고 생각한다. 물론 내가 치료한 환자들도 불편함을 호소하는 경우가 있다. 그러나 정당한 환자의 불편감이나 요구사항에 내가 '원래 그런 거예요. 어쩔 수 없어요!'라고 말한 경우는 단 한 번도 없다. 최대한 이유를 설명해 주고, 시간을 두고 지켜보고, 다음 번 그 다음 번 내원 시에도 해결이 안 되면 어떤 식으로든 조치를 취해야 한다.

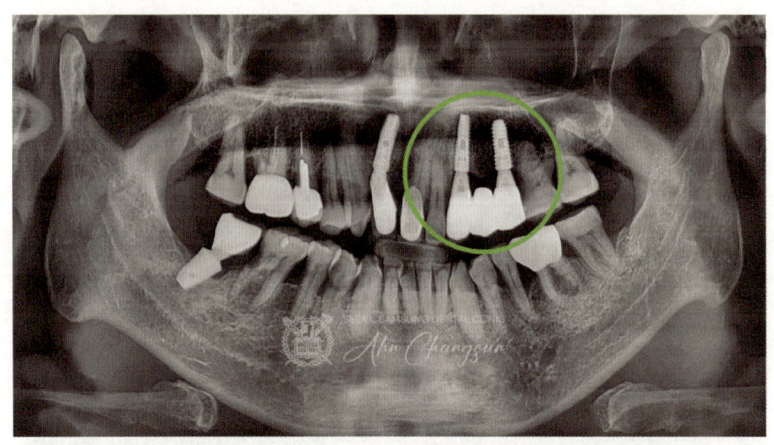

Figure 13. 녹색 원 안에 내가 새로 심어 준 임플란트. 기존 임플란트들과는 위치와 각도의 정교함이 다르다. 20180420 서울삼성치과 촬영.

사진 속에 추가된 임플란트가 보인다. (사진의 오른쪽 위, 환자의 왼쪽 위 임플란트.) 다른 부위 불편한 임플란트 부분은 잇몸치료를 해 주고 추후에 충치와 보철치료로 불편감을 해결해 주었고, 환자의 왼쪽 위 치아가 치주염으로 망가져서 새로 심었다. 아주 긴 스토리라 뒷장에서 다시 설명하겠지만, 발치 후 뼈이식수술 과정과 임플란트 식립수술 과정을 별도로 진행해서 치료기간이 약 1년 반 이상 걸린 환자다. 환자는 오랫동안 고생했지만 한눈으로 보기에도 위치, 방향, 각도 모두 원래 있던 두 임플란트보다 잘 심어진 것을 확인할 수 있다. 치료 초기부터 불편감이 없이 지금 10년 가까이 사용하고 있음은 물론이다. 장담하건대, 앞에 심어진 임플란트보다 내가 심은 임플란트가 훨씬 오랫동안 잘 기능하고 사용할 것이라고 확신한다.

한 명의 사진을 더 보자.

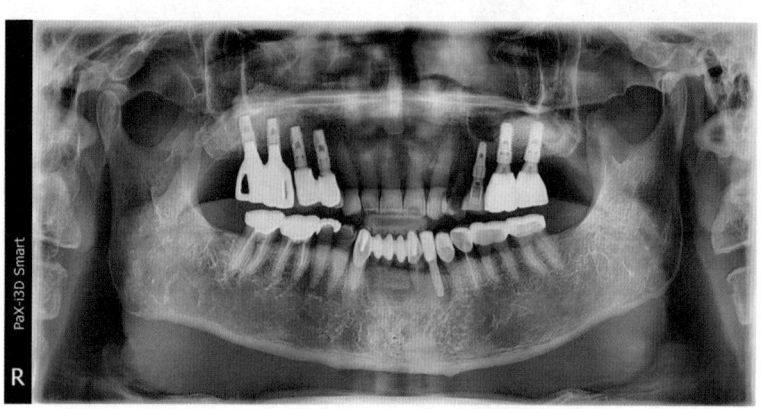

Figure 14. 약 8년 전 20170315 서울삼성치과 촬영.

이 환자는 약 8년 전에 처음 내원한 환자인데, 당시 기준 8개의 임플란트가 심어져 있다. 내가 심은 것은 없고, 환자의 말에 따르면 경기도 가평 그리고 서울 강남 영등포 등지를 왔다갔다 하며 4명의 치과의사가 심었다. 소개로 가기도 하고, 저렴한 곳에서 심기도 하며, 한 치과에 정착

하지 못하고 여러 군데의 치과 쇼핑을 하며 맘 가는 대로 치료하는 환자이다. 어찌어찌 하다가 이제 나를 찾아온 이유는 아래와 같다.

이해를 돕기 위해 치아 번호를 써 보았는데, 그림의 24번 치아가 심한 충치로 인해 부러진 채로 내원하였다. 충치가 너무 깊어서 도저히 치료가 어렵고 임플란트 치료가 필요하다. 그런데 문제는 약 5년 전에 우리나라 국가대표급 저렴한 임플란트 치과의 대명사인 강남 소재의 대형 치과인 모 치과병원에서 심은 25번 임플란트 주변에 엑스레이상 까맣게 염

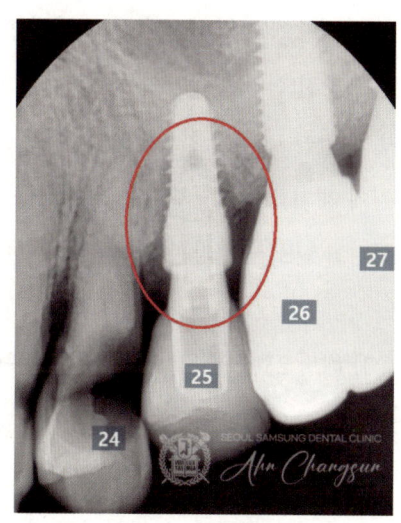

Figure 15. 약 8년 전
20170315 서울삼성치과 촬영.

증이 생겨 있다. 이것을 놔두고 24번 임플란트만 치료할 경우 새로 치료하는 임플란트에도 잇몸 염증 세균이 옮겨 와서 생존을 위협할 수 있는 상황이다.

갑작스런 발치 고지와 옆 임플란트의 실패 이야기까지 나에게 들은 환자는 심란하다. 아직 통증은 없어서 일단 고민해 본다고 하고 (저렇게 충치가 심해 부러진 치아가 안 아프다니…. 인체는 때때로 정말 신비하다. 차라리 아팠다면 이 정도로 망가지기 전에 치과를 내원했을 텐데….) 치과를 나간 환자는 한 달이 지나서 다시 내원하였다.

환자는 우선 파절된 치아만 먼저 치료하기를 원했다. 옆의 임플란트까지 다시 심기에는 비용적 심적 부담이 있는 눈치였다. 하지만 옆 임플란트 주위에 염증이 있는 상태에서 앞 치아만 심으면 새로 심은 임플란트도 염증에 이환되어 오래 쓰지 못할 수 있는 상황이었다. 그러자 환자는 5년 전 심었던 강남의 치과병원에 다시 가 본다고 하였다. 앞 치아 24번 치아는 나에게 치료받고 옆 치아 25번의 망가진 임플란트는 해당 병원에 재치료를 요구한다는 취지였다. 나는 그것이 좋은 방법이 아닐 듯하다고 단호히 환자를 설득했다. 이유는 아래와 같다.

1) 해당 25번 임플란트 부위는 염증이 심해서 뼈 상태가 좋지 않다. 텃밭이 안 좋은 곳에 다시 심어도 장기 성공률이 높지 않을 것으로 예상된다.

2) 다시 심을 경우에 뼈이식이 다량 추가될 수 있어서 비용이 더 늘어나고 치료기간이 길어진다.

3) 해당 치과병원에서 심은 수준을 보니 다시 심어도 잘할 것 같지가 않다. (5년 만에 저 정도 거의 뿌리 끝까지 뼈가 녹는 경우는 흔하지 않다. 더구나 너무 얇고 힘이 없는 임플란트를 좁은 공간에 욱여넣은 듯하다.)

4) 한 쪽 어금니 네 개가 모두 상실되어도 굳이 네 개 다 심어야 할 필요가 없다. 세 개면 씹는 힘을 지탱하기에 충분하다.
(뼈가 튼튼하다면 네 개 다 심으면 좋을 것이다. 그런데 굳이 없는 뼈를 만들어 가며 네 개를 다 심을 필요는 없다.)

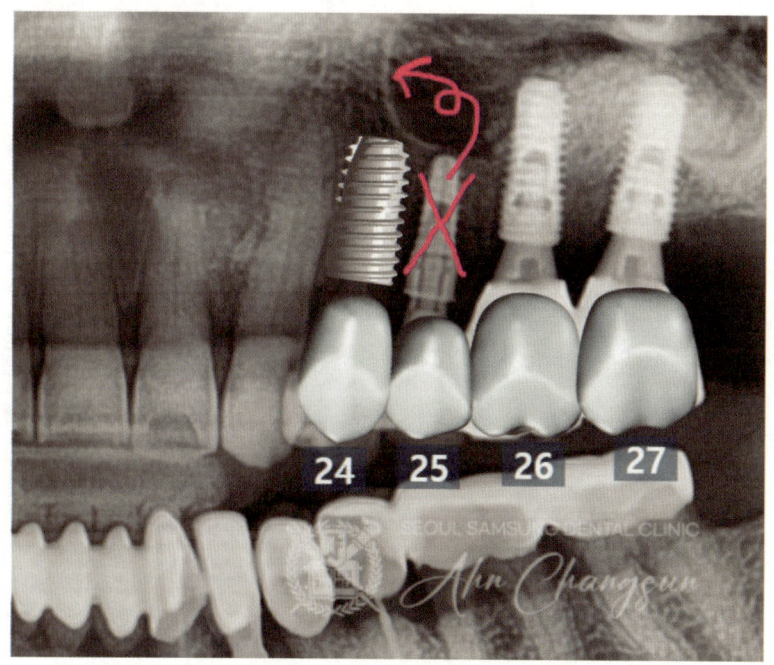

Figure 16. 치료계획 모식도

이런 이유로 나는 위 그림과 같은 치료계획을 환자에게 제시하였다.

1. 앞의 부러진 24번 치아는 발치하고 임플란트를 심는다.
2. 뼈가 녹은 25번 임플란트는 뽑고, 그 자리에는 임플란트를 심지 않는다. 영~~ 원히! 심을 필요가 없다. Never, ever!
3. 뒤에 뼈 상태가 양호한 두개의 26, 27번 임플란트의 상부 보철만 제거하고 새로 심은 임플란트와 브릿지로 연결을 한다. (타원에서 심은 지 5년 이내로, 뿌리 상태는 양호하고, 상부만 교체하는 것은 난이도가 높거나 환자에게 힘든 치료가 아니다.)

설명을 듣고 난 환자는 또 한번 장고에 돌입했고, 그 사이에 강남의 대형병원에 다녀왔다. 5년 된 임플란트가 이렇게 망가지냐고 대기실에서 다른 환자들 다 들리게 소리치고 왔다고 무용담처럼 나에게 말하며 다시 상의를 하러 왔다고 했다. 솔직히 말해 나야 환자가 해 달라는 대로 24번 치아 하나만 뽑고 치료해 주고 돈 받으면 쉽고 편한 이야기다. 그러나 내 입장은 똑같았다. 나무보다는 숲을 보고 치료계획을 세우라고 은사님들께 배운 보철과 전문의로서, 숲이 망가질 것이 뻔히 보이는 상황에서 편하게 나무 한 그루 심고 돈 받을 수 없으니, 25번에다 다시 심을 거면 그 앞 24번도 그냥 그 강남 치과병원으로 가라고 말했다. 당연히 진심은 아니고, 환자에게 실패 경험을 안겨 준 병원에 또 가서 심지는 않겠지 하고 생각하고 던진 배수진이었다. 참 예나 지금이나 나는 고지식하고 타협할 줄 모른다. 이러다 그 병원에 다시 가서 둘 다 심었다면 내가 돈을 못 버는 것보다, 환자에게 안 좋은 선택이었을 것이다. 하나를 보면 열을 아는데 앞 치아라고 나보다 잘 심어 주었을까. 어쩌면 환자의 요청대로 하는 것이 최악을 피하기 위해서는 맞는 것이었을 수도.

아무튼 다행히도 세 차례의 면담 끝에 환자는 내가 제시한 계획을 선택하였다.

다행히 계획대로 안 좋은 임플란트는 뽑고, 24번 자리에 임플란트를 심고 뒤의 임플란트와 연결해서 편하고 잘 씹을 수 있게 만들어 주었다.

치료가 잘 끝나고 리콜을 하던 중,

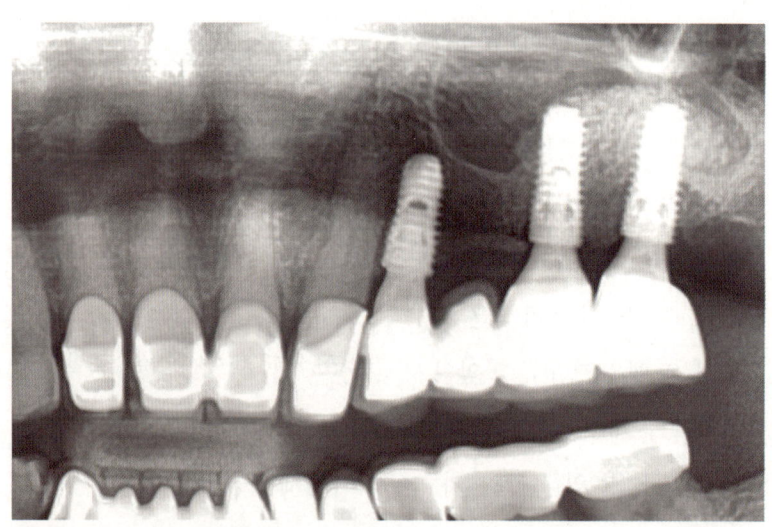

Figure 17. 치료계획대로 치료가 끝난 사진. 20180206 서울삼성치과 촬영.

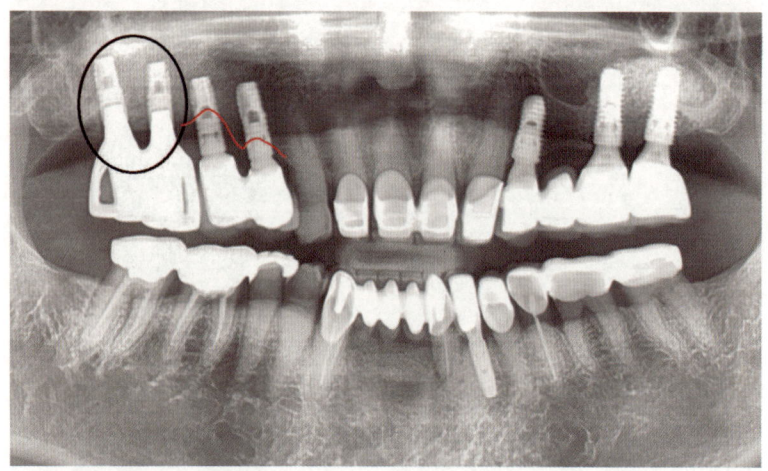

Figure 18. 반대쪽이 말썽이다. 20180312 서울삼성치과 촬영.

이번엔 반대쪽, 그러니까 환자 기준 오른쪽(사진의 왼쪽) 임플란트들이 말썽이다. 약 10년 된 뒤 어금니 임플란트 두 개 (검정색 원)는 제조사 추천보다 너무 얇은 4mm 직경의 임플란트를 심어 놓아서 결국 김밥 옆구리 터지듯 임플란트 뿌리가 터져버려서 뽑게 되었고(제조사 추천은 최소 4.5mm, 권장은 5.0mm 이상이고 이 작은 차이는 실은 매우 크다.), 그 앞의

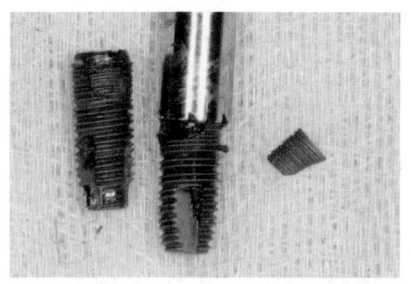

Figure 19. 뒤의 임플란트 옆구리가 터져서 뽑았다. 20180614 서울삼성치과 촬영.

임플란트 두 개(빨간 선으로 표시한 부분)도 심은 지 5년 남짓밖에 안 되는데도 불구하고 임플란트 뼈가 녹아 버려서 제 기능을 유지하기 어렵다.

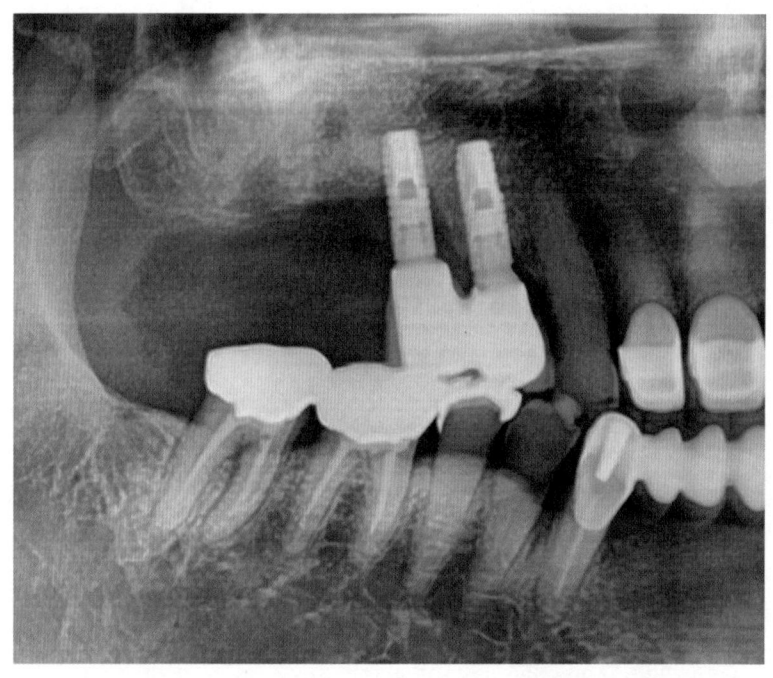

Figure 20. 임플란트 발거 후 힐링 상태. 20181017 서울삼성치과 촬영.

뒤의 임플란트를 뽑아내고 나서 몇 달이 지난 시점의 엑스레이다. 환자는 뒤의 두 개만 치료하길 원했다. 그런데 남아 있는 두 임플란트들도 수명이 얼마 안 남았음이 명확하다. 이때 환자가 원하는 대로 뒤의 두 개 임플란트만 다시 심었을 경우, 남아 있는 앞쪽 임플란트 염증 때문에 새로 심는 임플란트의 뼈가 녹을 수도 있는 상황이다. 또다시 환자는 나무 두 그루만 심기 원하고, 나는 숲을 봐야 하는 상황이다.

그래서 나는 환자에게 왼쪽과 정확히 똑같은 치료계획을 제시하였다.

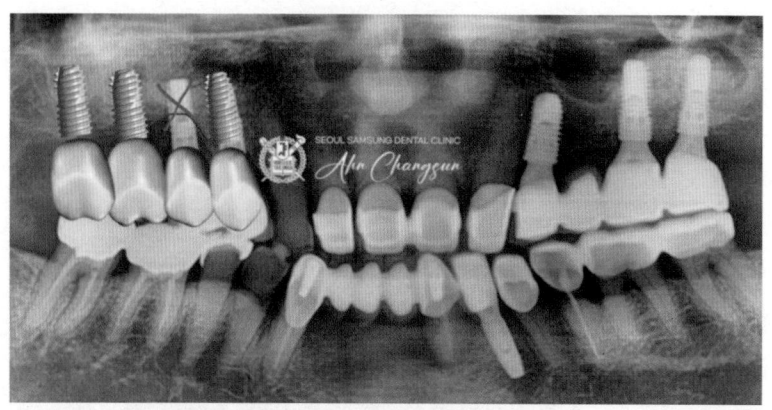

Figure 21. 치료계획. 반년 전에 치료가 끝난 반대쪽과 정확히 똑같은 치료계획을 제시하였다.

1. 뒤에 두 개 임플란트를 심고 (16, 17번 치아 자리) 앞의 뼈가 녹은 임플란트를 둘 다 제거하고 앞쪽에 하나만 임플란트를 심는다.
2. 뼈가 많이 녹은 15번 임플란트는 뽑고, 그 자리에는 임플란트를 심지 않는다. 영~~ 원히! Never, ever! (앞 포스팅의 가운데 부위와는

달리, 뼈이식 해서 심으려면 심을 수 있지만 굳이 비용, 시간 더 들일 필요가 없다.)
3. 앞의 14번 자리와 16, 17 임플란트 자리를 브릿지로 연결한다.

반대쪽의 치료계획을 겨우겨우 설득해서 잘 끝내 주어서 내 실력을 입증해 주었음에도 불구하고 이번엔 환자가 내 말을 듣지 않았다. 왼쪽 치료가 끝난 지 얼마 되지 않는데 오른쪽에 또 광범위한 치료를 해야 하는 상황이니 환자 마음이 편할 리가 없다. 그래도 왼쪽을 치료할 때처럼 나와 충분한 상의 과정을 몇 번 더 거쳤으면 좋았을 것을. 뒤의 임플란트 두 개만 발거한 상태로, 나중에 와서 심겠다고 말하고 사라졌다.

그로부터 약 2년 반 후에 환자가 찾아왔다.

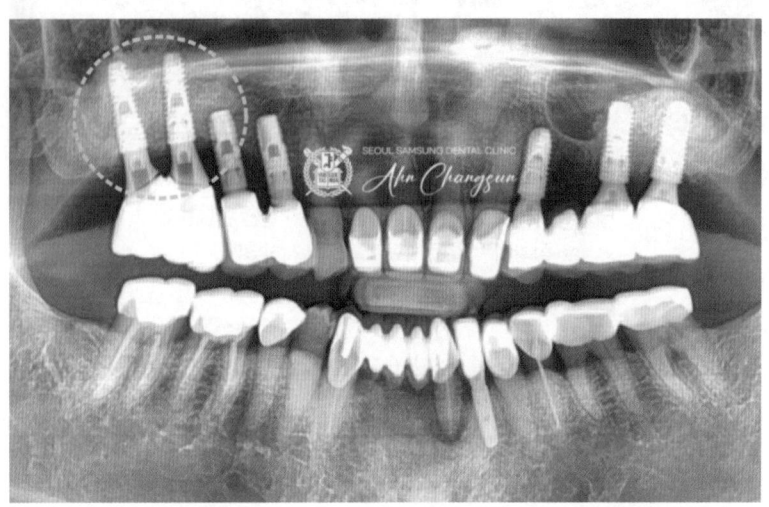

Figure 22. 갑자기 나타나서 보니 반대쪽을 누가 깊이 심었다.
20210220 서울삼성치과 촬영.

다른 부위 불편감으로 내원하여 엑스레이를 찍어 보니 또다른 강남의 대형 치과 병원에서 뒤의 두 개를 심어서 왔다. '본인이 원하는 치료계획에 순응하는 치과의사+저렴한 수가의 병원'을 선택한 것이다. 다른 불편감이 없었다면 나를 찾아오지 않았을 모양이다. 나를 포함하여 이제 이 환자는 6명째 치과의사가 임플란트를 심었다.

여기를 시술한 선생님은 사진에서 까맣게 보이는 앞 임플란트 염증 자리를 피해 매우매우 깊~이 심었다. 일견 보기에는 문제 없어 보이나,

자세히 보면

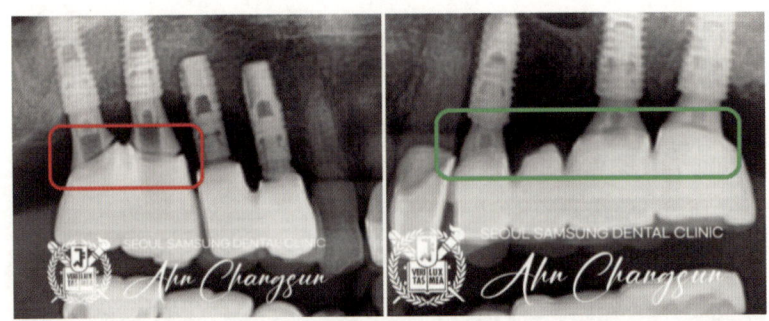

Figure 23. 좌우를 비교해 보자.

내가 심어 준 왼쪽 (사진 우측 녹색 네모 부위) 임플란트는 중간 기둥과 보철 사이의 갭이 전혀 보이지 않는 반면, 새로 심은 오른쪽 (사진 좌측 빨간색 네모 부위) 임플란트는 기둥과 보철 사이에 얇은 갭이 보인다. 본뜨는 과정이 정교하지 못해 틈이 떠 있는 것이다. 이건 나중에 임플란트 사이의 균등한 힘의 분배가 되지 않고 조금더 깊이 들어가 있는 임플란트에 힘이 집중되어 잇몸뼈의 파괴를 가속시켜서 임플란트 수명

이 단축되는 상황이 생길 것으로 예상되는 그림이다. 거기다 얇은 걸 심어서 옆구리가 터진 자리에 똑같은 4mm 직경의 얇은 임플란트를 심어서 장기 수명이 매우 걱정된다.

그런데 이 정도는 막나가는 치과들의 결과물들에 비하면 양호하다. 문제는 그 앞 임플란트들이다. 환자에게 지난번 내가 제시했던 치료계획에 대해 다시 설명해 주었고, 앞 임플란트들은 오래 쓰기 어렵다고 다시 말해 주었다. 비용이 문제였든 뭐가 문제였든, 이제 환자는 내 손을 완전히 떠났다. 내가 할 수 있는 것은 없다. 환자는 아래 앞니나 다른 곳도 문제가 있는데 내가 하는 이야기는 이제 환자에게 안 들린다. 대형 병원에서 싸게 심고 와도 나름 잘 쓰고 있으니, 내 말이 귀에 들릴 리가 없다.

그리고 그로부터 다시 2년 가까이가 지난 후 비로소 아래와 같은 그림으로 내원하였다.

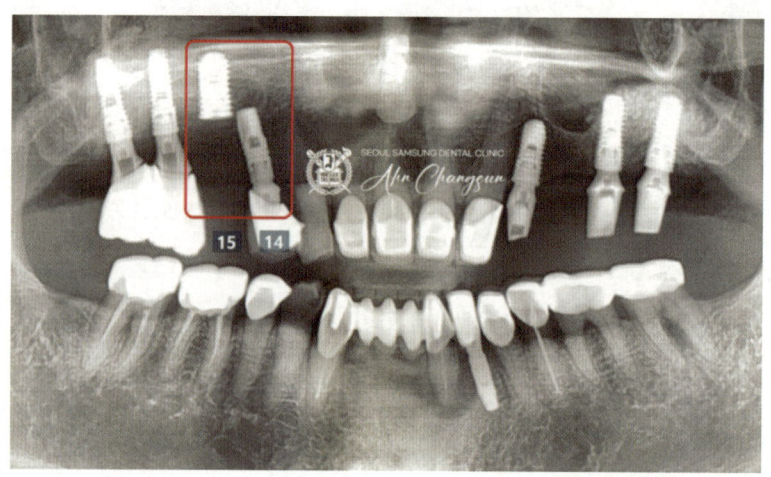

Figure 24. 오잉! 또 바뀌어 있네!? 20230117 서울삼성치과 촬영.

환자 오른쪽의 14번, 15번 임플란트에 대한 이야기는 아래에서 하기로 하고, 환자가 나를 다시 찾은 이유는 왼쪽 위에 내가 해 준 임플란트 보철(화면 오른쪽)이 보철이 5년 만에 빠졌기 때문이다.

큰 문제가 생긴 것처럼 걱정하며 환자는 찾아왔지만, 금방 다시 붙여 주면 그만이다. 임플란트 뿌리, 기둥, 보철 세 파트의 조립 분해가 가능한 장점을 살리기 위해 일부러 원할 때 뺄 수 있는 '임플란트 전용 접착제'로 붙였기 때문에 아무런 문제가 없다.

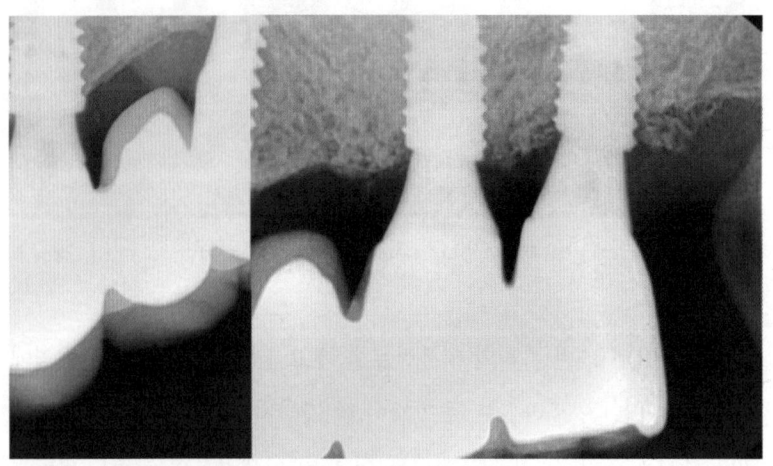

Figure 25. 내가 치료해 준 임플란트 보철을 다시 접착해 준 사진.
20230117 서울삼성치과 촬영.

역시 임플란트 전용 접착제로 깔끔하게 다시 붙여 주었다. 내가 치료를 마무리한 환자의 왼쪽 임플란트는 5년이 지나서도 뼈도 녹지 않고 보철상태도 양호하게 잘 사용하고 있었다. 이정도 경과라면 앞으로 5년이 아니라 15년도 거뜬할 것으로 예상된다.

그런데 문제는 애초에 문제가 많았던 반대쪽 오른쪽이다.

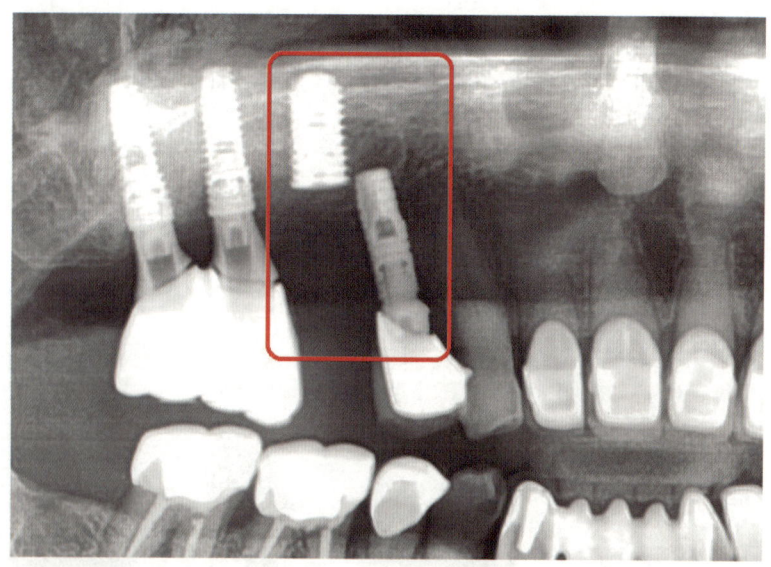

Figure 26. 어딘가 그림이 이상하지 않나요?

뼈가 녹았던 15번 자리의 임플란트를 뽑고 심었는데, 그럴 거면 옆에 뼈가 녹은 14번 임플란트도 뽑고 같이 할 것이지 그건 그대로 놔두고 보철만 다시 넣었다. 15번 임플란트는 옆 14번 임플란트의 염증을 피하기 위해 아주아주 엄청 깊이 심어 놓았다.

더 높이 더 빨리 더 멀리 더 깊이, 거의 올림픽 표어같이 심었다. 근대 올림픽의 창시자 쿠베르탱 남작이 들으면 좋아할 이야기다. 그리고 그 옆 임플란트의 기둥과 보철은 아예 떠 있다. 아마 조만간 앞의 임플란트도 뽑고 다시 심자고 환자를 꼬드길 것이다. 이 환자를 치료한 7번째 치과의사는 인근의 저렴한 치과 원장이다. 아무래도 거기보단 우리 치과가 조금 더 비싸고, 나한테 오면 숲을 본다는 명목 하에 본인이 예상하는 것보다 한 발 더 나아가서 이야기하니 또 누구 동네 사람의 추천을 듣고 인근의 저렴한 치과에 간 것이다. 해당 치과는 매우 유명해서 원장 두 명이 하루에도 수십 개씩 임플란트를 심어 대는 곳인데, 그 치과에서 오는 환자들을 보면 매사에 저런 식이다. 저렴한 가격만으로 그곳을 찾아가는 환자들이 안타깝지만, 조금만 보는 눈을 키우면 저런 치료를 받지 않을 텐데 하며 씁쓸한 마음이 든다.

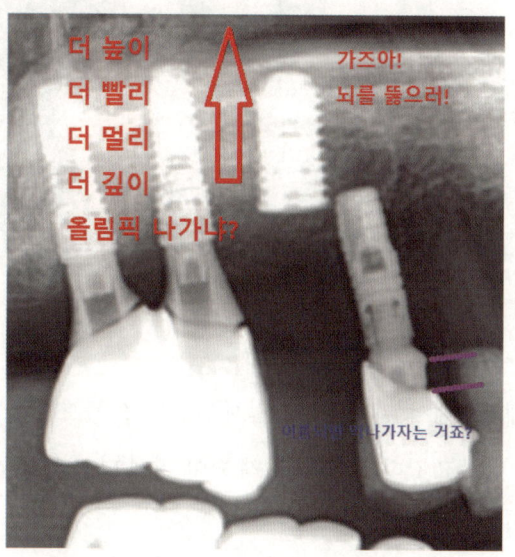

Figure 27. 올림픽 금메달리스트급 거장의 솜씨.

처음부터 내가 추천했던 이런 계획으로 갔다면 훨씬 아름다운 그림이 나왔을 텐데 너무 안타까운 상황이지만, 어쩔 수 없다. 그래도 나를 찾아

준 환자에게 상황 설명은 해 주었다. 새로 심은 임플란트도 그 앞에 보철만 새로한 임플란트도 모두 오래 쓰긴 쉽지 않을 것이고, 무엇보다 편하게 쓰긴 더 어려울 것이다.

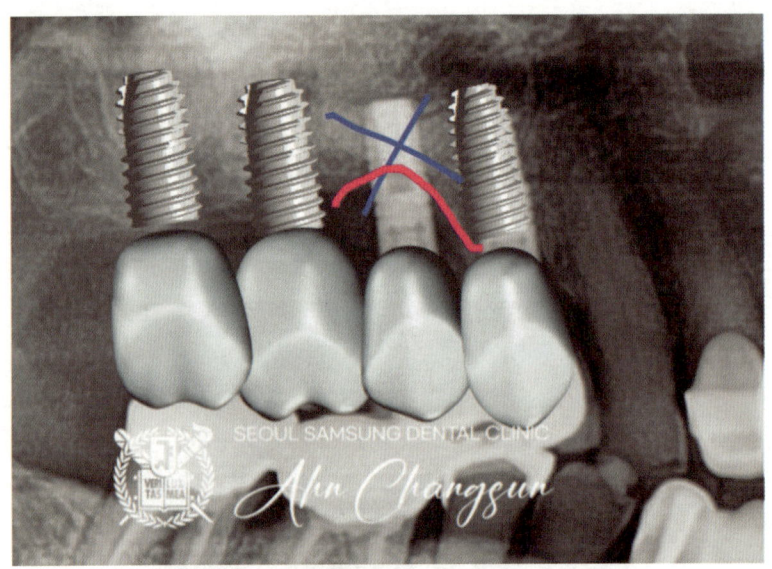

Figure 28. 제가 이렇게 하자고 했잖아요!

환자는 데스크에서 '원장님이 그렇게 말하는 걸 들으니 그제서야 걱정이 된다.'고 말하고 갔다고 한다. 그래 봐야 이제 다시 나를 찾지 않을 것 같지 않지만.

어떤 일에 전문적인 지식이나 기술을 가진 사람을 '프로', '프로페셔널'이라 표현한다면 그것을 넘어 한 분야에 정통해서 많은 사람들에게 영향력을 행사할 수 있는 사람을 '거장', '마스터', 이탈리아어로는 '마에스트로'

라고 한다. 그리고 거장이 만든 작품을 '걸작', '마스터피스(Masterpiece)'
라고 한다. 우리가 알고 있는 레오나르도 다빈치의 '모나리자'와 베토벤의
'운명', '합창' 교향곡, 건축물로는 스페인 바르셀로나에서 141년째 아직도
건설중인 안토니 가우디의 '사그라다 파밀리아 대성당'이 대표적이다.

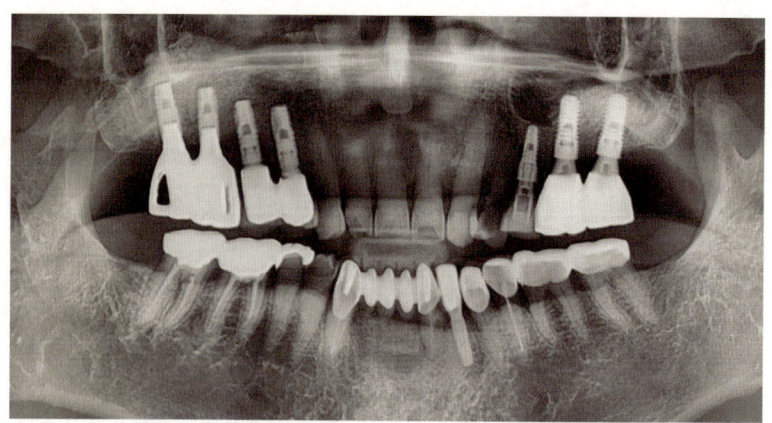

Figure 29. 초진 당시 사진. 20170315 서울삼성치과 촬영.

그리고 이 장(chapter)에서 나는 위와 같은 평범한 파노라마 사진이,

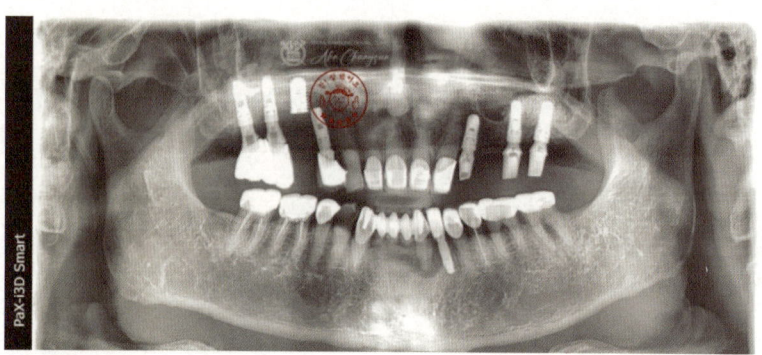

Figure 30. 하도 어이가 없어서… 참 잘했어요 도장 찍어 드림.
20230117 서울삼성치과 촬영.

Chapter II. 저렴한 임플란트 무엇이 문제일까?

이렇게 마스터피스(Masterpiece)가 되어 가는 과정을 서술하였다. 이 환자는 치과 쇼핑, 임플란트 쇼핑 분야의 마에스트로이다. 이 환자가 임플란트를 처음 심었을 시점을 고려하면 약 15년 이상 나를 포함하여 최소 7명의 건설 파트너 거장(치과 원장)들과 함께하며 이런 마스터피스를 남겼다. 7명 중에는 그나마 훌륭한 건축가였다고 생각되는 내가 해줬던 많은 조언에, 마에스트로는 응답하지 않고 그만의 길을 오롯이 갔다. 나는 20년 가까이 치과의사 생활을 하며 이렇게 많은 사람이 참여하고 복잡한 사연이 있는 파노라마 사진을 본 적이 없다. 눈썹이 없는 '모나리자'와 같이, 언제 완공될지 모르는 가우디의 '사그리다 파밀리아 대성당'과 같이 아직은 미완의 마스터피스이다. 굳이 장르를 따지자면 바로크도 아니고 로코코도 아닌 '그로테스크(grotesque)' 양식이라고 이름을 붙일 수 있겠다. 환자의 오른쪽(사진의 '참 잘했어요' 도장 부근)은 앞으로의 히스토리도 파란만장할 것이며, 완성된 걸작이 나오기까지 최소 5~10년간의 건설기간이 더 소요될 예정이다, 해고된 건축가인 내 입장에서는 최종 마스터피스를 확인할 방법이 없을 것 같다.

절대 환자를 조롱하거나 비난할 생각으로 쓴 글이 아니다. 이분은 왼쪽 임플란트뿐 아니라 위 앞니 치료도 나한테 받았고, 우리 병원을 좋아했던 환자 분이다. 단지 저렴한 치과들을 쇼핑하러 돌아다니며 본인 입안이 얼마나 망가지고 있는 줄 모르는 환자분이 안타까울 뿐.

물론 저렇게 치료한 저렴한 임플란트 치과 원장들은 비난받아 마땅하다.

하지만 환자에게도 책임은 있다. 저렴한 치과의 저렴한 임플란트들의 문제점을 십여 차례 이상 내가 설명해 주었고, 이미 왼쪽 위의 저렴한 치과 임플란트 실패를 경험하고서도 또 저런 실패를 반복한 데에는… 환자도 책임이 있다.

결국 환자는 이렇게 치과 쇼핑, 임플란트 쇼핑을 다니면서 저렴하게 치료한 것일까? '인생은 멀리서 보면 희극, 가까이서 보면 비극'이라더니, 마지막 두 명의 저렴한 원장(어떤 의미로든)을 거치며 심은 오른쪽은 멀리서 봐도 가까이 확대해 봐도 비극이다. 높은 확률로 지금부터 카운팅해도 내가 해 준 왼쪽 임플란트들이 훨씬 더 오래 쓸 것이다. 오른쪽을 다시 실패해서 다시 심는 비용, 환자의 시간 모든 것을 고려했을 때 정말 저렴하게 치료한 것일까?

독자들이 저렴한 치과들을 방문하여 같은 실패를 겪지 않기를 바라는 마음이다.

환자들이 이렇게 치과를 쇼핑하듯 돌아다니게 된 데에, 치과의사들도 책임이 있을 수 있다. 믿을 수 있는 선생님들이 많다 면 믿고 한 군데에서 계속 다니겠지만, 치과 진료비는 비싼데 가는 곳마다 얘기가 다르고 주변 사람들은 사공이 많아서 여기 가보라 저기 가 보라 부채질하고 하니 다들 혼란스럽다. 그러나 결국 여러분들은 알고 있다. 진심을 다해 나를 치료해 줄 사람이 누군지… 그런 병원이 어딘지 상담해 보면 답이 나온다. 가격에만 현혹되어 진실을 덮어 둘 뿐. 독자들의 동네에도 찾아보면 얼마든지 있다. 굳이 강남에 가지 않아도. 안되면 포트폴리오를 보여 달라고 하면 된다. 나의 경우 상담 시 필요한 경우 기존에 치료했던 환자의 사진을 환자의 개인정보를 지우고 보여 주기도 한다. 포트폴리오 사진 한두 장 보여 줄 수 없는 치과의사에게 여러분의 건강을 맡길 것인가? 그 정도 요구는 상담하면서 충분히 할 수 있다. 그러니, 잘못한 치료를 한 치과의사에게만 책임을 돌리는 것은 맞지 않는다. 병원을 선택할 때 얼마나 신중했는지 돌아볼 필요가 있다.

음식점은 맛집에 고객이 붐빈다.

그런데 내가 아는 많은 치과 맛집들에는 대개 환자가 붐비지 않는다. 오히려 더 저급한 진료를 하는 병원에서 대기 순번이 꽉꽉 차 있는 경우가 더 많다는 건 치과계 내부인으로서 확실히 말할 수 있다. 저 환자가 마지막에 치료한 인근 치과는 원장 두 명이 하루에도 임플란트를 수십 개씩 심어 대는 병원이다. 원장 한 명이 하루에 20개를 심으려면 임플란트 한 개에 투자하는 시간이 몇 분이겠는가? 심는 각도 깊이, 주변 뼈 상태 옆 치아의 건강상태 등등 생각이란 걸 할 시간이 있을까? 그러니 저런 결과가 나온다.

환자들도 알아야 한다. 위와 같은 스토리를 알고, 좋은 치과 진료는 뭐가 다른지 알아주었으면 하는 바람이다. 거창한 목적은 아니지만, 치과 맛집들에 환자가 많이 찾아왔으면 하는 것이 내가 포스팅을 하고 출판을 계획한 배경이다. 꼭 우리 치과를 말하는 것이 아니라, 좋은 치과는 각 시군구에 찾아보면 어디나 있다. 독자들로 하여금 좋은 치과를 찾아가게 하는 것이 이 책을 쓰는 궁극적인 목표다. 그래야 치과의사들이 좋은 진료로 서로 경쟁하게 될 테니. 지금처럼 '무절개 임플란트'니 '원데이 임플란트'니 '무삭제 라미네이트'니 '투명 교정'이니 이런 마케팅할 수 있는 한 가지 무기를 찾아서 주구장창 한 놈만 패는 치과들 말고, 진정 환자를 위하는 좋은 진료로 경쟁하는 문화가 정착되는 날을 기대해 본다.

30만 원대 임플란트 시대가 열린 지금, 또 얼마나 많은 거장들의 손길에서 '그로테스크'한 장르의 '마스터피스'들이 탄생하고 있을지… 대한민국 국민인 우리는 지금, '임플란트 르네상스의 시대'를 살고 있다!

Chapter III

임플란트 수술 느리게 걷기

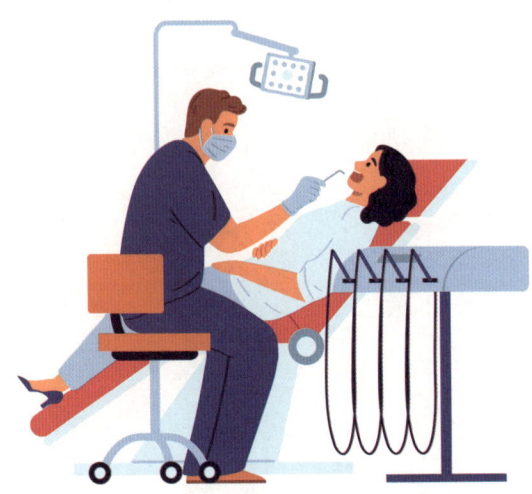

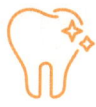

 이제부터는 본격적으로 각론으로 들어가서, 이 장에서는 임플란트 수술 각 주제별로 올바른 임플란트 수술은 어떤 것인가에 대하여 이야기해 보려 한다. 하루 만에 끝내는 발치즉시 임플란트에 대한 것과, 치조골 이식 수술 그리고 요즘 각광받는 '내비게이션 임플란트'와 '무절개 수술'에 대해서도 자세히 알아볼 것이다.

하루 만에 끝내는 발치즉시 임플란트, 누구를 위한 것인가?

임플란트 치료는 크게 수술과정(뿌리를 잇몸뼈에 심는)과 보철과정(기둥+보철 연결)으로 이루어진다.

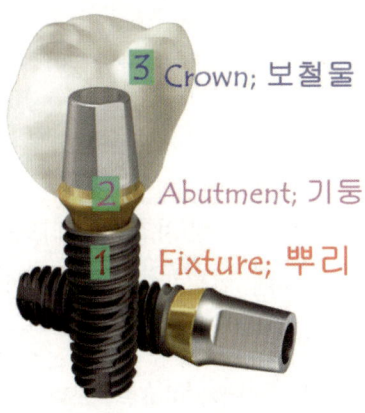

Figure 31. 임플란트의 구조. 오스템임플란트 제공. 배도 편집.

그래서 대형 치과병원들의 홍보처럼 하루만에 임플란트를 끝낸다고 한다면,

1) 하루 만에 수술: 치아를 발치하는 당일에 임플란트를 심는 발치즉시 임플란트 수술

2) 하루 만에 보철: 임플란트 수술 당일에 기둥과 보철을 올리기

크게 두 카테고리로 나누어 볼 수 있다. 이 장에서는 첫 번째 발치즉시 임플란트 수술에 대하여 적어 보았다.

전통적으로는 발치 후 치유기간 동안 몇 달 기다렸다가 임플란트를 심고 했지만, 치료 기간이 너무 길어지는 부분 때문인지 치아를 뽑는 당일에 임플란트를 심는 것이 2000년대 이후 대세가 되어 가고 있다.

발치즉시 임플란트 수술을 즐겨 하는 사람들이 주장하는 장점은 아래와 같다.

1) 발치 후에 첫 1년 동안 잇몸뼈(치조골)에 리모델링이 일어나 부피가 수축하게 되므로, 바로 임플란트를 심어 주면 뼈가 녹는 것을 막을 수 있다.
2) 특히 앞니 부위에서 잇몸뼈가 변하면 잇몸 형태도 같이 변하므로, 발치즉시 임플란트 식립 수술이 잇몸의 보존에 유리해 미적으로 우수하다.
3) 발치 후 기다리는 것에 비해 치료기간이 현저히 단축된다.

그러면 얻는 것만 있을까? 위 항목 각각에 대해 진위를 판별해 보려 한다.

Q1〉 정말로 발치 후 즉시 임플란트를 심어 주면 잇몸뼈가 녹는 것을 막을 수 있나?

아래 영문 단락은 이 방면에 대가인 Araujo 등이 2015년에 저술한 논문 중 한 부분을 발췌한 것인데,[2]

"It has been well established in the literature that immediate implant placement in fresh extraction sockets fails to prevent bone modeling and thus maintains the original shape of the ridge. The use of hard- or soft-tissue grafts with immediate implant placement to prevent ridge reduction has been evaluated in various clinical and experimental studies. ~~ The findings from these reports demonstrate that graft procedures, combined with implant placement, may counteract ridge alterations following tooth extraction."

해석해 보면(직역은 아니고 독자들이 이해하기 쉽게 의역),
발치 후에 잇몸뼈는 여러 가지 이유로 높이와 폭이 줄어들게 되는데, '발치즉시 임플란트를 심어 주는 것이 이를 막아 주지 않는 것이 증명되었다.'는 것이다. 즉, 조금 부족하게 알고 계신 많은 상업적인 치과의사들의 말이나 생각과 달리, 이 방면의 대가 '아로요, Araujo'라는 분은, '임플란트를 바로 심어 주든 말든 발치 후 초기 3개월 내외에 잇몸뼈가 녹

---

[2] 참고논문, Alveolar socket healing: what can we learn? MG Araujo et al., *Periodontology 2000, 2015*, (아로요, 맞아요 발치즉시 임플은 이분이 젤 잘 아로요:) 이 분은 발치즉시 임플란트 식립에 대한 각종 연구데이터를 모두 모아 집대성하신 분이다.)

아 없어지는 양이나 속도가 똑같다!!!'는 것이다. 그러니 몇 달 기다려서 심는다 하더라도 잇몸뼈의 추가적인 손실은 전혀 없다. 그 다음 문장에서, '발치즉시 식립을 하면서 뼈이식이나 잇몸이식을 해 주면 잇몸뼈가 녹는 것을 예방할 수도 있다.'는 것인데, 이것조차 다른 저자들의 실험 논문을 다량으로 인용해서 기록해 놓은 본문의 표를 보면 그 결과가 다양하다. 뼈이식을 미리 하는 것이 효과가 있다는 논문 반, 그렇지 않다는 논문 반 팽팽히 대립하고 있다.

발치 후 즉시 임플란트 식립은 잇몸뼈에 아무런 득을 주지 못하지만, 임플란트를 심는 것과 관계 없이 발치 후 즉시 뼈이식이나 잇몸이식을 통해서 잇몸뼈를 보존하는 술식은 여러 논문에서 성과가 있다 없다 다양하므로, 최소한 발치 후 즉시 뼈이식을 하는 것은 손실보다는 이득이 크다 할 수 있겠다. 문제는 환자가 추가로 부담해야 하는 비용이다.

그러니까 결론적으로 발치즉시 임플란트 식립은 잇몸뼈가 녹는 것을 예방하는 데 아무런 효과가 없다. 뼈가 녹는 것을 조금이라도 막기 위해서는 가능한 경우 뼈이식과 잇몸이식을 통해 부피를 지키려 노력하면 그뿐이다.

Q2〉 발치 후 즉시 임플란트를 식립하는 것이 심미적인 결과에서 우위에 있을까?

결론부터 말하자면, 이건 대체로 맞는 이야기이다.
앞니와 같은 심미적으로 중요한 영역에서는 치아의 형태뿐 아니라 잇몸의 형태와 두께가 유지되는 것이 매우 중요하다. 아래 사진(Fig. 32)에서 파절된 치아를 발치하고 임플란트를 계획하였는데, 발치 후에 임플란트를 바로 심어 주고, 임시치아도 바로 만들어 주는 경우, 사진과 같이 잇몸의 형태가 그대로 보존된다.

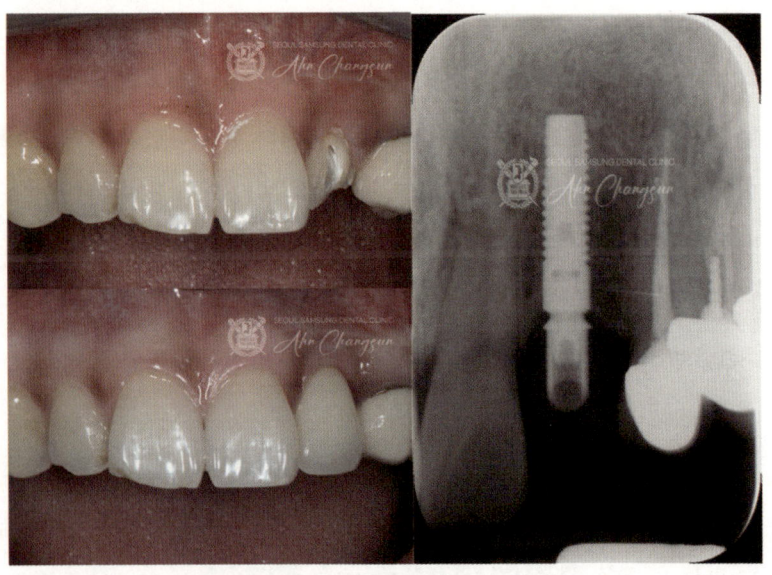

Figure 32. 2008년경 삼성서울병원 전공의 시절 촬영.

그런데 이 환자의 경우 치아만 파절되었을 뿐, 잇몸뼈의 부피와 형태가 정상적으로 유지되고 있다. 치주염 등으로 잇몸뼈가 많이 상실된 경우는 발치즉시 식립을 하는 것보다 오히려 발치 후 힐링되기를 충분히 기다렸다가 임플란트를 식립하는 것이 장기적인 수명 유지와 심미적인 부분에도 유리하다. 염증이 큰 상태에서 제대로 염증조직 제거 없이 발치즉시 식립을 하면, 오히려 새로 심은 임플란트에도 염증이 이환되어 점점 미적으로 불리해질 수도 있다. 따라서 이 질문에 대한 대답은 '대체로 그렇다.'이지만, 환자별로 케이스를 선별해서 진행해야 한다.

그러므로 잇몸뼈나 잇몸의 양이 문제가 아니라(이건 늦게 심어도 만들수 있으므로), 잇몸의 형태 보존을 통해 심미성을 최대한 확보해야 하는 앞니의 경우 발치즉시 임플란트의 이점이 확실히 존재하는 것이 맞다. 다만 앞니 치료라도 잇몸뼈에 염증이 너무 크고 잇몸뼈의 상실이 심한 경우라면 억지로 빨리 심는 것보다는 뼈이식 후 기다렸다 심는 것이 임플란트 수명과 심미성 면에서 모두 우수할 수 있으니, '보여지는 앞니라고 해서 모두 발치즉시 식립' 이런 공식은 성립되지 않는다.

Q3> 발치즉시 식립을 하는 경우 치료기간이 현저히 단축된다?

많은 치과의사들이 그렇다고 말하겠지만, 내 대답은 '꼭 그렇지 않다.'이다. 발치즉시 임플란트 식립은 '모 아니면 도'의 방식이다. 심어서 뼈와 잘 붙는 경우 성공하는 거고, 실패하는 경우는 뼈가 더 많이 녹아서 발치와가 치유될 때까지 기다리는 기간이 더 늘어나서 더 오래 걸릴 수도 있다.

"실패하면 반역, 성공하면 혁명 아입니꺼?" - 전두광

몇몇 환자 케이스 사진을 보자.

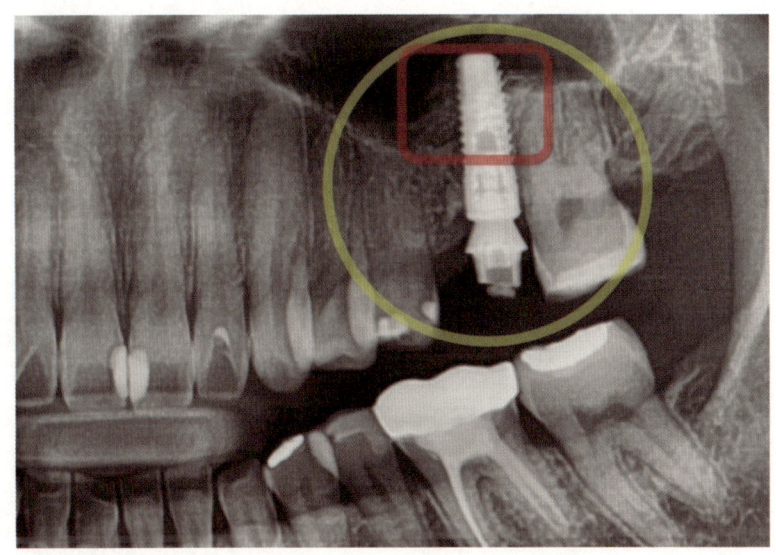

Figure 33. 20221121 서울삼성치과 촬영.

Fig. 33의 환자는 사진의 오른쪽 위의 26번 임플란트 자리에 발치즉시 식립을 하였다고 한다. 우리 병원에 임플란트 보철이 떨어져서 내원하였다. 심은 지는 5년 가까이 되어 가는데, 보면 이가 빠진 부분 가운데로 심어야 하는데 뒤의 치아 쪽에 거의 붙어있다. 뼈이식을 해 놓은 수준을 보아 예상컨대 절대로 수술을 못하는 원장이 아니다. 빨간색 마킹을 보면 발치즉시 식립을 하면서 상악동에 뼈이식을 바로 하였는데, 저정도 뼈이식을 할 정도면 최소 중수 이상이고 경험도 꽤 있는 분이다. 그런데 왜 두 치아 가운데 심는 것조차 못했을까? 원장이 바보라서?

발치한 당일에는 이를 뽑은 자리가 염증이 있거나 하여 뼈가 꽤 무른 경우가 많다. 예측하고 들어갈 때도 있지만 예측이 안될 때도 많다. 막상 뽑고 나서 가운데 심으려 하니 심을 텃밭인 뼈가 너무 물러서 허당이다. 그런 경우 어쩔 수 없이 뼈가 많은 쪽으로 기대서 고정해야 한다. 아마 이런 경우 나라면 환자에게 양해를 구하고 당일엔 뼈이식만을 하거나 아니면 아무것도 안 하고 발치만 깨끗하게 해 주고 몇 달 기다리는 것을 택했을 것이다. 그런데 대부분 발치즉시 식립을 즐겨하는 원장들에겐 그럴 여유가 없다. 일단 심어야지 환자가 돈을 내고 가기 때문이다. 예상보다 방향이 뒤로 밀려가거나 뼈이식이 제대로 안 되거나 해도 그냥 심는 거다. 못 심게 되면 비용도 문제지만, 일단 환자에게 뽑고 바로 심는다고 말해 놓았으므로 변명하기가 궁색해진다. 본인의 입안이 아니니 일단 어떻게든 심어 놓고 나중에 문제가 생기면 그때 생각하는 식이다.

다행히 이 원장은 운이 좋았다. 문제가 본인에게 생기지 않고 병원을 접고 도망쳤고, 환자가 병원을 옮긴 다음에 보게 된 내가 괴롭게 되었다. 대충 심다 보니 너무 얕게 심어져서 기둥과 보철이 매우 짧고, 방향도 가운데가 아니어서 힘을 받으면 한쪽으로 찌걱대며 휘청대다 보니 보철물이 떨어져 버린 것이다. 그래서 내가 알고 있는 한 가장 강한 접착제인 'SuperBond'라는 레진 접착제로 붙였는데도 몇 달 가지 않아 다시 떨어져서 왔다.

그래서 환자에게 현재 선택을 맡긴 상태이다. '계속 문제가 생길지도 모르지만 일단 기둥이랑 보철을 다시 만들지, 아니면 아예 뿌리까지 뽑고 다시 잘 심어 드릴까요?'라고…. 나도 환자에게 선불리 치료계획을 종용할 수 없다. 일단 보철이 떨어지기 전까지는 그럭저럭 환자는 사용해 왔고, 갑자기 심었던 임플란트를 몇 년 안 가 뽑자니 그 또한 당황스러운 노릇이니…. 우선 다시 접착을 해 보고 기다리는 중이다.

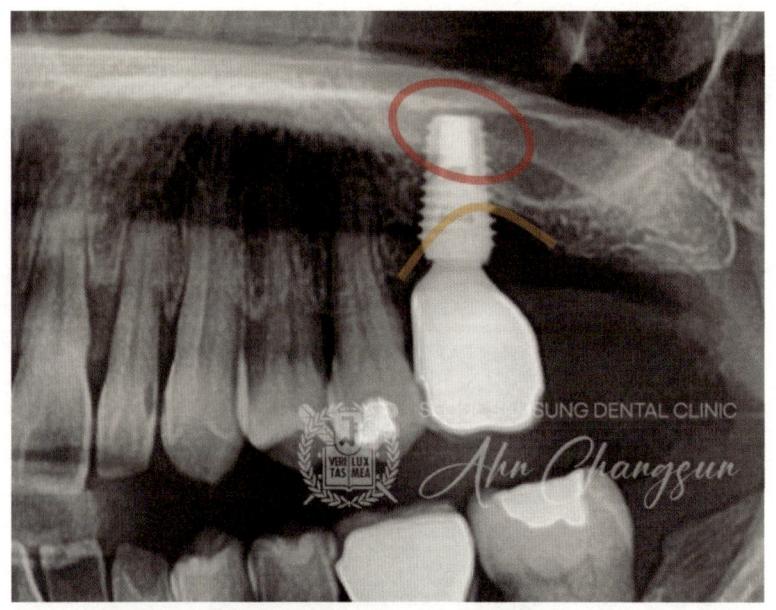

Figure 34. 20230708 서울삼성치과 촬영.

두 번째로 이 환자(Fig. 34)는 우리 치과와 멀지 않은 저렴한 치과에서 발치즉시 임플란트 치료를 받았는데, 심어 놓은 수준이 정말 경악스럽다. 뼈이식을 했는지 안 했는지, 코 옆 동굴인 상악동에 뼈이식을 하지 않고 그대로 뚫어서 심어서 입과 코를 관통하여 임플란트가 그대로 박혀 있다. 'Bi-cortical fixation'이라는 용어로 이런 콘셉트가 한때 유행이었는데(내가 써 놓고도… 도대체들 치과 임상에 유행이란 말이 웬말인가. 제발 검증된 것만 했으면 좋겠다…. 환자가 실험대상인가?), 요즘에는 임플란트 환자들을 이비인후과 원장님들이 팔로업한 결과 이런 임플란트들이 추후에 상악동에 염증을 만들어 이비인후과 수술과 임플란트 제거를 병행해서 해야 하는 고통을 환자들이 겪기도 한다. 심은지 2년밖에 안 되었다는데 임플란트 주변에 고름이 가득 차서 보니, 머리 쪽에도 뼈가 얼마 없어 염증이 있고 상악동도 문제 가능성이 있어서, 불편 시 임플란트를 제거하고 다시 심어야 한다고 환자에게 고지하였다. 멀지 않은 치과여서 그 치과에 가 보라고 하니, 치과는 있는데 치과 원장이 바뀌었단다. 이런 치과들은 대개 그런 식이다.

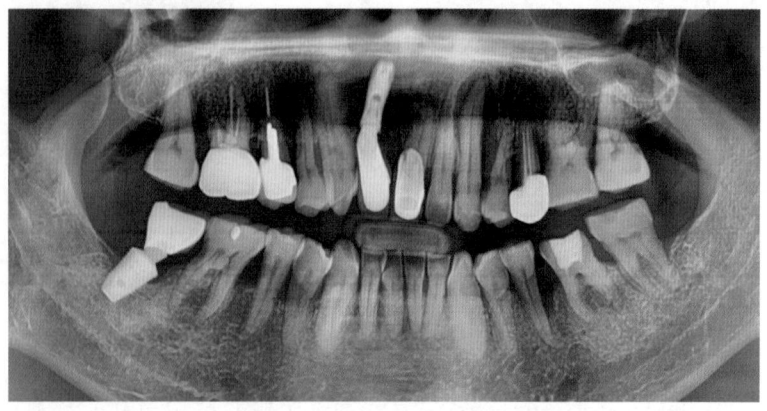

Figure 35. 20160314 서울삼성치과 촬영.

세번째로 이 환자(Fig. 35)는 앞 장 '저렴한 임플란트 무엇이 문제일까' 챕터에서 나왔던 환자인데 무분별한 발치즉시 식립으로 앞니 어금니 임플란트가 모두 엉망이다. 보철도 대충 만들고, 음식이 끼어서 환자가 갔는데도 '원래 그래요.'라고 말하며 사후처리도 해 주지 않아서 옆 치아들은 충치가 생기고 고통을 겪었다.

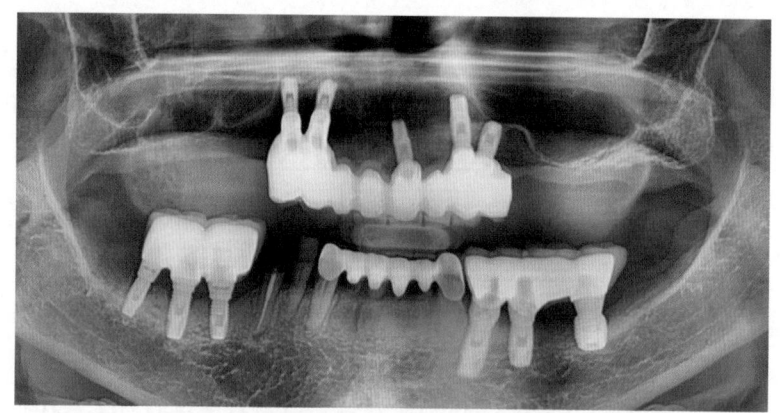

Figure 36. 20150918 서울삼성치과 촬영.

역시 앞 장에 나온 환자(Fig. 36)인데 거의 풀마우스 임플란트인데도 계획 없이 발치즉시 식립하였다. 아무 데나 빨리빨리 심어 대니 임플란트가 정말 산으로 간다. 이런 경우 잇몸뼈가 너무 없어서 천천히 뼈를 만들면서 했어도 어려울 판에. 정말 강심장이다. 이래도 몇년은 안 불편하게 사용했으니 참 인체의 신비이다. 결국 이 환자는 식립 5년도 채 되지 않아 반복되는 잇몸 염증으로 인해 하루에 양치를 5번씩 해도 입냄새가 너무 심해 자주 스케일링을 하고 있다. 머지 않아 재수술을 해야 하는데 환자가 고령으로 걱정이 많아서 보류 중이다.

앞서 발치 후 잇몸뼈는 녹아 없어진다 하였고, 발치즉시 임플란트 수술을 하여도 뼈가 녹는 양과 속도는 똑같다고 하였다. 그런데 중요한 것은, 그 양과 속도가 환자마다 다르다는 것이다. 그러니 어찌 어찌 원장이 경험이 있어서 이 환자는 이 정도 뼈가 녹을 거니 이정도 깊이와 위치로 심어야지 해도 그 예측은 언제나 맞지는 않는다. 확률적으로 정확히 맞히기는 어렵다. 운이 좋아 심은 위치가 적절하다면 잘 사용할 수도 있겠지만, 위의 환자들처럼 잇몸뼈가 노출되어 녹기 시작하면, 마치 고목 나무 뿌리가 흙 밖으로 노출되듯, 이제 점점 수명 단축으로 이어진다. 임플란트 표면이 노출되면 급격하게 수명이 줄어드는 경우가 많은데, 이에 대해서는 뒷장에서 '임플란트 표면처리의 차이점' 파트에 따로 기술되어 있다. 중요한 것은 최대한 임플란트 뿌리가 뼈에 오랫동안 잠겨 있도록 노력하는 것이다. 이 노력과 발치즉시 임플란트는 '상극'이다. 발치 후 뼈가 어디까지 녹는지를 엑스레이와 눈으로 직접 확인 후에 보이는 깊이대로 임플란트를 심는 것이, 임플란트를 최대한 오래 쓰도록 하는 것이다.

위와 같은 과정으로 발치즉시 임플란트는 장기 성공률이 떨어질 뿐 아니라, 충분한 시간을 두고 '느리게 심는' 나와 같은 치과의사들보다는 단기적 성공률도 떨어질 수 있다. 드물게 직후에 실패하거나 얼마 못 가 실패하여 다시 심을 수도 있다는 말이다. 임플란트 치료는 한번 실패하여 염증이 생기면 혹독한 대가가 따른다. 기존에 있던 잇몸뼈가 염증으로 인해 거의 다 없어져 버리고, 아예 무에서 유를 창조하는 방식으로 뼈이식을 해서 재건하는 경우도 있다. 그냥 '느리게 심기' 테크닉으로 했다면 6개월 전후면 끝났을 치료가 1년을 넘어 1년 반 2년까지 지연되는 경우도 보았다. 그러면 환자는 발치즉시 식립으로 시간을 절약한 것인가?
어찌어찌 성공해서 기능을 한다 하더라도 위 환자들처럼 이상한 각도나 방향으로 심어져 있으면 수명은 단축되고, 결국 몇 년 가지 않아 재수술하는 경우도 있다. 그러면 환자는 시간을 절약한 것인가? 저렴한 치과에서 저렴하게 심었다 하더라도, 다시 얼마 가지 않아 새로 비용을 들이게 되면, 환자는 비용을 절약한 것인가?

　임플란트 수술을 끝낸 후 엑스레이에서 위 네 가지 케이스 비슷하게 현저하게 방향이나 위치가 잘못되어 보인다면, 의료진에게 당당히 질문하길 바란다. 심은 위치나 방향이 왜 이런 거냐고. 발치 후 바로 심어서 그런거 아니냐고. 납득할 만한 이유를 제시하는지 들어 보길 바란다.

　아마 대부분 이렇게 변명할 것이다.

　"뼈가 안 좋은 부분을 피해서 뼈가 좋은 위치에 심느라 그래요."

　발치 후 기다렸다 심었으면 그런 변명을 할 필요도 없었을 것인데. 궁색한 변명이다.

　아래(Fig. 37, 38)는 전통적인 '느리게 심기' 테크닉으로 내가 치료했던 환자들의 7~9년 팔로업이다. (나의 경우 아직 병원 개원이 10년이 채 되지 않으므로 10년 이상 장기데이터가 없지만, 전통적인 느리게 심기로 좋은 선생님이 임플란트를 심은 경우 현재 30~40년 데이터도 나오고 있다.)

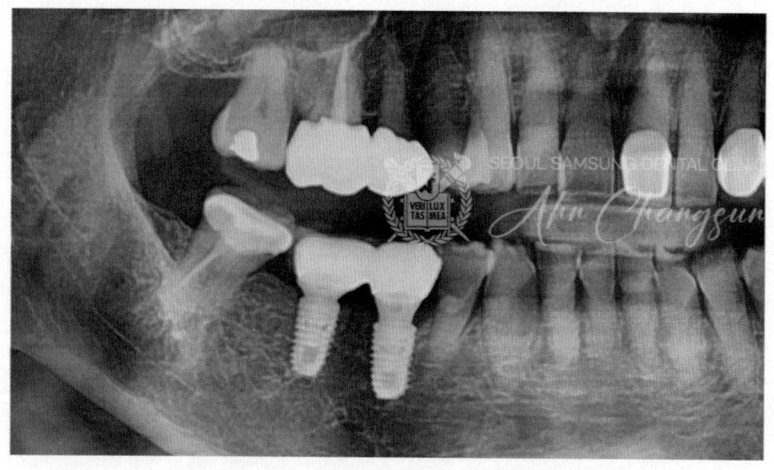

Figure 37. 20150626 서울삼성치과 촬영.

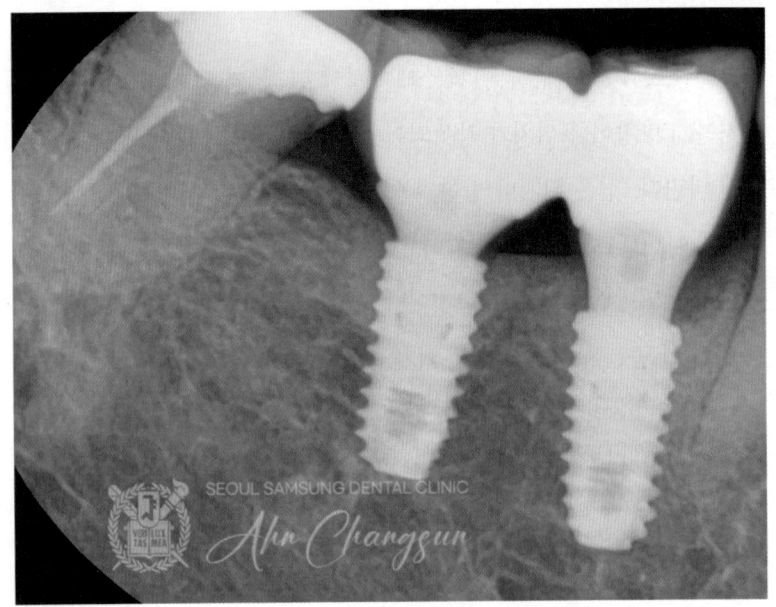

Figure 38. 20240103 서울삼성치과 촬영.

80세가 넘은 고령의 할머니 환자의 '건강보험 임플란트' 치료이다. 앞의 엑스레이가 심은 직후 사진이고, 뒤의 엑스레이가 최근에 촬영한 사진이다. 뼈가 녹아 염증이 생기긴커녕 기분 탓인지 오히려 뼈가 더 생긴 것 같다. 높은 확률로 이분의 임플란트는 여생 동안 사용하실 가능성이 높다.

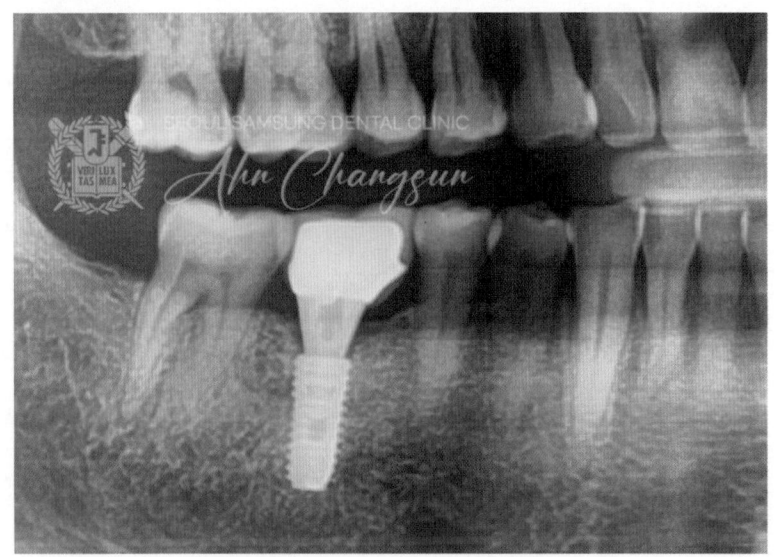

Figure 39. 20211119 서울삼성치과 촬영.

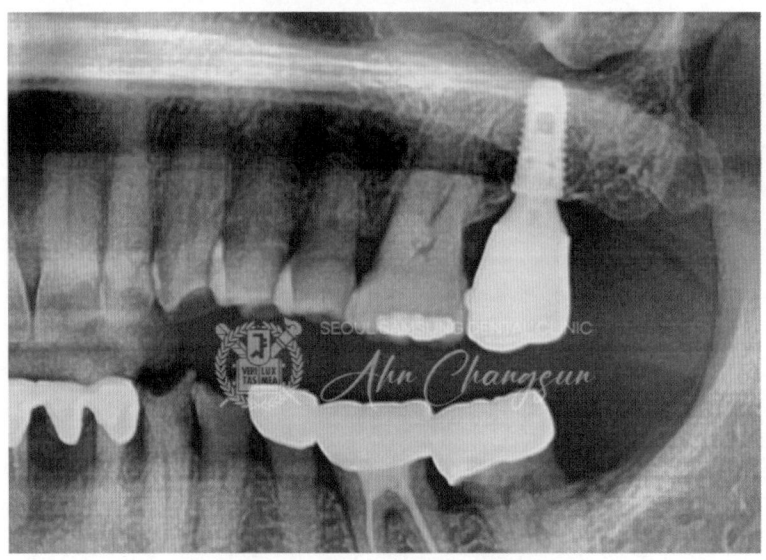

Figure 40. 20230623 서울삼성치과 촬영.

위의 두 환자(Fig. 39, 40)는 각각 식립 후 7년이 지난 사진이다. 마찬가지로 잇몸뼈가 전혀 상실되지 않고, 매우 편하게 사용 중이다. 특히 마지막 환자 분은 주변에 임플란트 한 친구들이 염증이 생기고 하여 너무 힘들어들 하는데, 수술할 때도 불편하지 않았고 7년 넘게 아무 불편감이 없이 너무 잘 쓰고 있어서 감사하다는 말씀을 올 때마다 하신다.

이런 환자들은 우리 병원에만 해도 수도 없이 많다. 아마 '느리게 걷기'를 실천하는 치과의사들은 이런 케이스들을 보며 당연하다는 생각을 하겠지만, 발치즉시 식립을 즐겨하는 치과의사들 중 이렇게 중장기 팔로업 결과를 자신 있게 보여 줄 수 있는 원장들이 아마 별로 없을 것이다. 일단은 식립 방향이나 위치부터 발치즉시 식립로 심어 놓으면 저 위에 사진들처럼 '개발새발'이므로, 혹시 어쩌다 오래 쓰고 있어도 함부로 엑스레이 보여 주고 자랑하지 못 할 것이다.

결론적으로, 발치즉시 임플란트 식립은 그 임상 결과가 불확실하다.
나도 정말 가끔 관광지에 가거나 하면, 외국인에게 허락된 카지노 같은 곳에 들어가 때론 블랙잭, 바카라 같은 카드게임도 '소액으로' 즐겨 보고(포커는 최소 참가 금액이 좀 세서 못 해 봤다….), 룰렛판에 칩을 이리저리 얹어 두고 공이 빙글빙글 돌며 내가 놓은 숫자에 떨어지는 스릴을 즐겨 보았던 적이 있다. 불확실성에 운을 잠시 맡겨 적은 금액이라도 횡재하게 되면 기분이 좋다.
그런데, 임플란트와 같은 의료행위가 도박인가? 왜 검증되지 않은 무분별한 발치즉시 임플란트 수술로 인해 환자들을 현혹하나? 독자들 또는 환자들도 생각해 보아야 한다.

불확실성에 본인 치아의 미래를 맡기고 싶은가?

나는 감히 제안한다. 아래 두 가지의 경우가 아니라면 절대로! '하루만에~~ 원데이~~' 등등으로 발치즉시 임플란트의 우수성을 주장하는 치과들에 현혹되지 말기를.

1) 미적으로 매우 중요한 앞니의 경우
2) 의료 환경이 열악한 외국으로 출국하는 일정 등으로 시간이 매우 촉박한 경우. (이 경우는 어쩔 수 없다. 열악한 나라에 가서 느리게 심어서 임플란트가 산으로!? 가는 거보단 조금 불확실해도 한국 치과의사들이 빨리 잘 심어 줘야지….)

이 두 가지 외에, 특히 어금니의 경우는 높은 확률로 발치즉시 임플란트 수술로 인해 얻는 것보다 잃는 것이 훨씬 더 많을 것이다. 이 방면에 가장 많이 아는 '아로요(Araujo, 2015)'가 말했듯, 아무 것도 증명된 것이 없기 때문이다. 오히려 앞 케이스들에서 보듯, 아무 위치에나 아무렇게나 심어 버릴 가능성이 높다.

발치즉시 임플란트 식립은 누구를 위한 것인가? 대부분의 경우 이는 절대로 환자를 위한 것이 아니다. 치료 기간을 단축시킨다는 명목 하에 치과의 매출을 올리고 환자가 다른 곳으로 도망가지 못하게 붙잡기 위한 수단일 뿐이다.

잇몸뼈 이식을 하는 이유:
임플란트 표면처리에 대하여

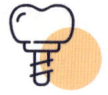

잇몸뼈 이식을 하는 이유를 설명하기 위해 먼저 이해해야 하는 것이 임플란트 가공 시의 표면처리에 대한 내용이다. 다소 지루할 수도 있으나, 왜 '하루 만에 임플란트'보다 '느리게 걷기'가 임플란트 장기성공률에 핵심이 되는 것인지 이해하는 데 필수적인 내용이라 간략히 적어 보았다.

임플란트의 최초 개발자는 누구일까?

누가 임플란트의 선구자인가에 대해서는 의견이 분분하고, 비슷한 노력을 했던 사람들을 찾아보면 거의 1950년대까지도 올라가는데, 현대의 나사형 임플란트의 시초는 1965년 스웨덴의 브래네막(Branemark) 교수의 작품이다. 그런데 놀랍게도 이분이 치과의사가 아니라 정형외과 의사다. 1952년 어느날 정형외과 뼈수술에 '티타늄'이라는 금속을 이용하려고 티타늄 막대를 토끼 다리뼈에 심는 실험을 하던 중, 몇 달간 뼈에 고정해 둔 티타늄을 토끼뼈에서 분리하려고 해도 분리가 안 되는 황당한 상황을 겪었다. 이 실험을 토대로 뼈에 고정하여 인공치아를 만들 수 있겠다는 기가 막힌 아이디어로 현대 임플란트의 선구자가 되신, 치과 선생님이 아니고 정형외과 선생님이다. 티타늄은 녹이 슬거나 부식되지 않는 안정성이 높은 금속으로서, 깨끗한 환경에서 가공하면, 우리 몸에

이물 반응이 없이 내 것으로 그대로 받아들이는 신기한 금속이다.[3]

초기의 임플란트는 이 티타늄을 나사 형태로 만들어 표면을 가능한 이물질이 없는 매끈한 면으로 가공하려고 애썼다. 그래서 심어 놓으면 인체의 신비처럼 나사산과 나사골을 따라 뼈세포가 침투하여 뼈가 자라게 된다. 마치 골절이 된 후 깁스해 놓으면 뼈가 붙는 양상과 비슷한데, 사실 티타늄이 뼈와 붙는다는 표현보다는 임플란트 주변의 요철 사이에 뼈가 자라들어

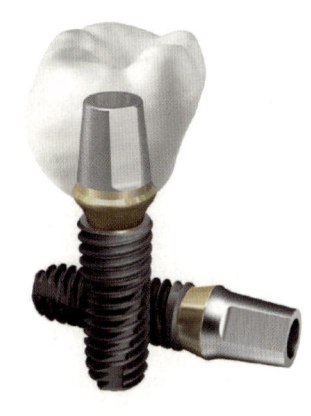

Figure 41. 나사형 임플란트의 형태와 구조. 오스템임플란트 제공.

가 임플란트가 뼈에 고정된다는 표현이 더 정확하다. 그래서 이를 '골유착(Osseointegration)'이라는 표현을 쓰는데, Bonding이나 Adhesion과 같은 '접착'이라는 표현보다는, 내부로 삽입된다는 'in- teg -ration'이라는 표현을 쓰는 것이다.

그런데 문제는 이와 같이 뼈세포가 자라 들어오는 데 시간이 너무 오래 걸리더라는 것이다. 초기의 임플란트는 심은 후에 아래턱뼈는 거의 4개월 이상, 위턱뼈는 6개월 이상을 기다려서 인공치아를 연결하였다. 치료 기간을 줄이고자 노력했던 후학 연구팀들은, 다수의 실험 끝에 처음

---

[3] 정말 낮은 확률로, 티타늄 알러지라는 게 보고된다고 한다. 아…. 임플란트는 못하는 정말 운이 없는 분이다. 정확히 모르지만 100만분의 1의 확률도 안 될 것으로 예상되는 희귀병과 같다. 이런 분을 제외하고 티타늄은 뼈에 갖다 박으면 붙는 신기한 금속이다.

에 개발했던 매끈한 티타늄 표면보다는 거친 표면으로 만드는 것이 뼈세포가 자라서 들어오는 속도를 더 빠르게 한다는 것을 발견하였다. 쉽게 설명하면, 식탁이나 책상을 구입한 직후에 매끈한 표면에는 음식이나 필기구 찌꺼기 등이 잘 달라붙지 않고, 붙어도 물티슈로 스윽 닦으면 금방 닦인다. 그런데 오래 사용하다가 스크래치가 생기다 보면 찌꺼기들이 붙어서 잘 안 떨어진다. 스크래치가 생겨서 울퉁불퉁한 요철이 생기면, 그 자체로 무언가 붙기 좋은 환경이 되는 것이다. 그래서 임플란트는 초기의 '매끈한 표면'('Smooth surface' 또는 가공한 그대로라고 하여 'Machined surface'라고 표현) → '거친 표면'(Rough surface)으로 진화하였다. 거친 표면을 만들어 놓으니 뼈세포가 달라붙는 속도도 빨라지고, 골유착이 되고 나서 결합의 강도도 더 우수해졌다. 아무래도 거친 표면이 표면적이 훨씬 넓으니 뼈와 닿는 면적이 많아지고 임플란트의 생존율도 더 높아진 것이다.

그런데 거친 표면을 만드는 것이 좋은 것만 있을까? 정외과인데 치과 시장에까지 눈을 돌려 임플란트를 개발한 천재적인 브래네막 교수 연구팀들이 바보라서 처음에 매끈한 표면으로 가공했을까? 임플란트가 뼈에만 잘 붙으면 다행인데, 거친 표면으로 만들어 놓으면 세균이나 찌꺼기들도 잘 달라붙는다. 그러니 임플란트가 뼈에 다 잠기지 못하는 상황에서는 이게 오히려 양날의 검이 되어 세균의 둥지가 되고 임플란트에 염증을 만드는 원인이 되는 것이다.

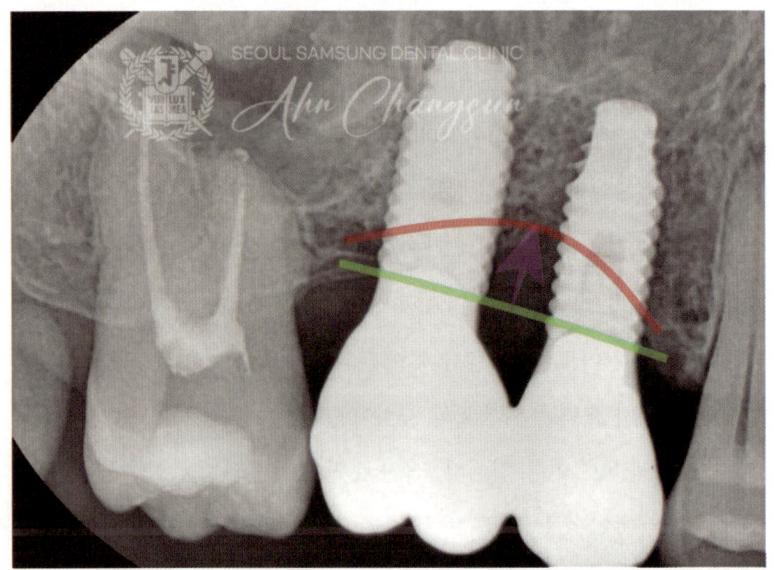

Figure 42. 노출된 임플란트 표면으로 인해 염증이 진행되고 있다.
20220719 서울삼성치과 촬영.

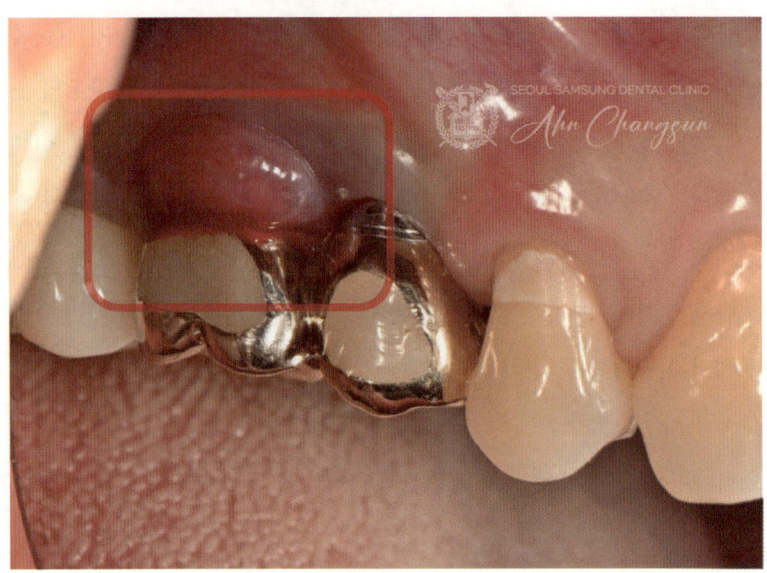

Figure 43. 위 엑스레이 환자의 일 년 후. 임플란트 주위염 진행.
20231211 서울삼성치과 촬영.

위와 같이(Fig. 42, 43) 잇몸뼈(치조골)가 녹아서 임플란트 뿌리 표면이 노출이 되면, 매끈한 표면일 때보다 거친 표면일 때 상황은 더 좋지 않다. 차라리 매끈한 표면이었다면 세균이 덜 달라붙어서 치과에 자주 방문하여 스케일링 등의 잇몸치료를 받고 본인이 양치질 등 구강위생관리에 노력을 기울이면 염증의 가속화를 막을 수 있다. 그러나 거친 표면일 경우 세균이 잘 달라붙고 둥지를 틀기 좋은 환경이 되어 몇 달만 치과에 내원하지 않아도 금방 염증에 이환되어 잇몸뼈 흡수가 가속화된다. 그러니까 거친 표면은 뼈세포의 증식이 빨라서 치료기간을 단축시켜 주지만, 세균 증식도 빠른 것이다. 거친 표면이 노출되지 않았을 때는 구강 내에서 오랫동안 씹는 힘을 받쳐 주기에 충분한 퍼포먼스를 보이지만, 술자의 부주의로 충분히 뼈에 잠기도록 심지 못했거나, 환자가 양치질을 잘못하거나 옆 치아의 치주염 등등 어떤 이유로든 염증 때문에 거친 임플란트 표면이 노출되기 시작하는 순간에는 임플란트의 장기 생존을 위협하는 매우 위험한 신호가 되는 것이다. 이것이 바로 임플란트의 거친 표면이 모두 잇몸뼈에 잠기도록 '치조골이식'을 하는 이유인데, 이에 대해서는 다음 장에 기술되어 있다. 아무튼 치열한 승부 끝에 이러한 단점에도 불구하고 평균적으로 거친 표면 임플란트들의 장기성공률이 더 높아서, 거친 표면의 압승으로 끝이 나고, 결국 최초의 브래네막 임플란트에서조차 거친 표면을 채택하게 되었다.

임플란트 가공 시 거친 표면을 만드는 방법은 크게 두가지로 분류된다.

1) 매끈한 티타늄에 무언가를 갖다 붙여 거칠게 만드는 방법

2) 매끈한 티타늄을 깎아내어 거칠게 만드는 방법

원래 초창기에는 1번 방법이 주를 이루었다. 티타늄에 거친 입자들을 갖다 붙여서 매끈하게 만들었는데, 문제는 이 입자들이 대개 너무 크기가 다양하여 표면이 과도하게 거칠어서 세균이 잘 번식하고, 코팅된 입자들이 티타늄에 강하게 붙어 있지 않다 보니 자주 떨어져서 임플란트-입자-뼈 이렇게 붙는 계면에서 실패가 일어나서 뼈가 흡수되고 임플란트가 실패하더라는 것이다. 그래서 결국 2번의 티타늄 자체를 깎아내는 방법이 대세가 되었다. 대표적인 제품이 '샌드블라스트(Sandblast)'라고 하는 방법으로 일종의 큰 입자의(Large-grit) 모래가루 같은 것을 티타늄에 분사하여 거칠게 깎아 내고, 이를 다시 한 번 산성 용액으로 부식(Acid-etching)시켜 두 번 거칠게 만드는 'Sandblasted, Large-grit, Acid-etched'라고 알려진 'SLA 표면'을 만든 ITI 임플란트이다. 원래 ITI(International Team for Implantology)는 '원조 브래네막 임플란트'의 독주를 견제하기 위해 1980년대 세 명의 치과대학 교수들이 주축이 되어 만든 연구그룹인데[4] 이들이 만든 스위스 임플란트가 처음엔 'ITI 임플란트'라는 이름이었다가 현재는 창립자 중 한 분의 이름을

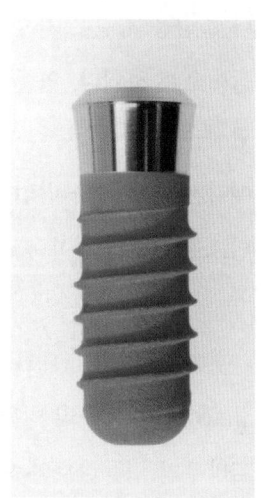

Figure 44. 스트라우만 임플란트. 상부의 매끈한 표면과 그 아래의 거친 표면 부위가 구분되어 있다.

---

[4] 앞 포스팅에서 언급한대로, Branemark은 정형외과 선생님인데, 정외과 선생님이 치과계에서 짱먹고 계시니 이 분들이 얼마나 아쉬웠을까….

Chapter III. 임플란트 수술 느리게 걷기　73

따서 '스트라우만'이라는 회사가 되었다. (Fig. 44) 현재 이들이 만든 'SLA 표면'은 거의 전세계 임플란트 표면 처리의 스탠다드가 되었고, 임플란트 치료기간 단축과 장기성공률 증진에 혁신적인 모델이 되었다. 그 결과 원조 브래네막을 넘어 세계매출 1위 자리를 현재까지도 지키고 있다.

'SLA' 표면처리의 성공으로 인해 대부분의 임플란트의 성공률이 상향 평준화되었다. 그런데 더 높이 올라가려는 인간들의 호기심은 어디로 향하고 있냐면, 'SLA' 표면으로 잘 만든 임플란트 제품도 생산일로부터 시간이 지나니 뼈가 붙는 속도가 늦어진다는 연구가 발표되어, 식염수나 칼슘용액 같은 특수 용액에 담그어 친수성을 높여서 뼈세포가 빨리 들어오게 하거나, 임플란트 식립 직전에 UV 같은 빛을 쪼여 주어 표면 활성을 순간적으로 높이거나, 일단 티타늄을 거칠게 깎아 놓은 SLA표면에다가 코팅 추가 방법을 사용하여 표면을 더 거칠게 하거나 등등의 방법으로 연구가 진화하고 있다.

첫 번째 방법이 대표적으로 스트라우만에서 SLA의 후속으로 개발한 SLActive인데, 우리 병원에서도 사용하고 있다. 뒤에도 언급하겠지만 스트라우만 임플란트와 연계된 ITI 연구팀의 창조물은 대체로 믿고 쓰는 시스템이라. 그리고 애초에 SLActive라는 것이 SLA를 변형한 것이 아니라, 특수용액에 담근 것일 뿐이니, 최소한 더 나쁠 것은 없다. 물론 몇 몇 논문들에서 더 빠른 치료를 위해 도움은 되지만, 아직 장기 성공률은 SLA에 비해서 높은지 알 수 없다고 언급한다. 이미 SLA에서 제품 개발로 도달 가능한 임플란트 성공률의 극한에 거의 다다랐기 때문일 수도 있다.

　두 번째 방법인 'UV'를 이용하는 방법은, 최근에 국내 모 임플란트 회사에서도 밀고 있는 방법인데, 초기의 임플란트 표면 활성을 높여 준다고 되어 있으나 장기 성공률 향상의 근거는 아직 명확하지 않다.

　세 번째 방법은 다시 덧붙여 코팅을 하는 것인데, 깎아서 거칠게 만든 임플란트들이 성공을 하니, 다시 뭘 잘 붙여 볼 수 없을까라는 연구가 나오는 것이다. 원래 이 방법은 초창기 거친 표면을 만들 때 1980~1990년대에 'TTI'와 붙어서 완패했던 방법이다. 하지만 당시와 지금의 기술력은 많이 다르니, 코팅한 입자가 떨어지지 않게 하는 방법들을 각 회사들에서 많이 연구 중인 듯하고, 이외에도 단백질 분자라든지 혈청속의 특수 물질들로 코팅하여 임플란트 표면 활성을 높이는 방법 등 매우 많은 코팅법이 연구 중인데, 이 방법 중에는 위에서 언급한 거친 표면의 문제점인 세균이 달라붙는 것을 방지하기 위한 부분도 있어서, 정말 언젠가 성공한 표면이 나온다면 임플란트 역사에서 획기적인 진화가 될 것이라고 생각한다.

　2025년 현재 매출과 품질 두 가지 면에서 모두 전세계 1위 임플란트는 명실상부 스트라우만 임플란트이며, 국내에서는 치과의사들 사이에 호불호가 존재하나 '오스템' 사의 임플란트가 부동의 매출 1위를 10년 넘게 유지하고 있다. 요즘 환자분들은 치과 정보에 굉장히 해박해서 가끔 우리 치과에서 와서 오스템의 어떤 제품을 쓰냐고 물어보기도 한다. SA, CA, HA, BA, 그리고 최근의 SOI까지 환자들이 때론 치과의사들보다 더 많이 알고 있다. 이런 오스템의 임플란트 라인업 명칭들도 모두 표면처리에 대한 것인데, 다른 건 다 접어 두고 오스템이 엉뚱한 회사들 따라하다가 방황하고 실패를 겪던 시절을 넘어 지금의 오스템을 있게 만든 SA 표면과 최근의 대표작인 SOI 표면은 어떻게 다를까? 이에 대해서는 상업적으로 민감한 이슈일 수 있어서 이 책에서는 생략하고, '배도 블로그'를 참고하길 바란다.[5]

---

5) 네이버블로그 '치과의사 배운 도둑놈' 2024. 2. 19. 게시. '임플란트 표면처리에 대하여. 2화. 오스템 SA와 SOI 표면의 차이점'
(Feat. 현대 임플란트 표면을 선도한 스트라우만 임플란트 x ITI 연구팀)

잇몸뼈 이식 수술(치조골 이식 수술)은 왜 하는 걸까?

몇 년 전 어느 인지도 있는 치과 유튜버가 다음과 같은 제목의 동영상을 유튜브 플랫폼에 올렸다.

"여러분들, 뼈이식 절대로 하지 마세요!"

영상에서 마치 임플란트 수술을 하면서 뼈이식을 같이 하는 치과의사들을 돈밖에 모르거나 무지한 사람으로 취급했다. 적반하장도 유분수다.

의학논문을 검색하는 'PubMed'라는 검색 사이트에서,

'Dental Implant Bone Graft'(치과 임플란트 뼈이식)

이렇게 검색을 해 보면 대략 1970년대부터 지금까지 7300개 이상의 논문이 검색이 된다. Fig. 45가 2017년 B. Wessing 등이 2018년에 발표한 뼈이식 결과에 대한 종합적인 리뷰 논문에서 발췌한 것인데,[6] 이런 다수의 연구들을 통해 '뼈이식은 의미가 없다.'로 결론이 났다면 표에 기록된 수많은 논문의 저자들은 도대체 뭐하는 걸까? 이미 쓸데없다고 결론이 난 연구를 40년 넘게 계속한다?? 대부분 세계 유수 치과대학에서 교수님으로 근무하시며, 연구하시는 저분들이 한가해서 저러고 계실까?

---

6) Guided Bone Regeneration with Collagen Membranes and Particulate Graft Materials: A Systematic Review and Meta-Analysis, B. Wessing et al. Int J Oral Maxillofac Implants 2018

많은 논문의 결과를 분석해 보면 정답은 명확하다.

'잇몸뼈 이식 수술' 또는 '치조골 이식 수술'[7]은 이미 오래전부터 성공한 술식이다! 이론적으로도 그렇고, 임상적으로 나를 포함한 많은 치과의사들이 다년간, 아니 수십 년간의 경험을 통해 직접 확인하였다. 명확히 성공이 입증되었고, 최근 논문에서 연구하는 주제는, 어떻게 하면 더 뼈가 잘 만들어지는가에 대한 것이다. 즉, 뼈이식 수술의 성공률을 더 높이기 위한 학자들의 노력이다.

Table 4 Details of the Guided Bone Regeneration Procedures in the Included Treatment Arms

Publication ID/ Authors	Year	Implant placement	Defect classification	Membrane type	Supporting material	Decortications	Membrane fixation
1 Amorfini et al[42]	2014	Simultaneous	Horizontal	Non–cross-linked	ABC + ABBM + SS	ND	ND
2 Annen et al[43]	2011	Simultaneous	Horizontal	a) Non–cross-linked	ABBM	No	No
2 Annen et al[43]	2011	Simultaneous	Horizontal	b) Cross-linked	ABBM	No	No
3 Van Assche et al[44]	2013	Simultaneous	Horizontal	Non–cross-linked	a) ABBM	Yes	No
3 Van Assche et al[44]	2013	Simultaneous	Horizontal	Non–cross-linked	b) β-TCP/HA	Yes	No
4 Becker et al[45]	2009	Simultaneous	Horizontal	a) Non–cross-linked	ABBM	Yes	No
4 Becker et al[45]	2009	Simultaneous	Horizontal	b) Cross-linked	ABBM	Yes	No
5 Beitlitum et al[46]	2010	Simultaneous and subsequent	a) Horizontal	Cross-linked	a) FDBA	Yes	No
5 Beitlitum et al[46]	2010	Simultaneous and subsequent	b) Vertical	Cross-linked	a) FDBA	Yes	No
5 Beitlitum et al[46]	2010	Simultaneous and subsequent	a) Horizontal	Cross-linked	b) FDBA + ABC	Yes	No
5 Beitlitum et al[46]	2010	Simultaneous and subsequent	b) Vertical	Cross-linked	b) FDBA + ABC	Yes	No
6 Carpio et al[16]	2000	Simultaneous	ND	Non–cross-linked	ABC + ABBM	ND	No clear assignment
7 Friedmann et al[8]	2002	Subsequent	Horizontal	Cross-linked	ABBM + VB	Yes	No
8 Friedmann et al[47]	2011	Simultaneous	Horizontal	Non–cross-linked	β-TCP/HA	ND	ND
8 Friedmann et al[47]	2011	Simultaneous	Horizontal	Cross-linked	β-TCP/HA	ND	ND
9 Jung et al[19]	2009	Simultaneous	Horizontal	Non–cross-linked	ABBM	Yes	Yes
10 Kim et al[48]	2010	Simultaneous	Horizontal	Cross-linked	DBM	ND	Yes
10 Kim et al[48]	2010	Simultaneous	Horizontal	Cross-linked	DBM	ND	Yes
11 Meijndert et al[50]	2005	Subsequent	Horizontal	Non–cross-linked	ABBM + VB	Yes	Yes
12 Meijndert et al[49]	2008	Subsequent	Horizontal	Non–cross-linked	ABBM + VB	Yes	Yes
13 Merli et al[9]	2014	Simultaneous	Vertical	Non–cross-linked	ABC + OM	Yes	No
14 Mordenfeld et al[51]	2014	Subsequent	Horizontal	Non–cross-linked	a) ABC (10%) + ABBM (90%) + FG	Yes	No
14 Mordenfeld et al[51]	2014	Subsequent	Horizontal	Non–cross-linked	b) ABC (40%) + ABBM (60%) + FG	Yes	No
15 Nemcovsky and Artzi[52]	2002	Simultaneous	Horizontal	Non–cross-linked	ABBM	ND	No
15 Nemcovsky and Artzi[52]	2002	Simultaneous	Horizontal	Non–cross-linked	ABBM	ND	No
16 Park and Wang[54]	2007	Simultaneous	Horizontal	a) Non–cross-linked	FDBA	ND	ND
16 Park and Wang[54]	2007	Simultaneous	Horizontal	b) Cross-linked	FDBA	ND	ND
17 Park et al[53]	2008	Simultaneous	Horizontal	a) Non–cross-linked	FDBA	Yes	No
17 Park et al[53]	2008	Simultaneous	Horizontal	b) Cross-linked	FDBA	Yes	No
18 Sisti et al[55]	2012	Simultaneous	Horizontal	Non–cross-linked	HA	ND	ND
19 Zitzmann et al[6]	(1997)	Simultaneous	Horizontal	Non–cross-linked	ABBM	Yes	Yes
19 Zitzmann et al[6]	(1997)	Simultaneous	Horizontal	Non–cross-linked	ABBM	Yes	Yes
20 Zitzmann et al[56]	2001	Simultaneous	Horizontal	Non–cross-linked	ABBM	Yes	Yes

Yes = positive; No = negative; ND = not detected/reported value; ABBM = anorganic bovine bone material; ABC = autologous bone chips; β-TCP = beta tricalciumphosphate; CM = collagen membrane; DBM demineralized bone matrix; FDBA = freeze-dried bone allograft; FG = fibrin glue; HA = hydroxyapatite; OP = osteosynthesis materials; SS = saline solution; VB = venous blood.

Figure 45. 잇몸뼈 이식에 대한 수많은 논문들을 Wessing 등이 정리한 표.

7) 영문 원어로 번역하면, 넓은 의미로는 Bone Graft(뼈이식), 좁은 의미로는 Guided Bone Regeneration (골유도재생술)이라 하는데, 둘의 정의가 약간 다르지만 독자들은 이 둘을 비슷한 의미로 이해해도 무방하다.

앞장에서 임플란트의 역사에 대해 언급했다. 치과 임플란트의 개발자가 정형외과 선생님이라는 언급과 함께, 임플란트가 뼈와 달라붙는 소위 '골유착'(Osseointegration)이라는 과정은 임플란트 개발 초창기에는 최소 2달, 요즘 기준으로는 최소 1달 이상의 기간이 소요된다. '티타늄'이라는 금속이 주 원료인 원통형 나사형 임플란트를 뼈에 심어 놓으면 우선 주변에 혈액이 달라붙고, 이 혈액을 통해 뼈세포가 자라들어와 표면을 뼈로 채우는 것이며 이때문에 매끈한 표면보다는 거친 표면(Rough surface)이 더 유리하다는 언급도 하였다.

그런데 이렇게 골유착 과정이 일어나기 위한 필수 조건 중 가장 중요한 것은, 임플란트가 움직이지 않게 단단히 박아 놓는 것이다.[8] 이것을 '초기고정'(Primary fixation 또는 Primary stability)이라고 하는데, 초기 고정을 얻기 위해 다양한 형태의 임플란트가 제작되었다. 초창기에는 벽에 못을 박는 형태의 때려 박는 형태도 있었고, 넓은 티타늄 판 형태로 된 임플란트를 양쪽으로 넓게 벌려서 끼워 넣는 방식('blade implant'라고 부르는데, 실은 블레이드보다는 클립과 같은 형태)도 있었다. 그러나 초기 고정에 가장 유리한 임플란트는 역시 '나사형'으로 돌려박는 형태가 생존하였다. 현대의 임플란트는 거의 대부분 '나사 형태'이다. 대부분이 나사 형태로 돌려박는 임플란트이다 보니, 단면의 형태는 어쩔 수 없는 '원형'이다. 못이라면 한쪽이 넓어도 되고 타원형 또는 마름모꼴 단면도 가능하지만, 나사 형태는 큰 틀에서는 원형 단면을 가질 수밖에 없

---

8) 이 초기 고정도 너무 단단하면 좋지 않다. 골을 압박해서 혈액이 공급되는 초기과정을 막아 버린다. 대략 30Ncm 전후의 적절한 힘으로 고정이 되도록 심어 놓는 것이 중요한데 여기서 임상가의 지식과 경험이 필요하다.

다. 그런데 자연치 뿌리의 단면은 어떨까? 아래 Fig. 46과 같이 자연치 뿌리는 원형이 아니다. 아래 어금니의 경우 이렇게 두 개가 넓게 벌어져 있다.

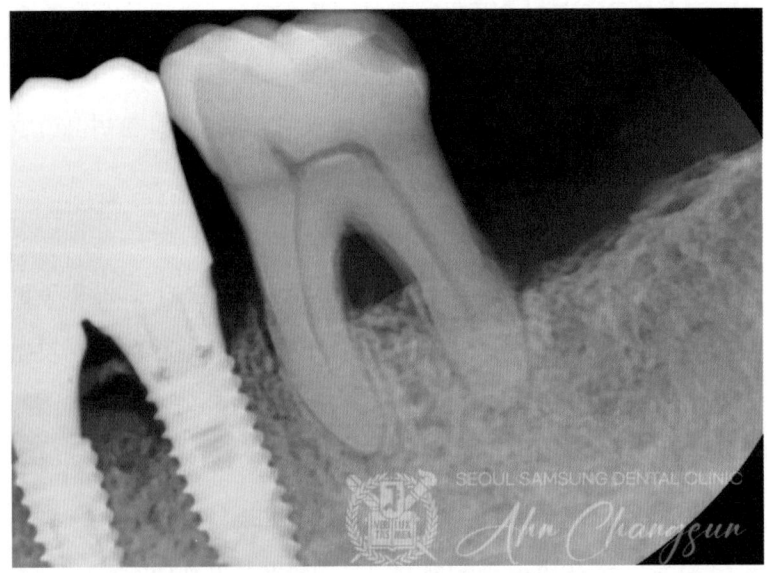

Figure 46. 임플란트는 나사형이라 원형 단면이지만, 자연치의 뿌리는 원형이 아니고 형태가 다양하다.

큰 어금니 쪽으로 갈수록, 자연치의 뿌리는 원통형 나사 형태와 거리가 멀다. 이렇게 넓게 양쪽으로 벌어진 형태인데, 이러다 보니 이게 발치되고 나서 임플란트를 심는다면 치조골 형태의 변형이 필요할 수 있다. 이게 뼈이식을 하는 이유 중 하나가 된다.

더구나 치아가 뽑히고 나면 잇몸뼈는 사라진다. 원래 원형 뿌리가 있던 곳이 아닌데, 거기다 흡수까지 되어서 납작해진 아래와 같은 잇몸뼈에, 둥근 단면의 임플란트를 심으면 어떤 일이 생길까? 바로 위 링크한 임플란트 표면처리 포스팅에서 언급한 것처럼, 뼈에 잠기지 못한 임플란트의 표면은 더이상 안전하지 않다. 오히려 거친 표면에 세균이 증식해서 염증을 일으키기 일쑤다.

참고 수술 사진을 보면 아래와 같다. (Fig. 47~51. 이하 수술 장면 사진들은 독자들에 따라 혐오감을 일으킬 수 있는 가능성으로 가급적 흑백 처리하였다.)

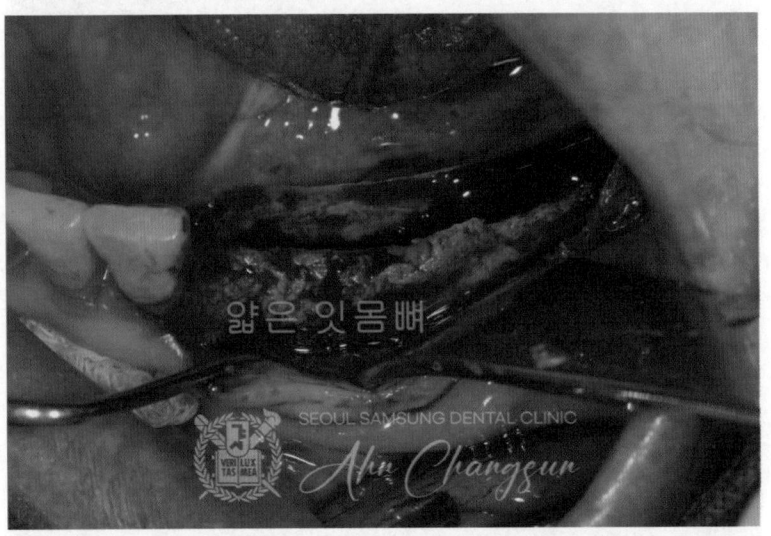

Figure 47. 얇은 잇몸뼈. 20220308 서울삼성치과 촬영.

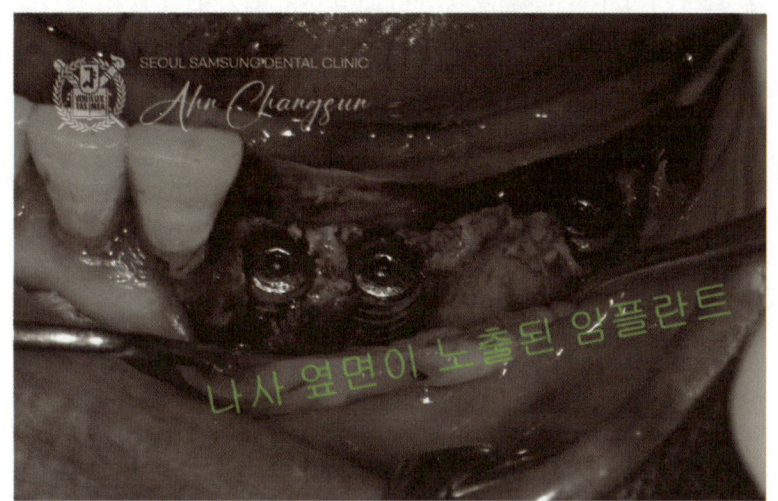

Figure 48. 나사 옆면이 노출된 임플란트. 20220308 서울삼성치과 촬영.

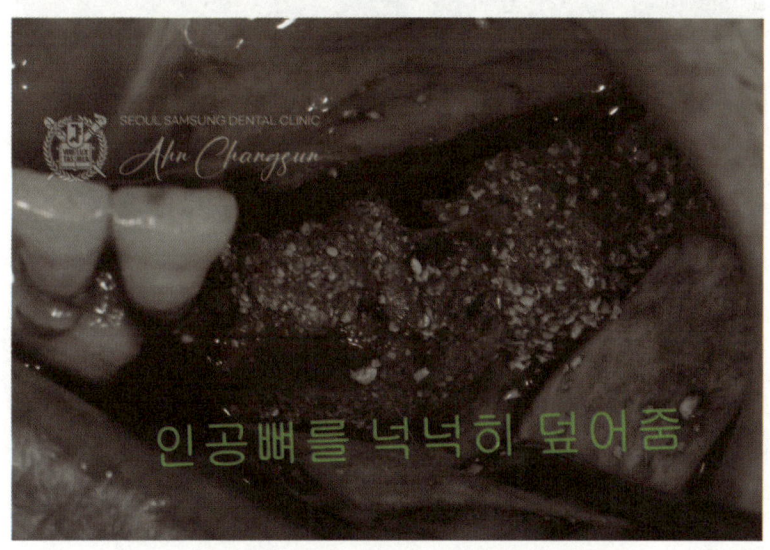

Figure 49. 뼈이식 과정. 20220308 서울삼성치과 촬영.

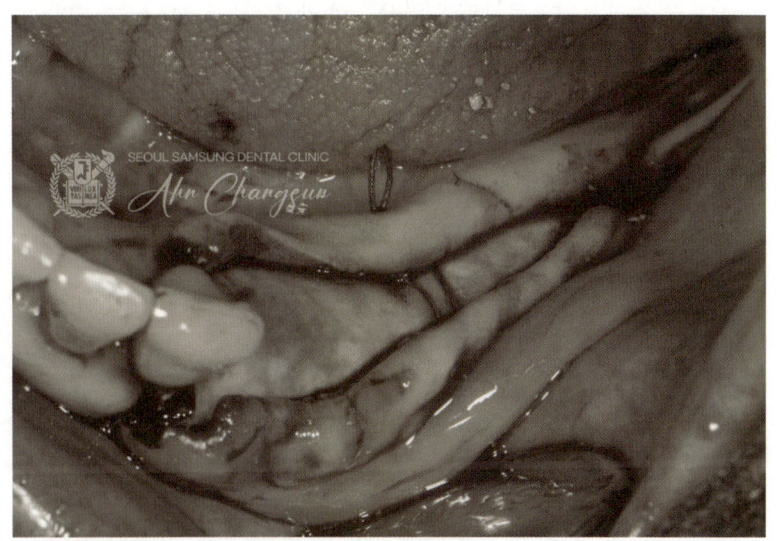

Figure 50. 콜라겐 차단막을 덮고 꿰매 주는 과정. 20220308 서울삼성치과 촬영.

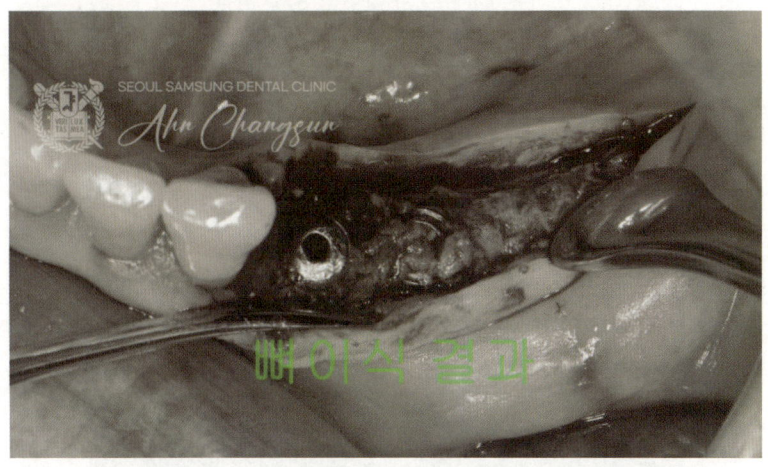

Figure 51. 뼈이식 결과. 노출된 나사면 이 전부 잇몸뼈로 덮였다.
20220809 서울삼성치과 촬영.

정확한 비유는 아니지만 알기 쉽게 설명하면, 마치 나무 뿌리가 흙에 다 잠겨 있을때 토양으로부터 영양을 공급받고 튼튼하게 나무줄기와 잎을 지탱해 주는 것처럼, 임플란트 뿌리는 단단하게 뼈에 잠겨 있어야만 상부의 기둥과 보철물에 음식을 씹으면서 가해지는 저작력을 든든하게 받쳐 준다.

노출된 임플란트 표면은 세균 감염의 잠재적 온상이 될 뿐이다. 그러면 어떻게 하는 것이 유리할까?

최대한, 할 수 있는 가능한 모든 수단과 방법을 동원하여, 임플란트의 거친 표면이 잇몸뼈 밖으로 드러나지 않도록 하는 것이다. 그것이 치조골 이식술, 잇몸뼈 이식술의 가장 중요한 목표이다.

다른 병원에서 심은 임플란트 엑스레이를 보면, 아래와 같이 뼈이식을 안하고 대충 심어 놓아도, 대부분의 환자들은 불편한 줄 잘 모른다. 처음 몇 년간은….

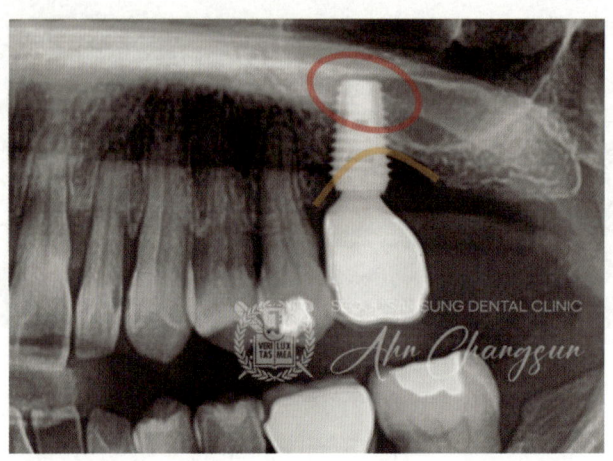

Figure 52. Fig. 34와 같은 사진. 20230708 서울삼성치과 촬영.

그런데 시간이 지나면 몇 년 못 가서 위와 같이(Fig. 52) 그나마도 없던 잇몸뼈가 더 녹아서 '냄새가 나고 아프고 불편해요.'라고 말하며 다른 치과를 내원한다. 왜냐하면 심었던 치과가 이미 없어졌기 때문이다…. 이런 치과들은 먹튀하는 경우가 많다.

다른 뼈이식 수술 과정 케이스를 보면(Fig. 53~56),

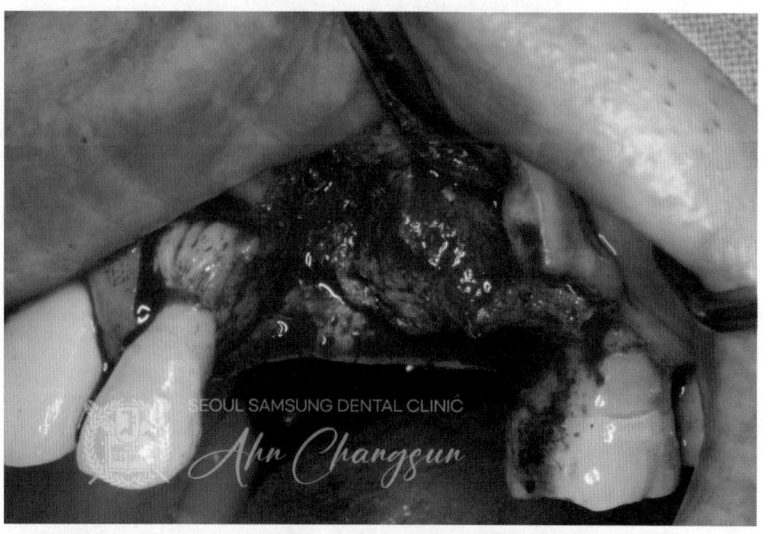

Figure 53. 잇몸뼈가 아예 없어서 임플란트를 심을 수가 없다.
20160708 서울삼성치과 촬영.

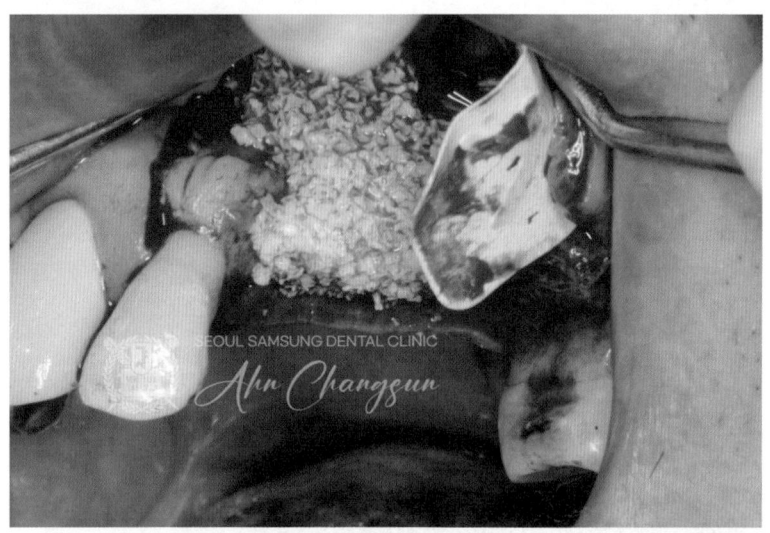

Figure 54. 뼈이식을 먼저하는 것이 필수적이다. 20160708 서울삼성치과 촬영.

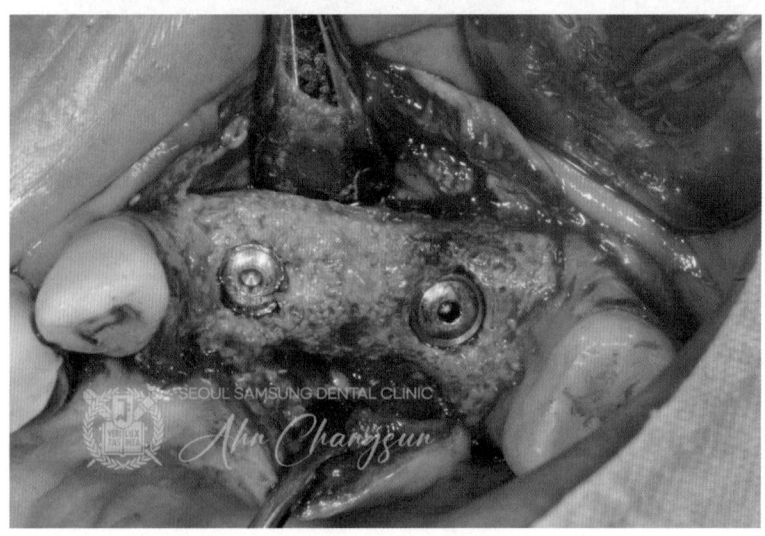

Figure 55. 뼈를 만들고 임플란트가 고정되기까지 일 년 가까이 걸렸다. 20170705 서울삼성치과 촬영.

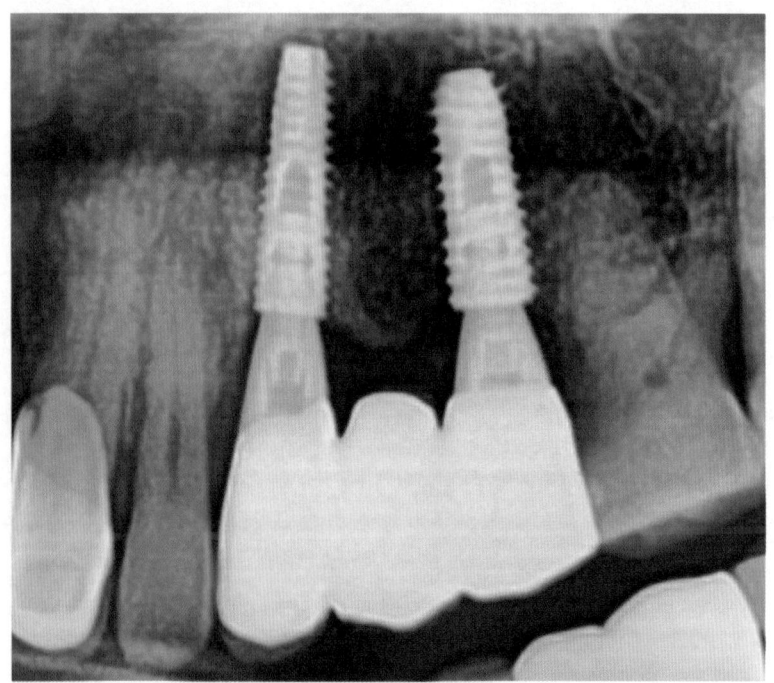

Figure 56. 엑스레이 촬영일 기준 5년 넘게 멀쩡히 유지되고 있음은 물론이다. 더하여, 사용하는 동안 환자는 전혀 불편감이 없다. 20220622 서울삼성치과 촬영.

이런 환자나 도입부에서 보여 준 뼈가 얇은 케이스의 경우, 뼈이식을 하지 않고는 임플란트를 심을 공간 자체가 안나온다. 당연히 많은 시간과 노력을 들여서 뼈이식을 하고 임플란트를 심어서 성공적으로 잘 쓰는 경우이다.

그런데 나사형 임플란트가 아래와 같이(Fig. 57) 아주 약간만 표면이 노출되는 경우, 치과 원장들에게도 딜레마가 생긴다.

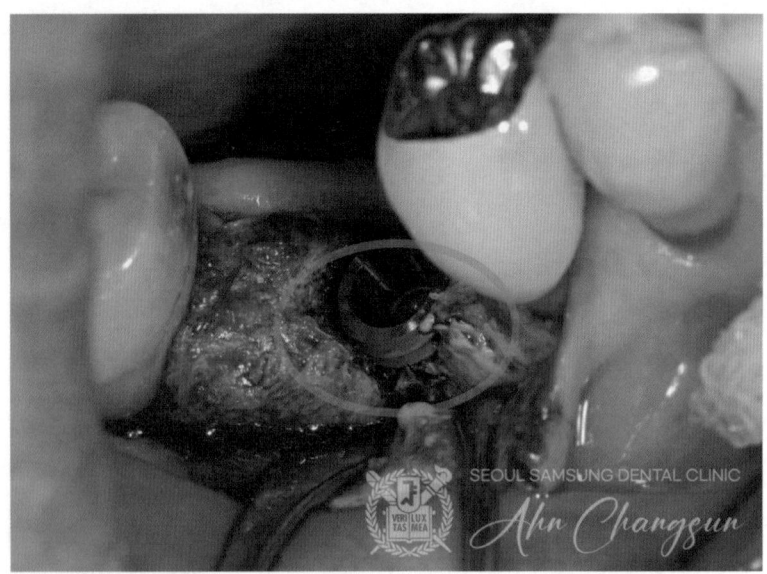

Figure 57. 나사 옆면이 아주 약간만 노출된 경우. 임플란트 숨바꼭질 테크닉 관련 장 참고. 20230829 서울삼성치과 촬영.

자, 여러분이 치과를 경영하는 원장이라고 치자. 돈을 벌려면 많은 환자를 유치해야 하고, 이를 위해서는 터무니없는 가격이 아니라면 가격이 낮은 치과가 유리할 것이다. 그런데 같은 경우에 뼈이식을 하려면 비용과 시간이 더 들어가니 추가적인 뼈이식 비용을 책정해야 한다. 그러면, 위 사진과 같이 뼈가 약간 노출된 경우, 또는 이럴 거라고 예상되는 경우 뼈이식을 하지 않기로 하면 환자에게 적은 비용을 청구하여 동의율이 높아질 것이다. 세균감염 가능성이 다소 높아지겠지만 당장은 어차피 티가 안 난다. 뼈이식을 하기로 하면 더 안전하겠지만, 환자가 다른 저렴한 치과와 비교하여 고가의 진료가 되므로, 치과 입장에서는 환자를 잃을 수 있다.

여러분이 원장이라면 뼈이식을 할 것인가 하지 않을 것인가?
실제로 지금도 내가 매일 하는 고민이다.

물론 내 대답은, '해야 할 양이 적더라도 당연히 한다.'이다.
그러면, 이런 경우 뼈이식을 하지 않고 싸게 치료하는 치과와 조금 더 비싸더라도 뼈이식을 해서 임플란트에 염증을 줄이고 더 오래 쓰게 하도록 노력하는 치과 중 어느 곳이 더 좋은 곳인가?
많은 치과에서, 이정도 임플란트가 노출된 정도로 염증이 금방 생기지 않을 거라 생각하면서 큰 의미를 부여하지 않는다. 그러나 앞장에서 기술한대로 임플란트 표면이 노출되기 시작하면 때로는 순식간에 잇몸뼈가 녹아 없어져서 임플란트 주위염으로 진행된다. 환자는 양치를 아무리 열심히 해도 냄새가 나고 아프다고 말한다.
염증 초기에 이상함을 느끼고 치과에 방문하여 염증을 제거해 주면 큰 문제 없이 지나갈 수도 있으나, 바쁜 현대인들이 치과에서 오는 정기검진 문자를 그리 무거운 마음으로 받아들이는 것 같지 않다. 때론 스팸 처리해 버리는지… 분명 전산에 발송기록이 있는데도 문자를 못 받았다고 말하는 분도 자주 있다. 우리 치과에서도 임플란트 치료든 충치치료든 끝난 후 정기검진의 중요성을 매번 강조하고, 경우에 따라 짧게는 3개월 길게는 6개월마다 정기검진 문자메시지를 환자 분들에게 보내지만, 상대적으로 보험이 안 되는 고가의 임플란트 치료를 받은 분들조차 당장 불편감이 없으니 정기검진에 응하는 비율이 반 정도밖에 되지 않는 것이다. 이런 상황에서 염증이 진행되는 줄도 모르는 채 붓고 아픈 후에야 치과를 찾는 환자들이 많다. 이때는 상황을 되돌리기에 이미 조금 늦었다.

그러니, 바쁜 현대인들에게 치조골 이식수술은 임플란트를 세균의 잠재적 공격으로부터 막아 줄 수 있는, 그리고 앞에서 보여준 케이스와 같이 뼈가 얇은 환자들에게도 임플란트를 심어서 잘 씹어 먹게 만들어 줄 수 있는 매우 축복과도 같은 술식인 것이다. 구체적 논문을 찾아보진 않았지만 임플란트와 뼈이식수술의 발전이 인류의 수명을 늘리는 데 기여했다고 나는 확신한다.

물론, 전체 임플란트를 하고 틀니를 버리게 되어 갑자기 잘 씹어 먹을 수 있게 된 환자 분이 갑자기 살이 10키로 정도 쪄서 나타나시는 건 함정. 비만율 증가에도 '일부' 기여했을 듯….

도입부에 언급한 유튜버 원장이 뼈이식을 하지 말라는 근거는 '인공뼈를 이식하면 그 뼈의 조직학적 특성이 내 뼈와 완전히 같지 않다.'는 것이다. 그 부분만큼은 대체로 맞는 말이다. 이식한 인공뼈 입자는 정확히 내 뼈로 바뀌는 것이 아니라, 그 주변에 내 뼈가 자라들어오는 뼈대의 역할을 하는 경우가 대부분이다. 이것은 '뼈이식 재료' 항목에서 언급하겠지만 간략히 말하면, 100퍼센트 내 뼈와 같아지지 않더라도 흡수되지 않고 공간을 유지해 주어 임플란트 표면이 노출되지 않게 버텨 주는 것만으로도 충분한 의미가 있다. 시간이 지나서 양치 관리가 안 되거나 정기 검진 시 잇몸 관리 시기를 놓쳐, 잇몸뼈가 녹기 시작하면 이식한 인공뼈는 사라지는 경우도 제법 있다. 그러나, 그 초기 몇 년의 기간 동안만이라도 염증이 생기지 않게 버텨 주는 것만으로도 임플란트 수명을 늘려 주는 의미가 상당하다.

그래서 위 유튜브 원장은 뼈이식을 안 해도 되는 임플란트를 본인이 개발했다는 것인데, 결국 본인이 개발한 제품 홍보 그 이상도 이하도 아니다. 위와 같이 뼈이식 관련 논문 하나라도 쓴 적이 있는 분인가 심히 의심스럽다. 결국 '뼈이식 절대로 하지 말라'는 자극적인 제목은 다분히 상업적인 의도였음이 유력하다.

결론적으로 임플란트 치료시 뼈이식을 할지 말지 결정하는 가장 중요한 요소는 절대로 비용이 아닌, 임플란트 표면의 노출 정도와, 임플란트 기대 수명간의 관계이다. 물론 치과 치료비는 다른 의료 영역에 비해 고가이다. 이에 대한 부담이 클 수밖에 없으나, 비용때문에 치과의사와 환자 모두 절충한 결과가 임플란트 수명의 단축과 그로 인한 임플란트 재수술이라면, 100세 시대 길고 긴 현대인의 인생에서 무엇이 맞는 것인지 생각해 볼 필요가 있다.

여긴 어떤 뼈이식 재료를 쓰나요?
치조골 이식 재료에 대하여

얼마 전에 처음 내원한 환자와 임플란트 뼈이식 치료 상담을 하다가, 환자가 놀랍고 날카로운 질문을 했다.

"잇몸뼈 이식 재료도 종류가 많다던데, 여기는 어떤 것을 사용해요?"

실은 이것이, 평소 상담 시에 내가 아무리 우리 병원에서 좋은 뼈이식 재를 사용한다고 어필하여도, 워낙 어려운 내용이라 환자들이 쉽게 받아들이기가 어려워서 상담 시에 자세히 언급하지 않고 있었는데, 이 환자가 먼저 물어본 것이다. 블로그, 유튜브, 지식인 등등 정보가 넘쳐 나는 시대라서 환자들의 치과 관련 지식 수준도 상당히 높아지고 있다. 이 장은 그 환자의 질문에 대한 대답으로 준비했다.

앞장에서 잇몸뼈 이식이 필요한 이유에 대하여 설명하였다. 쉽게 말하면 임플란트 뿌리를 감싸 줄 잇몸뼈가 부족한 부위에, 거친 표면으로 만들어진 임플란트 나사 표면이 노출되어 세균감염되는 것을 막기 위하여 잇몸뼈를 이식하게 된다. 나무 심을 때 뿌리가 노출되지 않도록 넉넉히 흙을 덮어 주는 것으로 이해하면 쉽다.

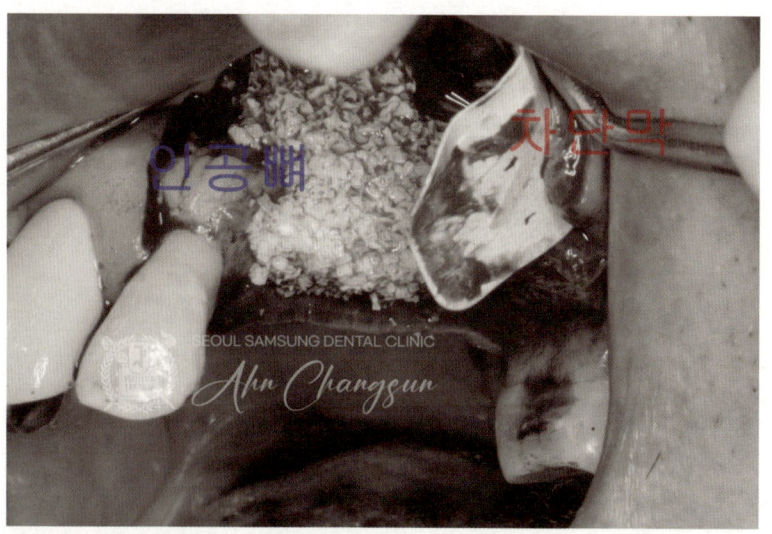

Figure 58. 뼈이식과정 사진. 치료 결과는 앞장의 그림 53~56 참고. 20160708 서울삼성치과 촬영.

앞장에서 보여준 뼈이식 사진(Fig. 58)을 다시 보면, 하얀 가루 같은 것이 뼈이식재 '인공뼈 가루'들이고 그 오른쪽에 넓고 하얀 종이 같은 '차단막'을 덮어 주고 있는 것을 볼 수 있다. 뼈이식재를 설명하기에 앞서서, 좀더 이해가 쉬운 차단막을 먼저 설명하려 한다.

위와 같은 치조골 이식 과정을 좀더 정식 용어로 '골유도재생술(Guided Bone Regeneration)'이라고 한다. 오래전 한 연구에서, 뼈가 부족한 부위에 인공뼈 가루만을 넣어도 뼈가 될 것이라고 생각했는데 예상보다 결과가 좋지 않았다. 그 이유는 뼈를 재생하는 뼈세포(골아세포, Osteoblast)가 자라는 속도보다, 잇몸세포(섬유아세포, Gingival Fibroblast)가 자라는 속도가 훨씬 빠르기 때문이다. 인공뼈만 덮어 놔도 뼈가 생성될 것 같았지만, 사실은 잇몸세포가 자라 들어와 불필요한 연조직이 임플란트 주변을 둘러싸고 단단한 뼈가 생성되는 것을 방해하였다.

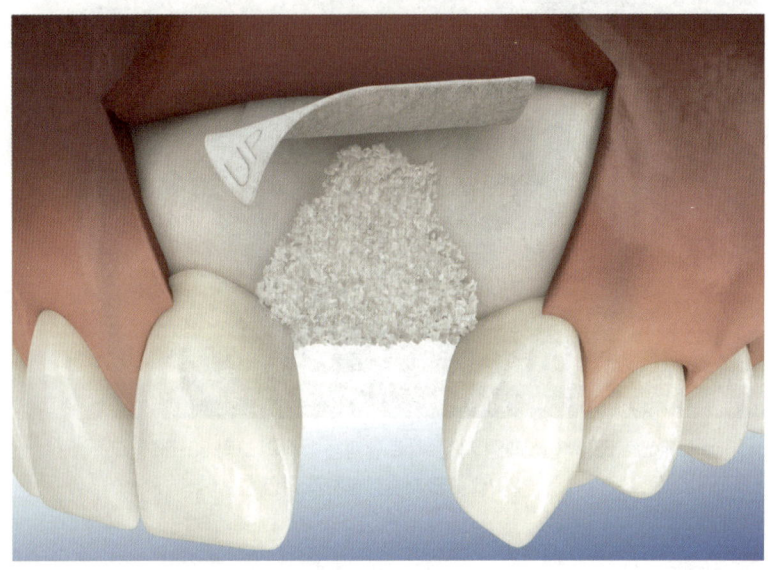

Figure 59. 인공 뼈이식+차단막 사용 술식의 모식도, 가이스트리히 코리아 제공.

그래서 연조직인 잇몸과 경조직인 뼈를 분리시키는 차단막(Barrier membrane)을 덮고 그 안쪽에만 뼈이식을 했더니 뼈가 잘 생성되었다. 얼마나 많이 뼈를 만들어야 하느냐에 따라서 '콜라겐'과 같이 체내에서 시간이 지나면 흡수되는 (수술 시 꿰맬 때 녹는 실 쓰는 것처럼) '흡수성 차단막'을 쓰기도 하고, 좀 더 광범위한 뼈이식이 필요할 때는 'Goretex'나 'ePTFE'와 같은 성분처럼 뼈이식 부위의 공간을 만드는 데는 용이하지만 인체 내에서 흡수되지 않아서 제거 수술을 한 번 더 해 주어야 하는 '비흡수성 차단막'을 사용하게 된다. 특별히 뼈이식을 위한 공간을 많이 만들어야 하는 경우 그물처럼 생긴 티타늄과 같은 금속 메쉬로 공간을 만들어 주고 차단막을 사용하기도 한다. 차단막에 대한 설명은 환자들 입장에서 이 정도만 알아도 충분할 것으로 본다.

그러면 좀 더 복잡한 뼈이식재, 치조골이식 재료에 대해 이야기해 보자.

뼈이식에 사용하는 재료는 매우매우 종류가 많다. 이것을 다 리뷰할 순 없으므로 많이 사용해 왔고 현재도 사용 중인 큰 카테고리로 분류하면 아래와 같다.[9]

1) 자가골(Autograft): 환자 본인의 골반뼈의 외측인 장골이나 턱뼈의 다른 부위에서 뼈를 떼어서 이식하는 경우
2) 동종골(Allograft): 환자 본인이 아닌 다른 사람의 뼈를 이식하는 경우
3) 이종골(Xenograft): 사람이 아닌 다른 동물(주로 소, 말, 돼지)의 뼈를 이식하는 경우
4) 합성골(Synthetic bone): 생물이 아닌 합성해서 만든 뼈를 이식하는 경우

위의 네 가지 분류는 기존에 네이버 블로그들이나 지식인들 등등에서도 많이 언급하고 있는 분류이다. 여기서 조금 더 나아가 위 뼈들의 장단점과 내가 뼈이식재를 선택하는 기준에 대해 이야기하려 한다.

---

[9] 이외에 'Phytogenic'이라고 하는 식물로부터 추출하여 가공한 뼈도 있는데, 현 시점에서 아직은 많이 사용되지 않으므로 설명은 생략하였다.

세부 분류의 장단점들에 대해 논의하기에 앞서 어렵지만 아래의 두 용어를 잠시 이해하면 좋다.

* 골유도(Osteoinduction): 뼈이식 부위로 직접 환자의 뼈세포가 자라 들어오게 유도하며, 자기뼈로 만들어지는 속도를 높여 주는 능력을 말한다. 이론상 골유도가 잘 이루어지면, 뼈이식재가 거의 완전히 환자 본인의 뼈와 동일한 조직으로 형성되는 것이다. 자가골이 가장 우수하고 일부 동종골에서도 일어난다고 알려져 있다.

* 골전도(Osteoconduction): 자기 뼈세포가 자라는 속도를 높여 주지는 않지만, 뼈세포가 들어올 수 있는 공간을 만들어주는 뼈대 역할만을 하는 것. 대부분의 이종골과 합성골이 이에 해당한다.

각 뼈이식재 분류의 장단점을 하나씩 분석해 보면 아래와 같다.

1) 자가골(Autograft=Autogenous bone graft): 환자 본인의 골반뼈의 외측인 '장골'이나 '턱뼈의 다른 부위'에서 뼈를 떼어서 이식하는 경우

어떤 식으로든 생물의 뼈를 이용할 때 가장 중요한 점은, 환자 본인의 몸에서 면역반응을 일으키지 않고 잘 받아들일 수 있느냐일 것이다. 그런 면에서 당연히 환자 본인의 뼈를 떼어다가 부족한 잇몸뼈를 이식할 수 있다면 가장 좋다. 위에 언급한 골유도 능력이 탁월하기에, 모든 뼈이식 재료 관련 논문에서 비교하는 명목상의 'Gold Standard'는 자가골이 되겠다.

그런데 두 가지의 문제가 있다.

첫째로, 잇몸뼈가 부족하여 다른 곳에서 뼈를 떼어 내려면 수술 부위가 한 군데 더 필요하다. 그래서 초창기에 이런 자가골 이식 수술을 할 때는 아예 전신마취를 하고 골반뼈를 떼어서 잇몸 안에 이식하는 수술을 하루에 진행하였다. 떼어도 큰 문제가 없는 부위이니 뼈를 떼어 내곤 했겠지만, 어쨌든 골반쪽을 수술했으니 치유되는 동안 한 달 이상 환자가 걷는 것도 불편하고 무엇보다 전신마취에 대한 부담이 컸다. 잇몸뼈가 많이 필요하지 않은 경우는 전신마취를 하지 않고 국소마취(흔히 치과에서 맞는 마취주사)만으로 잇몸뼈를 떼어 내기도 하지만, 이 또한 번거로운 과정이고 수술부위가 붓고 후유증이 생기는 것은 마찬가지다.

두 번째 문제는, 비록 환자 입장에서 면역반응이 생기지 않아 뼈가 잘 생기는 반면, 붙어 있는 뼈가 아니라 다른 데서 떼어온 뼈가 어울리다 보니, 뼈가 섞이는 과정에서 부피를 유지하지 못하고 흡수되어 버리는 것이다. 오히려 이질감이 있다면 원래 자기 뼈와 분리된 공간에서 부피를 유지하고 있을 터인데, 원래 있던 뼈와 너무 잘 섞여 버려서 생기는 문제라고 이해하면 쉽다. 상황마다 다르지만, 특정 논문에서는 뼈이식한 부피의 절반 가까이가 흡수되어 없어져 버린다는 결과도 보인다. 그러니까 임플란트 나사 표면을 덮기 위해 예를 들어 100정도의 부피가 필요하다면 그중 50, 즉 절반 가까이가 흡수되어 버리니 사실 자가골 이식만으로 충분한 부피의 치조골을 얻기가 어려워서 임플란트 표면이 노출되고 염증에 이환되는 경우가 많다. 뼈가 잘되라고 환자 본인의 뼈를 떼어 가며 썼는데 결국 흡수되어 오히려 임플란트에 염증이 생긴다니, 정말 역설적이다. 결론은 자가골이 무조건 정답이 아니라는 것이다.

그래서 아래와 같은 다양한 '골대체제(Bone Substitute, 자가골 이식재의 대체제라는 의미, 이하 '인공뼈'라고 통칭.)'들이 개발되게 되었다.

2) 동종골(Allograft=Allogenic bone graft): 환자 본인이 아닌 다른 사람의 뼈를 이식하는 경우

동종골은 결국 다른 사람의 뼈이다. 본인의 뼈는 아니지만 같은 종(種)의 뼈를 이용한다고 하여 '동종'골이라 부른다. 나도 구체적으로는 모르지만, 생전에 사체 기증 동의를 한 사람들이나, 유기되어 신원이 명확하지 않은 사체 등을 이용하는 것으로 알고 있다. 이를 가공하고 멸균하여 'Bone Bank'(뼈은행)에 보관되어 있다가 각 개별 회사로 공급된다.

동종골의 장점은 사람뼈이므로, 자가골과 유사하게 골유도(Osteoinduction) 능력이 있다고 알려져 있다. 정말 이게 맞다면 자가골을 얻는 방법처럼 전신 마취하고 골반뼈 뜯어내지 않아도 되니 좀더 수월한 뼈 이식 방법이 되겠다.

동종골을 사용하는 경우 가장 큰 우려는, 환자 본인의 몸에서 받아들일 수 있느냐이다. 환자 본인의 조직이 아닌 만큼, 사람의 뼈라고 해도 단백질이 전부 제거되거나 어떤 방식으로든 처리되지 않으면 인체의 면역 거부반응으로 이식이 실패할 가능성이 있다.

또한 사체에서 이 사람이 기존에 앓았던 질환을 명확히 알지 못하는 경우도 있을 것인데, HIV 바이러스나 B형간염 바이러스 등 알 수 없는

기저질환의 잠재적 감염 위험이 존재한다. 물론 이를 방지하기 위하여 얼리고 말리고 등등 과정을 거치며 멸균을 하지만, 100퍼센트 막을 수는 없다. 다음에 언급할 이종골이나 합성골처럼 가공시 열을 가하거나 화학처리를 해서 단백질을 다 없애 버리거나 하여 무기물만 남겨서 감염이 될 만한 소지를 없앨 수도 있겠지만 이러면 골유도 능력이 현저하게 떨어지게 되어 동종골의 장점이 없어질 것이다. 이러면 사실상 이종골과 다를 것이 없어진다.

또하나의 이슈는 자가골과 유사하게 부피가 흡수되는 문제이다. 사람 뼈이므로, 면역반응만 없다면 받아들이는 잇몸뼈이식 부위에서 이질감이 크게 없기 때문에 자가골만큼은 아니지만 뼈이식 초기에 꽤나 많은 양이 흡수가 일어난다. 즉, 이식한 뼈이식재의 부피가 유지되지 않고 줄어들게 되므로, 임플란트 표면이 잠재적으로 노출될 가능성이 증가하는 것이다.

더 큰 문제는 윤리적 이슈이다. 사람의 뼈를 가공하다 보니, 이 과정에서 명확하게 윤리적인 방법으로 습득된 뼈인지 확인할 방법이 없다.[10] 이런 이유로 유럽의 여러 국가들에서는 동종골 사용을 금지하기도 하였다. 유럽 국가들이 이런 이슈에 대해 미국이나 다른 나라들보다 엄격한 듯하긴 한데, 전혀 불가능한 상상만은 아니니, 아무래도 사용하는 입장에서 찝찝할 수 있고, 환자들도 본인 몸에 들어가는 것이 다른 사람의 뼈라는 것을 안다면 누군가에겐 꺼려질 수도 있는 부분이다.

---

10) 우리나라와 멀지 않은 어떤 나라에서는 이와 관련한 범죄도 일어난다는 괴담도 있다고 하나 명확히 밝혀진 바는 없다.

3) 이종골(Xenograft=Xenogenic bone graft): 사람이 아닌 다른 동물 (주로 소, 말, 돼지) 의 뼈를 이식하는 경우

'동종골이 갖고 있는 시간에 따른 부피 손실이나 윤리적 이슈'에서 조금은 자유로울 수 있는 것이 다른 동물의 뼈를 사용하는 것이다. 물론, 동물 애호가들 중심으로 사람뼈나 동물뼈나 뭐가 다르냐고 할 수 있지만, 이는 개인의 판단에 맡긴다. 개인적 의견으로는, 동물뼈를 치료제로 사용하는 것은 우리가 일상적으로 육식을 하는 것과 다르지 않다고 생각한다. 이것을 윤리적이지 않다고 생각하는 사람은 본인의 몸에 동물뼈를 사용하는 것을 거부하면 된다.

아무튼 전통적으로는 소뼈를 열처리나 화학처리로 단백질을 제거하고 멸균하여 가공해 왔는데, 요즘엔 말이나 돼지의 뼈도 사용된다. 이런 이종골은 아쉽게도 골유도 능력이 자가골이나 동종골에 비해 현저하게 떨어지는 것으로 보고되었다. 이것은 자가골이나 동종골 이식의 경우보다 자기뼈로 치환되는 치유기간이 좀더 길어지는 결과를 보인다. 반면, 자가골이나 동종골보다 흡수가 현저하게 덜 되어서 공간유지에 탁월한 능력을 갖는다. 즉 이식해 놓으면 부피 유지 능력이 탁월하여 임플란트 표면이 노출되는 것을 방지해 주는 능력이 자가골이나 동종골보다 우수한 것이다. 이렇게 공간을 유지해서 뼈세포가 자라 들어오게 하는 뼈대 역할을 하는 것을 앞에 소개한 자가골 및 동종골이 가진 능력과 차별하여 '골전도(Osteoconduction)'라는 용어로 표현하였다. 이종골은 자가골 및 동종골보다 치유기간이 길지만, 뼈이식부위의 공간유지 역할을 하여 넓은 뼈이식 부위도 커버할 수 있게 되었으며, 열처리 화학처리를 통한

멸균과정을 거쳤기 때문에 기저질환의 감염 가능성도 동종골보다는 현저히 떨어지게 된다. 소뼈를 많이 사용하는 이유는 사람뼈와 무기물 구조가 가장 유사하기 때문이라고 한다. 무늬만 소뼈이지, 사실 사람과 달리 소가 갖고 있는 특징적인 단백질이나 유기 물질은 다 제거된 것이나 다름이 없기 때문이다. 이런 걸 보면 사람들이 정말 똑똑하고, 앞서 고생해서 연구한 이런 사람들 덕에 나와 같은 치과의사들과 치료를 받는 환자들도 득을 보며 살아감에 새삼 고마움을 느낀다.

4) 합성골(Synthetic bone graft): 생물의 뼈가 아닌 합성해서 만든 뼈를 이식하는 경우

동종골의 윤리적인 이슈도 있지만, 아마 동물을 사랑하는 많은 사람들은 이종골에 해당하는 동물뼈의 사용도 매우 민감할 것이다. 이종골의 경우도 면역반응 등의 문제에서 완벽히 자유로울 수는 없으므로 사람들은 또 합성골을 개발하게 된다. 많은 합성골 중에 두 가지 성분, 즉 수산화인회석(HA, Hydroxyapatite)이나 베타-3칼슘인산염(beta-TCP, beta-Tricalcium Phosphate Ceramics)이 주로 사용된다. HA의 경우 사람의 뼈나 치아를 구성하는 가장 기본적인 물질이어서 잇몸뼈에 친화력이 높은 물질인데, 문제는 합성해서 만들어진 HA는 생물의 뼈에 있는 HA(자가골, 동종골, 이종골 모두에 해당)의 조성과 같지 않아서 골형성 능력이 앞의 세 종류 뼈만큼은 되지 않는다는 것이다. TCP의 경우 합성된 HA에 부족한 칼슘 이온 등의 유출로 골형성이 증가하지만, 단독으로 사용 시엔 강도가 너무 약해서 공간 유지가 안 되는 문제가 있다. 그래서

시중에 나오는 대부분의 합성골들은 위의 HA와 beta-TCP 성분을 일정 비율로 혼합해서 서로의 단점을 보완해서 만들어진다.

어떤 재료든지 뼈이식을 해 놓으면 그 일정 부분은 흡수되어 그 자리를 새로 만들어진 환자 본인의 뼈로 대체되어 한 몸이 된다. 그런데 합성골은 잘 흡수되지 않는다. 그 결과 내 뼈와 한 몸이 되는 치유 기간이 매우 길어지게 되는 대신에 이론적인 뼈이식 공간의 부피 유지는 이종골보다도 우수하다고 보고된다.

그런데 여기에 하나의 맹점이 있다. 뼈이식된 공간의 부피를 유지하기 위해서는 뼈이식재 자체의 강도가 충분해야 하는데, 합성골은 앞의 세 가지 분류의 뼈들보다 일반적으로 강도가 떨어진다. 그러니 잇몸이 당겨지는 압력이 가해지거나 그 위를 덮어 놓은 임시 틀니의 압력 등에 물리적으로 부피가 주저앉아 버리기도 하며, 그 과정에서 입자가 더 작게 분해되어 우리몸의 파골세포나 대식세포 등등의 청소부들에 의해 흡수되고 이물반응을 보여 감염되기도 한다.

그래서 나를 포함한 많은 치과의사들의 임상 경험을 공유해보면, 위에 서술한 장점을 실은 별로 느끼지 못하고, 대부분 뼈이식 결과가 생각보다 좋지 않아서, 아주 간단한 뼈이식이 아니고 임플란트 생존에 결정적인 뼈이식 수술에는 대부분의 치과의사가 합성골을 사용하지 않는다.

그런데 인류가 어떤 종족인가? 위에 동종골이나 이종골의 윤리적인 이슈, 그리고 뼈 수급 자체의 문제[11] 등등으로 합성골에 대한 연구는 지금도 무수히 진행 중인 것으로 알고 있다. 아마도 나보다 한두 세대 이

---

11) 실제로 나는 동종골이 언제까지 임플란트를 위한 뼈이식에 사용될지 잘 모르겠다. 머지 않아 동종골의 사용은 치과계 내외부에서 모두 지양하는 방향으로 가지 않을까 생각한다.

후의 치과의사들은 동종골이든 이종골이든 생물에서 채취한 뼈보다 더 성능이 우수한 합성골을 사용하지 않을까 한다. 그런데, 아직은 멀었다. 합성골의 골형성 능력이 너무 떨어진다.

이상을 표로 간단히 정리해 보면 아래와 같다.

	구성	골형성 능력	이식 부피유지	기타 이슈
자가골	환자 본인뼈	매우 우수	매우 불량	추가 수술부위
동종골	다른 사람뼈	우수	불량	윤리적 문제
이종골	소뼈, 돼지뼈 등	양호	양호	동물애호 이슈
합성골	화학적 합성 뼈	불량	우수	임상결과 불량

Table 1. 네 가지 뼈이식 재료의 특징

일반적인 담론이, 환자의 잔존 뼈가 대체로 튼튼하여 임플란트를 잡아 줄 공간이 어느 정도 있어서 뼈이식 자체의 난이도가 비교적 높지 않은 경우에는 위 네 가지 분류 중 어떤 뼈를 사용해도, 심지어 합성골도 좋은 퍼포먼스를 보여 준다고 보고되어 있다. 환자 본인의 혈액이 잘 공급되고 인공뼈를 올린 공간의 유지가 쉬운 경우라면, '합성골 나부랭이'들을 넣어 두어도 내 뼈가 같이 잘 붙는 것이다. 흔히 '상악동 골이식술'이라고 알려진 술식이 대부분 이에 해당하는데, 심지어 인공뼈를 넣지 않고 어떤 식으로든 공간 유지만 해 주어도 뼈는 만들어진다. 그런데 이 장의 도입부에 보여 준 케이스 사진처럼 잇몸뼈가 많이 흡수되어 임플란트를 잡아 줄 만한 뼈의 두께나 높이 확보가 되지 않는 경우와 같이, 뼈이식 자체가 매우 중요한 잇몸 옆이나 위로 뼈를 올리는 과정은 다르다. 마치

아무것도 없는 바다에 흙을 얹어서 토지를 일구어 내는 '간척사업'처럼 생각하면 쉽다. 이 경우 어떤 뼈를 이용하는 것이 가장 좋을까?

Table 1.에서 보듯, 다양한 뼈의 골형성 능력과 흡수 정도는 비례하며, 부피유지능력은 이에 반비례한다. 예를 들어 이종골은 부피유지가 매우 우수하지만 자가골 동종골에 비해 골형성 능력이 부족하고, 동종골은 골형성능력이 이종골에 비해 우수하지만 시간이 지나면 흡수되어 원래 부피를 유지하기 어렵다. 그러므로 절대적인 인공뼈는 아직 존재하지 않는다. 일단 흡수가 너무 잘되어 부피 유지 능력이 떨어지는 자가골과, 치유가 늦고 퍼포먼스가 아직은 떨어지는 합성골을 제외하면 동종골과 이종골 두 가지가 남는다. 결국 임상가가 상황에 따라 선택해야 하는 문제이다.

결론부터 이야기하면, 나는 거의 대부분의 경우 이종골 중 하나인 Bio-Oss®(이하 '바이오스'라고 표현)를 사용한다. 1986년부터 개발된 세계 최초의 이종골 골이식재이다. 열처리와 화학처리를 통해 단백질을 제거하고 멸균 처리한 소뼈이다.

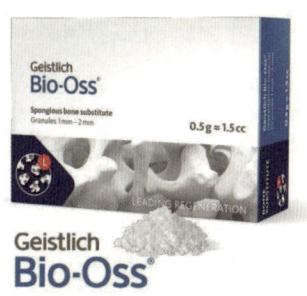

Figure 60. 바이오스 제품. 가이스트리히 코리아 제공.

아래 이야기를 풀어가기에 앞서, 나는 바이오스 이종골을 15년 가까이 사용하고 있고, 이 책을 쓰면서 해당 제품을 언급하는 것에 대한 대가로 회사에 어떤 리워드도 받지 않았으며, 앞으로도 그럴 것임을 밝힌다.[12] 따라서 아래의 글이 비록 개인적인 경험이나 오피니언일 수는 있겠으나, 특정 회사 제품의 광고는 절대 아니라고 맹세할 수 있다.

앞에서 언급한 것처럼, 동종골은 이종골보다 골형성 능력이 우수하지만, 시간이 지남에 따라 흡수되어 부피가 줄어들고, 임플란트 표면이 잠재적으로 노출될 위험에 처하게 된다. 반대로 이종골은 골형성 능력은 상대적으로 떨어지지만, 흡수가 잘 안 되므로 부피 유지 면에서는 동종골보다 탁월하다.

그런데 이것이 이렇게 '동종골 Vs. 이종골' 이분법적으로 구분할 수 있는 것은 아니다. 어떻게 가공하고 어떻게 처리했는 지에 따라 퍼포먼스가 상품마다 다를 수 있다.

이종골에 대한 초창기 연구들을 보면, 치과에서 윗니 임플란트를 심을 때 뼈이식을 많이 하게 되는 상악동에다가 '바이오스'라는 제품의 소뼈를 넣고 뼈이식 결과를 보았더니, 6개월 이후에 신생골(새롭게 형성된 잇몸뼈)이 39%에 이르렀는데, 이는 대조군인 자가골을 이식했을 때 40%가 형성된 것에 거의 근접했다는 것이다. 그리고 자가골이 18%가 남고 나머지는 흡수된 반면, 바이오스 이종골은 39%가 남고 나머지가

---

12) 통상적인 Seller측의 영업사원이 Buyer 측에 간헐적으로 제공하는 5만 원 이하 금액의 명절 선물 정도는 받은 적이 물론 있으나 그 이상의 리워드는 받은 적이 전혀 없으며, 이미 스위스의 '가이스트리히'라는 회사는 나와 같이 대학병원 교수도 아닌 일개 개원 치과의사들에게 로비를 할 만큼 궁색한 회사가 아니다. 나 하나쯤 사용하지 않아도 아무 손실이 없을만큼 명실상부 전세계 1위 뼈이식재 회사이므로. 애초에 내가 이 책을 쓰는 것을 이 회사는 모르며 관심도 없음이 분명하다.

흡수되어 이역시 비교적 양호한 결과를 보였다는 것이다. 그러니까, 뼈이식재는 흡수되지 않고 남아서 자기뼈와 완전히 다른 조성을 보인다는 앞의 어느 유튜버의 주장은 이렇게 수십 년 전의 연구 결과조차 검토하지 않은 뇌피셜이라 할 수 있다.

이렇게 이미 오래전 연구에서 '바이오스'라는 제품의 이종골이, 동종골보다도 더 골형성능이 우수한 'Gold Standard'라고 불리우는 자가골, 즉 환자 본인의 뼈를 이식한 경우와 유사하게 골형성 능력이 우수하다고 결론이 났고 반면에 흡수는 적어 부피유지에 탁월한 퍼포먼스를 보여, 임플란트를 심으면서 뼈이식을 동시에 하는 술식이 정착되어 전체 치료기간을 단축하게 해 주었다고 본문에서 언급하고 있다. 이런 연구들이 있기 전까지는 대개 상악동이나 뼈가 안 좋은 다른 부위들은 뼈이식을 먼저 해 놓고 몇 달 기다렸다가 심는 것이 일반적이어서 임플란트 치료기간이 매우 오래 걸렸다.

앞장에서 동종골의 장점이 신생골 형성을 촉진하는 '골유도(Osteoinduction)' 능력이 있는 반면, 이종골은 그렇지 않고 공간 유지를 위한 뼈대만을 제공하는 '골전도(Osteoconduction)' 특성만을 갖는다 하였다. 그런데 Masahiro Yamada 등이 2017년에 발표한 뼈이식재 최신 리뷰 논문 중 일부를 발췌하면 아래와 같다.[13]

"DFDBA and FDBA were expected to possess osteoinductivity owing

---

13) 참고 논문, Current bone substitutes for implant dentistry, M Yamada and H Egusa, Journal of Prosthodontic Research 2017.

to the presence of endogenous growth factors in the bone matrix, but this property has not been confirmed. A clinical study demonstrated that addition of DFDBA to a mixture of CD-BB and autogenous bone for simultaneous alveolar bone augmentation together with dental implant placement did not exert additional benefits in terms of preventing marginal bone loss around dental implants over time."

해석하면,

"(동종골의 두 분류인) DFDBA와 FDBA는 당초 골유도능력이 있을 것으로 예상되었으나, 이런 특성은 확인되지 않았다고 두 연구 논문에서 밝히고 있다. 임플란트 식립 동시에 뼈이식을 하는 경우 이종골이나 자가골에 동종골을 섞는 테크닉 또한 임플란트의 주변골 소실을 방지하는 면에서 장기적인 이익이 있다고 보기 어렵다."

이건 매우 중요한 언급인데, 당초의 예상과는 다르게 동종골이 뼈를 만드는 능력인 골유도 능력이 확실하지 않다는 것이다. 심지어 동종골은 이종골보다 흡수가 잘되므로 부피 유지 능력까지 고려하면 이종골에 비한 장점이 별로 없게 된다.

밝히기 부끄러운 이야기이지만 임플란트 뼈이식 수술 초보였던 시절, '바이오스(Bio-Oss®)'라는 이종골에 절대적인 신뢰를 갖게 된 계기가 있다. (Fig. 61) 약 12년 전, 보철과 전문의 취득 이후 군의관 생활을 마치고 처음 봉직의 생활을 할 때, 당시 아직은 자신이 없는 매우 어려운 뼈이식 수술을 하게 되었다. 아마 환자가 시간이 넉넉했다면 기간이 오래 걸리더라도 뼈이식 수술만을 먼저 하고 임플란트 심는 수술은 뼈가 만들어진 후 하는 전통적인 방식을 택했을 것이다. 그러나 몇 달 뒤에 있는 환자의 장기간 출국 일정으로 뼈이식을 먼저 하기가 어려워 임플란트를 심으면서 뼈이식을 같이 하였다. 전공의 시절 복잡한 수술도 어시스트를 하며, 논문 리딩을 하고 어깨너머로 배운 술식 그대로, 당시 병원에 있었던 바이오스 뼈이식재를 임플란트 위에 넉넉히 충분히 얹어 주고, 일반적으로 사용하는 흡수성 콜라겐 차단막으로 덮고 꿰매 주었다.

'환자분 뼈가 너무 없었는데 ㅠㅠ 이게 뼈가 될까?'

솔직히 반신반의하며… 환자가 리콜체크를 올 때마다 불안한 마음으로 있었다. 4개월이 지나 환자의 장기출장 시기가 가까워져서, 조금은 급하게 보철물을 올리기 전에 임플란트 뚜껑을 연결하는 2차 수술을 하는 날, 거짓도 과장도 1도 없이, 임플란트 위를 가득 덮어 놓은 단단한 뼈로 인해 임플란트가 어디에 있는지 보이지 않았다.

왼쪽 위 초진 사진에서 발치 전에 치조골의 흡수가 매우 심해 까맣게 구멍 뚫린 부분이 보인다. 바로 오른쪽 사진에 발치 4개월 후 임플란트를 심으면서 뼈이식을 같이 하고, 왼쪽 아래 3개월이 지난 사진에서 임플란트 상부에 넉넉히 뼈가 형성되어 임플란트를 덮어 버린 채로 유지되고 있는 것이 보인다. 마지막 사진에서 약 20여 분 동안 뼈를 조심조심 긁어내며 임플란트를 찾아 헤맨 끝에 덮개를 연결할 수 있었다. 당시 서

틀렸던 수술이었지만, 훌륭한 스승님들께 배운대로, 그리고 '바이오스' 라는 좋은 뼈이식재를 사용해서 뼈이식 결과가 매우 좋았다.

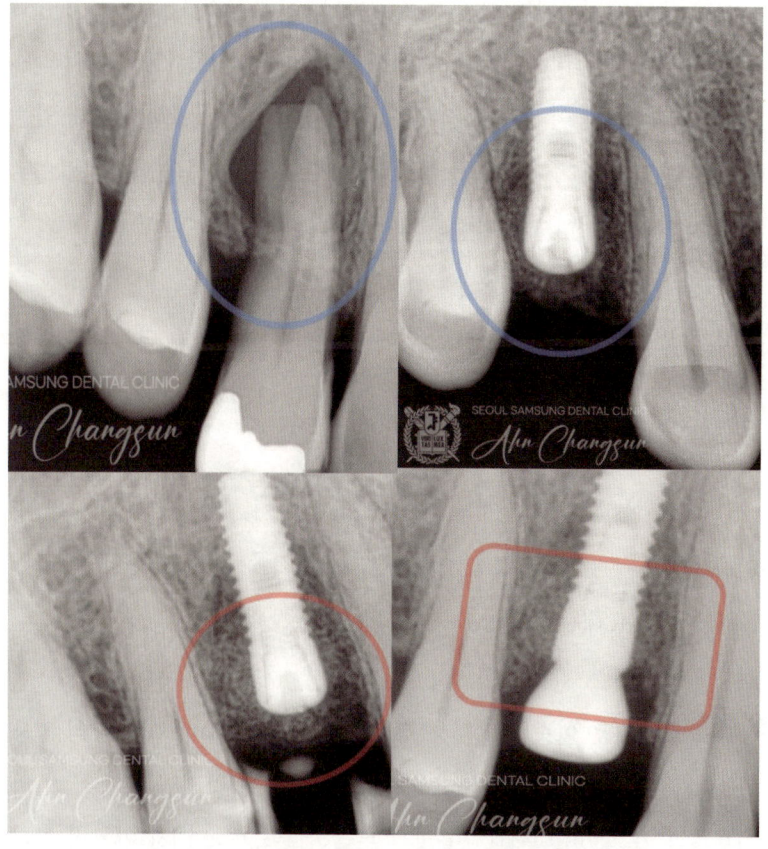

Figure 61. 바이오스를 이용한 뼈이식 수술 결과.
20130501~20140111 배도 안창선 촬영.

지금이라면 임플란트를 덮은 뼈를 살살 갈아 내면서 쉽게 찾았겠지만, 전혀 예상치 못하고 처음 경험해 보는 놀라운 결과에 당황하며 조심조심 20분 넘게 과형성된 잇몸뼈를 갈아 내며 겨우 임플란트를 찾아서 2차 수술을 마무리했던 기억이 있다. 갈다가 갈다가 숨바꼭질 끝에 임플란트를 찾았을 때의 그 짜릿함이란…. 당시는 나도 월급을 받는 입장이라 사진을 자주 찍던 시절이 아니어서 그 당시 수술 사진을 못 찍어서 아쉽지만, 다행히 엑스레이가 남아 있어서 위에 첨부하였다. 만일 '바이오스'가 아닌 다른 제품이었다면, 저 정도로 뼈가 없는 상황에서 저렇게 임플란트를 덮을 정도로 뼈를 만들 수 있었을까? 12년 전 나의 임상실력으로는 쉽지 않았을 거라고 생각한다.

이것이 내가 요즘에 임플란트 위에 뼈이식재를 넉넉히 덮어놓고 나중에 숨은 임플란트를 찾는 '임플란트 숨바꼭질 테크닉'의 시작인데, 이에 대해서는 바로 다음 장에 서술되어 있다.

이런 경험들을 그 이후에도 하다 보니, 그당시 사용하던 골이식재 '바이오스+차단막' 제품의 조합을 12년이 지난 지금까지도 사용해 오고 있고 임상적으로 대부분 성공을 거두고 있다고 생각한다.

'바이오스'라는 이종골의 사용 경험이 너무 좋다 보니 또한 앞의 인용한 최근 논문들의 결과를 참고하면, 정말 다른 사람뼈인 '동종골'이 바이오스와 같은 '이종골'보다 골형성 능력이 좋을까에 대한 약간의 의문은 있으나, 그동안의 연구를 모두 부정하고 나보다 훌륭한 학자들의 연구를 폄훼하자는 것은 아니다. 다만, 분류하기 좋아하는 학자들이 골유도, 골전도 이런 용어를 만들고 너무 극단적으로 나누어 이야기한 것이 아닌가 나는 생각하며, 경험상 그리고 앞서 인용한 논문의 결과를 볼 때,

사용하는 모든 골이식재에 이런 능력이 약간씩은 오버랩될 것이라고 생각한다. 이분법적으로 이건 골유도만 있고 이건 골전도만 있고… 이런 식의 분류로는 바이오스라는 이종골 제품을 사용하며 경험하는 놀라운 결과를 이해하기 어렵다.

합성골조차도, 이론적으로는 바이오스와 유사한 부피 유지 결과가 나와야 하는데 많은 치과의사들이 경험하듯 매우 실망스러운 경우가 많다. 동종골을 사용해 보고 싶을 때도 있지만, 앞 포스팅에서 언급한 다른 사람의 뼈를 이식한다는 부분에 있어서 발생 가능한 윤리적인 이슈들과, 환자들이 그 사실을 알았을 때 쉽게 받아들일 수 있을까 생각하면, 현재로서 굳이 바이오스 이종골 이외에 다른 뼈이식재를 사용하고자 하는 필요를 느끼지 못한다.

위 논문에 언급된 대로, 바이오스라는 이종골의 성공은 전반적인 임상가들의 임플란트의 술식이나 치료기간마저 바꾸어 놓았다. 지금은 바이오스의 선도 하에 다른 이종골 제품들도, 그리고 동종골 제품들도 더 퀄리티가 좋아진 것으로 알고 있다. Geistlich는 스위스에 본사를 둔 회사인데, 스위스 하면 떠오르는 '정밀가공' 이미지 또한 신뢰도를 높여 준다.

환자 본인의 뼈, 즉 자가골이 모든 뼈이식재료의 'Gold Standard'라고 많은 논문들에서 말하고 있다. 그러나 골반뼈 등에서 뼈를 떼어내기 위해 때때로 필요한 전신마취의 번거로움과, 뼈이식 수술 후 높은 흡수율에 따른 부피 유지 불량으로 인해, 어렵고 광범위한 뼈이식 술식에서 자가골을 이용하는 경우는 이제 거의 없다. 오히려 대부분의 뼈이식재 결과 비교 논문에서 빠지지 않고 등장하는 단 하나의 뼈이식재를 꼽으라고 하면 단연 이종골 '바이오스'이다. 위와 같이 임플란트 뼈이식 수술에서 혁신적인 연구결과를 보인 거의 최초이자 최고의 제품이므로, 모든 연구에서 비교대상 대조군으로 삼는 '벤치마크(benchmark)'가 된 것이다.

그로 인해 뼈이식재 세계 판매 1위 제품인 것은 두말할 것도 없고, 예상하기에 임플란트 수술을 안 하는 나라는 있어도, 임플란트 수술을 하는 나라 중 바이오스 제품을 수입하지 않는 나라는 아마 없을 것이다. 임플란트 수술을 하는 전세계의 임상가들 중에 '바이오스'라는 이름을 모르거나 들어 본 적조차 없다면, 아마 임상경험이 적거나 논문 리딩 등의 공부와 연구가 게으른 분임에 틀림이 없다.

이쯤되면 이제는 임플란트 뼈이식재의 'Gold Standard'는?
단독으로는 아무도 쓰지 않는 자가골이 아니라,
단연코 스위스 Geistlich 사의 'Bio-Oss®'가 Gold Standard라고 감히 나는 생각한다.

이 이상 언급하면 내가 정말 약장사가 되는 것 같아 바이오스 뼈이식재의 장점은 여기까지 이야기하며, 자세한 회사의 홍보 자료가 궁금하면 이미 웹상에서 정보가 넘쳐나니, 구글 검색 또는 '배도 블로그'를 참고하기 바란다.

암튼 검증이 된 좋은 뼈를 사용한다는 이야기이며, 그렇다고 바이오스 한 가지 제품만을 사용하는 것은 아니다. 수술 부위 옆에서 간단히 떼어

낼 수 있는 경우는 자가골도 쓰고, 때로는 부피 유지를 이유로 합성골도 섞어서 쓰기도 한다.

거의 모든 치과의사는 바이오스 뼈이식재의 존재와 그 명성에 대해 알고 있다. 그럼에도 바이오스를 사용하는 치과가 많지 않은 이유는 가격이 매우매우 비싸기 때문이다. 대부분의 임플란트 회사에서 판매하는 유사 제품들보다 판매가가 두 배 이상이다. 불법 덤핑 치과들이 난무하고, 과도한 경쟁으로 임플란트 수가가 이젠 30만 원 이하 바닥으로 떨어진 상황에서, 아무리 국내 치과의사들의 수준이 높아도 비싸고 좋은 재료를 사용하기란 쉬운 선택이 아니다.

내가 임상을 그만두기 전까지 언젠가, 연구가 정말 활발히 되어서 바이오스 같은 소뼈를 임플란트 수술에 사용하지 않고, 좀더 저렴하고 퍼포먼스가 뛰어난 합성골이 등장하여 바이오스 대신 모든 연구의 '벤치마크'이자 '골드 스탠다드' 자리를 차지할 날이 오길 기대한다. 그 전까지는 가격이 비싸더라도, 굳이 바이오스 이외의 뼈이식재를 주력으로 사용할 필요를 느끼지 못할 것 같다. 난이도가 높은 뼈이식 수술에서 바이오스를 이용한 결과를 참고하려면 앞장의 그림 53~56을 참고하기 바란다.

광범위하고 어려운 뼈이식 수술은 고려할 점이 무척 많다. 언제나 백퍼센트 성공을 장담할 수는 없다. 그런데 혹시 실패가 온다고 하더라도, 이유가 나의 부족함이나 환자가 수술 후에도 음주흡연을 반복하거나 하는 관리 부실로 인한 것이 아닌, '재료의 부실'로 인한 실패가 온다면 술자에게도 환자에게도 얼마나 억울한 일이겠는가?

열심히 해도 어쩌면 생길 수 있는 작은 실패에 '재료'에 대한 영향을 없애는 방법은, 검증된 가장 좋은 재료를 사용하는 것이다. 가격이 저렴한 치과만을 찾는 환자들은, 높은 확률로 바이오스를 영원히 만날 수 없다. 맨날 자기네들이 임플란트를 개발했네, 뼈이식재를 만들었네 등등 개발자 흉내를 내면서 싼마이 재료들을 쓰는 그들이 사용하기에는 너무 비싸서, 적자여도 너무 적자이기 때문에.

그런데 이 글을 읽고 혹시 좋은 임플란트 진료와 좋은 뼈이식 수술에 대해 궁금해졌다면, 본인이 치료받는 치과에 한번 물어보길 바란다.

"여긴 어떤 뼈이식재를 사용하나요?"

다른 데서는 뼈가 튼튼해서 뼈이식 안 해도 된다던데요? 임플란트 숨바꼭질 테크닉!

언젠가 치과에서 내부 회의를 하는데 병원 상담 실장님이 나한테 물었다.

"원장님, 종종 수술할때 찍은 사진들 보니까 임플란트 위에 인공뼈를 임플란트가 안 보일 정도로 덮던데 그거 왜 하는 거예요?"

앞장에서 보여 준 뼈이식 사진들처럼 왜 이렇게 과하게 뼈를 덮어 놓느냐는 의미인데, 이게 수술 시간도 더 걸리고 비용도 더 많이 든다. 우리 실장님으로서는 환자와 상담을 할 때, 비싼 뼈이식비용과 다른 병원들에 비해 오래 걸리는 수술시간으로 인해 환자 상담과 응대에 애를 먹는 경우가 있으니 위와 같은 궁금증이 생길 수 있다. 이제 우리 병원에 5년 넘게 근무하고 계신 고마운 실장님인데, 이런 질문을 나에게 한다는 것은 그 이전에 약 10년여간 근무했던 다른 여러 병원들에서는 보지 못했던 경우라는 이야기가 되겠다.

앞장에서 보여 준 것처럼 잇몸뼈가 안 좋은 환자는 뼈이식 수술을 하지 않고는 임플란트의 장기 생존이 가능하지 않다. 언급한 대로 뼈이식을 해 놓으면 그 부피가 그대로 유지되는 경우는 드물고 대개는 일부 흡수가 일어나서 임플란트 표면이 노출되는 경우가 있으므로, 그 양을 감안해서 넉넉하게 잇몸뼈를 덮어 주게 된다. 비록 우리 병원에서 사용하는 스위스 태생의 이종골 바이오스는 흡수가 적게 일어나고 오래 지나도 부피를 잘 유지해 주는 편이지만, 이것도 언제나 절대적인 것은 아니므로, 만일의 경우를 대비해서 잇몸뼈가 충분하지 않은 환자에서, 대부분 임플란트를 뼈이식재로 넉넉히 덮어 주는 편이다.

그런데 아래의 두 환자 케이스와 같은 경우엔 내적 갈등이 다소 생긴다.

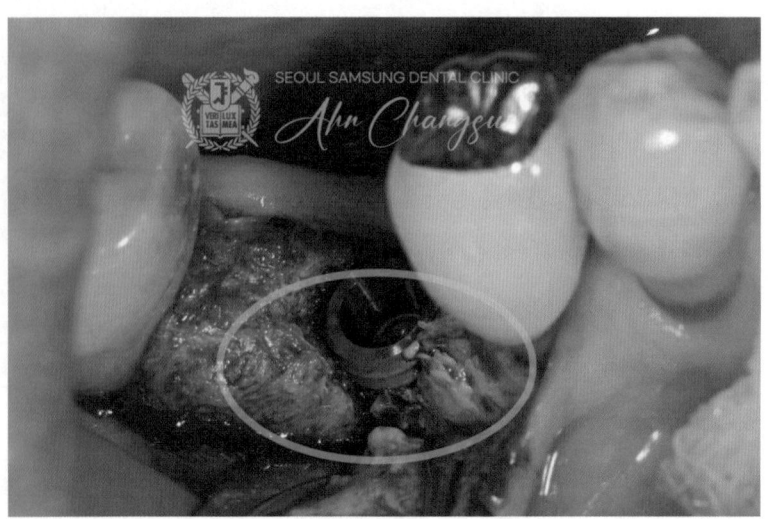

Figure 62. 20230829 서울삼성치과 촬영.

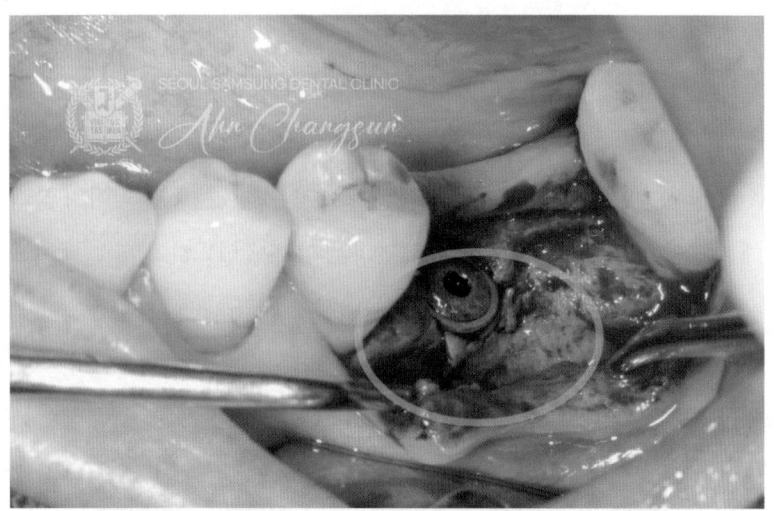

Figure 63. 20230303 서울삼성치과 촬영.

앞장에 보여 준 다량의 뼈이식 케이스와 같이 뼈가 많이 안좋은 상황은 아니다. 잇몸뼈가 다소 얇아서 임플란트가 잇몸뼈에 다 잠기지 않았다. 설명한 대로 대부분의 현대 임플란트는 원통형+나사 형태인데, 나사산이 1개~2개 정도 노출된 위와 같은 경우, 뼈이식을 하지 않아도 5~10년 정도 임플란트를 사용하기에 큰 무리는 없을 것으로 생각된다. 그러다 보니 저 정도면 많은 치과들에서 뼈이식을 하지 않는다.

이유는,

1) 대부분의 치과들에서 간편하게 무절개수술로 치료하므로 저 정도 임플란트 표면이 노출된 줄도 모르는 경우가 많다.
2) 여기에 인공뼈 이식을 하기 위해 추가 비용을 환자에게 언급하며

동의를 구하는 과정에서 환자들은 더 저렴한 비용을 부르는 다른 치과를 찾아가게 될 가능성이 높기 때문이다.

이 경우 뼈이식 술식 자체가 임플란트 단기 수명에는 결정적이지 않기 때문에 많은 치과원장들이 낮은 치료비로 환자를 설득하기 위해 뼈이식을 안하는 방법을 채택하는 것이다. 그런데,

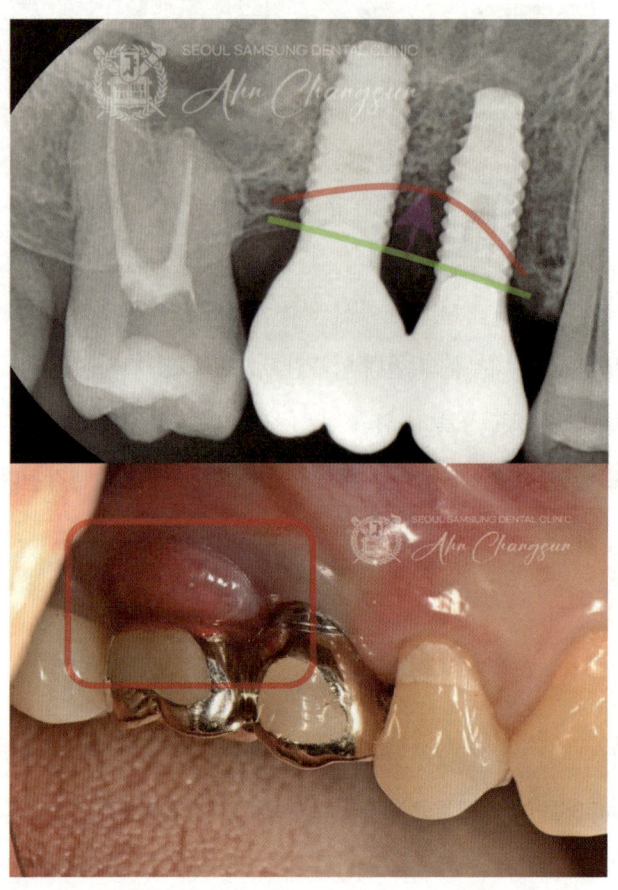

Figure 64. 앞에서 보여 준 케이스. 임플란트 주변 골 소실로 임플란트 주위염이 생겨 있다. 20231211 서울삼성치과 촬영.

앞장에서 언급한 대로 이런 식으로(Fig. 64) 잇몸뼈가 한번 노출되어 세균의 공격을 받기 시작하면, 거친 표면으로 만들어진 임플란트에 세균이 증식하여 걷잡을 수 없이 염증이 퍼져나가는 경우가 있다. 한번 이렇게 되고 나면 임플란트 주변 잇몸과 잇몸뼈의 건강은 회복이 불가능하다. 이것이 흔히 얘기하는 '임플란트주위염'이다.

가급적 임플란트의 거친 표면이 노출되지 않도록 하는것이 10년 이상 20년 가까이 임플란트를 장기적으로 사용하기 위해서 핵심적인 술식이다. 따라서 나는 위와 같이 임플란트의 노출이 크지 않은 경우에도 0.5초 정도의 아주 잠시의 내적 갈등을 겪은 후에 언제나 뼈이식을 하는 방법을 선택한다. 이미 계획단계에서 CT를 찍어 보면 잇몸뼈가 부족한 부분이 예상되어 뼈이식 비용을 환자에게 고지하게 되므로, 많은 환자들이 이렇게 말한다.

"다른 치과도 상담 받아 봤는데, 거기서는 뼈가 튼튼해서 뼈이식 필요 없다고 하던데요? 왜 여기서는 뼈이식을 하자고 해요?"

내가 임플란트 상담을 하며 거의 매월 환자 한두 명 이상에게 듣는 질문이다.

물론 이에 대답은 위에 설명한 것과 같다.

앞 흑백사진들 중 한 케이스(Fig. 65)를 먼저 보면,

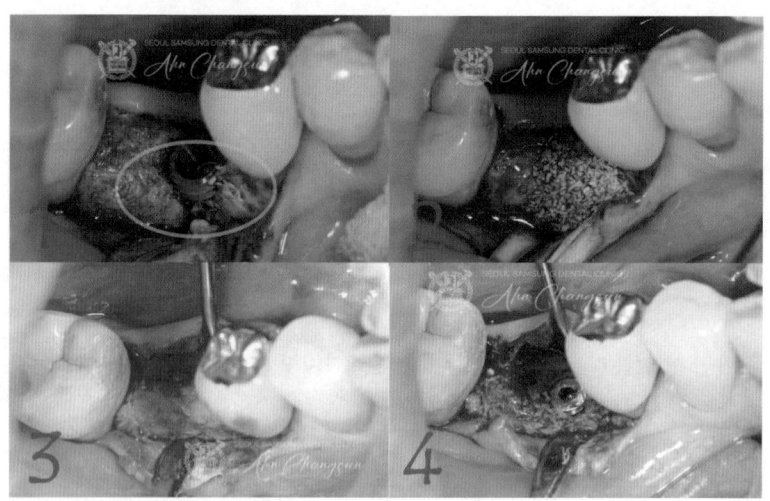

Figure 65. 20230829~20240109 서울삼성치과촬영.

1) 임플란트를 심고 (임플란트 옆 나사산 거친 표면이 노출되어 있다.)
2) 스위스 제품인 최고 퀄리티의 인공뼈 'Bio-Oss'를 넉넉히 덮어 임플란트가 숨게 해 준다.
3) 그리고 숨바꼭질, 내가 술래고 하나, 둘, 셋, 넷 세어 준다. '넉 달'까지 기다린다는 의미이다.

    임플란트 어디 있지?
4) 임플란트~ 찾았다!

이렇게 뼈를 두툼하게 덮어 임플란트를 숨겨 주었다가 찾는 방식이다. 이것을 내 나름대로 'Hide and Seek Implant Surgery Technique'(임플란트 숨바꼭질 테크닉)이라고 이름 붙여 보았다.[14]

---

14) 원래 이 섹션은 2024년 3월 4일자에 '배도 블로그'에 올린 글을 옮겨 적은 것인데, 원래 테크

내가 개발한 건 당연히 아니고, 선학들이 하던 방식을 내 식대로 명명만 한 것이다. (개발하고 말 것도 없이 이미 좋은 술식은 차고 넘친다. 수많은 대학병원 교수님들과 연구자들이 개발한 재료들과 연구들을 논문이나 세미나를 통해 공부하고, 정직하고 성실하게 적용하기만 해도 훌륭한 치료가 되는 것을….)

조금 어려운 표현으로 하면 '골유도재생술(Guided Bone Regeration, GBR)'이라고 하는데, 잇몸세포가 자라 들어오지 못하게 콜라겐 등등의 차단막으로 잇몸과 뼈 공간을 격리해 주고, 부족한 뼈 위치에 검증된 스위스 산 인공뼈 '바이오스'를 두툼하게 덮어 놓는다. 잠재적인 임플란트 옆 거친 표면의 노출 가능성을 최소화하는 술식이다.

앞장에서 나왔던 뼈이식수술 초창기시절, 품질이 좋은 인공뼈 '바이오스'를 두툼하게 덮어 주었다가 2차 수술 하는 날 임플란트를 찾느라 한참을 단단한 뼈를 갈아 내었던 경험을 살려 지금도 이 방법을 고집하고 있다.

다른 케이스(Fig. 66)를 보면,

닉의 명칭은 '임플란트~까꿍!' 테크닉이었다. 지금은 중학생이 된 아들이 한돌박이 아기일 적에 숨바꼭질을 하며 '까꿍!' 하며 놀아 주던 즐거운 기억에서 착안한 것인데, 막상 책으로 옮겨 쓰다 보니 표현이 잔망스러운 듯하여 '숨바꼭질 테크닉'으로 명칭을 변경하였다. 네이버 검색창에 '임플란트 까꿍 테크닉'이라고 검색하면 나오는 포스팅에 더 많은 뼈이식 케이스 사진과 해설이 있으니 참고하길 바란다.

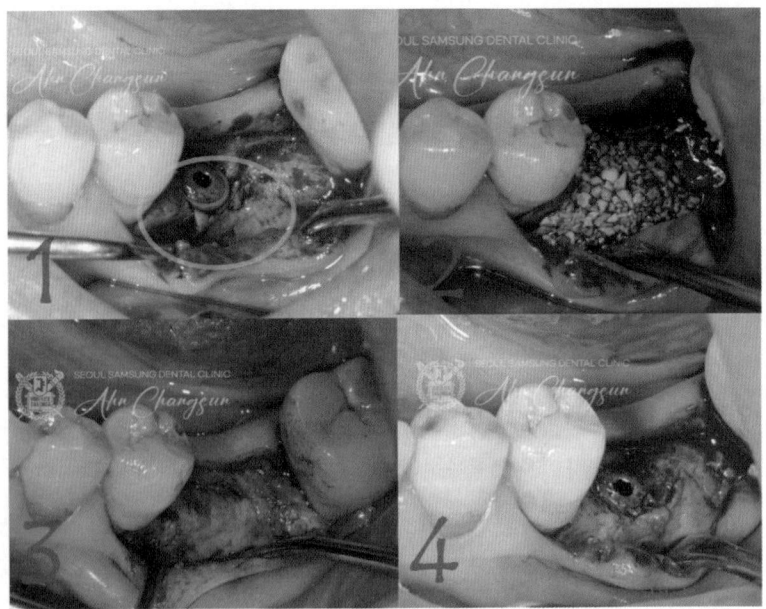

Figure 66. 20230303~20230703 서울삼성치과 촬영.

1) 임플란트를 심은 직후 사진이다. 흡수가 심하진 않지만 잇몸뼈 두께가 다소 얇다. 이대로 뼈이식을 하지 않아도 단기 성공엔 문제가 없다. 그러나 임플란트 주변 얇은 뼈가 흡수될 가능성이 있어서 장기 성공은 걱정이 되는 상황이다.

2) '바이오스 뼈이식재+콜라겐 차단막' 숨바꼭질 테크닉으로 임플란트를 숨긴다.

3) 내가 술래가 되어 하나, 둘, 셋, 넷까지 넉 달 기다리고 열어 보면 두툼한 뼈가 덮고 있다.

4) 살살 잇몸뼈를 갈아 내며 숨어 있는 임플란트를 찾아 준다.

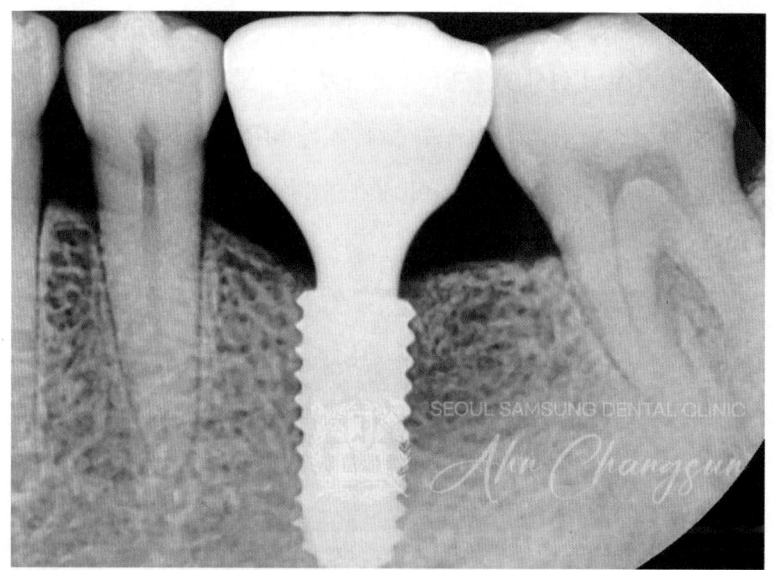

Figure 67. Fig. 66 환자의 치료 후 엑스레이. 20230731 서울삼성치과 촬영.

보철이 올라간 후 엑스레이 사진이다. (Fig. 67) 높은 확률로 오랫동안 임플란트 표면의 노출 없이 장기적 성공을 이룰 것이라고 생각한다.

마지막으로 조금더 뼈가 부족한 케이스(Fig. 68~70)를 보면,

1) 발치 전 염증이 매우 심했던 치아를 발치하고 충분히 기다렸음에도 뼈가 잘 차오르지 않아 임플란트 주변의 뼈가 매우 얇다. 추후 염증에 이환되기 쉬운 상황이다.
2) '바이오스 뼈이식재+콜라겐 차단막'에 더하여 공간 유지가 잘 되도록 '바이오스 콜라겐'이라는 명품 뼈이식재를 추가로 넣어 주었다. 한마디로 비싸고 좋은 거 다 때려 부었다는 이야기 되겠다.

Chapter III. 임플란트 수술 느리게 걷기

3) 하나, 둘 셋 넷! 이 케이스는 다섯까지 세었다. 다섯 달이 지나 잇몸을 열어 보니 역시 임플란트가 아예 보이지 않게 잘 숨어 있다.

4) 이 케이스는 특히 찾기 힘들었다. 뼈가 너무 잘되는 바람에, 10여 분간 조심조심 잇몸뼈를 갈아 내며 임플란트를 찾았다.

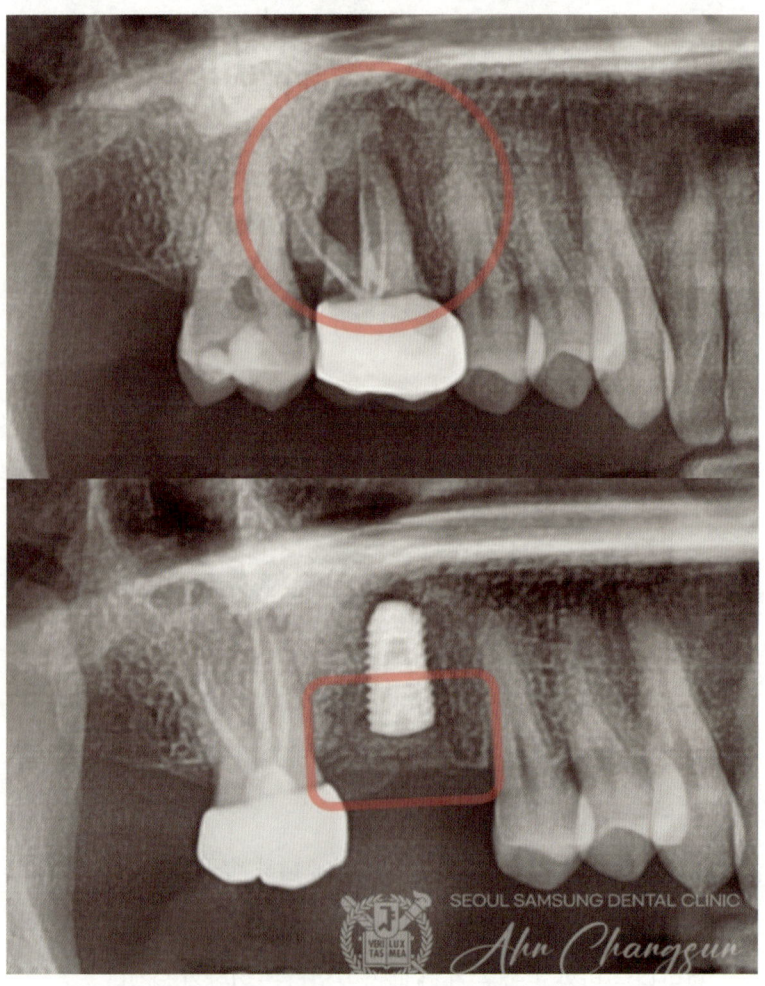

Figure 68. 20220316~20221021 서울삼성치과 촬영.

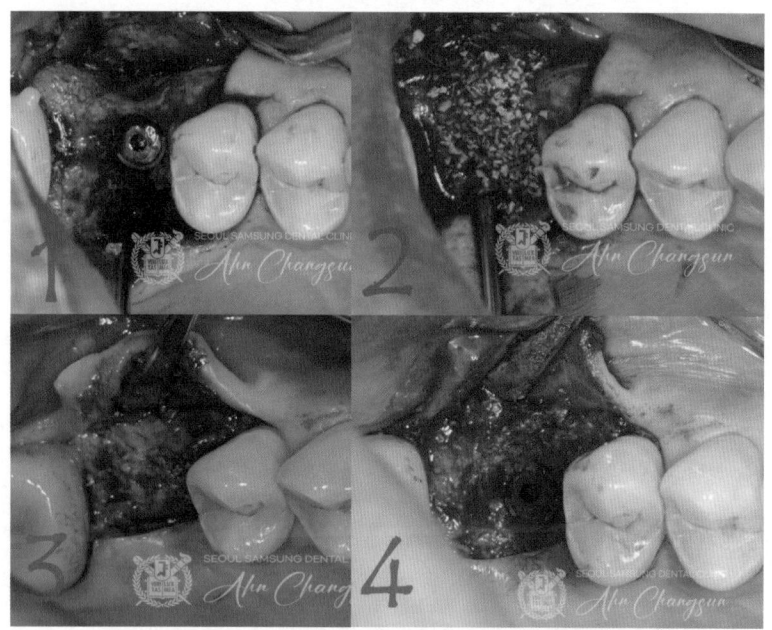

Figure 69. 20220923~20230224 서울삼성치과 촬영.

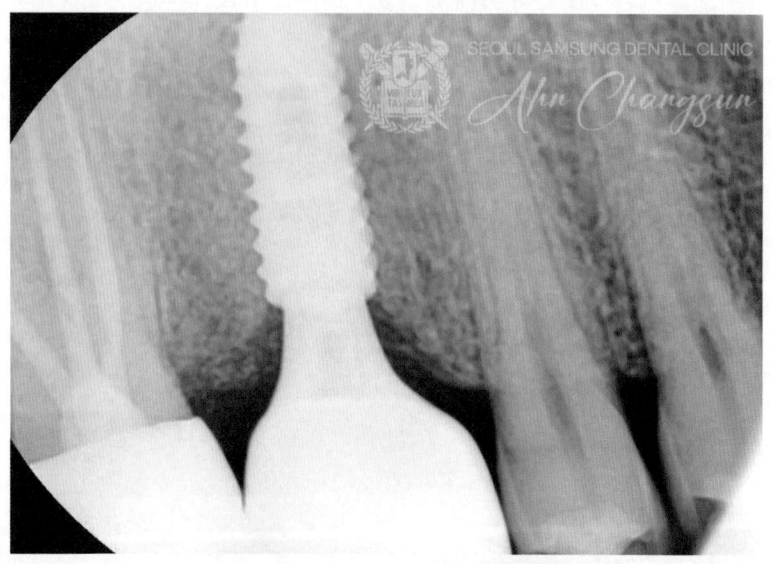

Figure 70. 20230801 서울삼성치과 촬영.

임플란트 보철까지 마무리한 후 다섯 달이 지난 사진인데, 부족했던 잇몸뼈가 충분히 차고 넘치게 만들어져 잘 유지되고 있고, 높은 확률로 장기적 성공을 확신한다.

매사 이렇게 돌다리도 두들기며, 가장 장기 결과가 좋은 방향으로 천천히 '느리게 심기' 테크닉을 적용하다 보니 많은 임플란트 케이스들의 중장기 팔로업을 보면, (앞 장의 Fig. 37~40의 엑스레이 사진들과 그 관련 단락 참고. 내가 개원한 지가 올해 10년차, 내가 심은 환자들의 경우 최장기 팔로업이 9년까지이다.) 대부분의 경우 처음 심은 뼈이식 높이 그대로 유지되는 경우가 많다.

물론, 환자 본인이 정기검진 약속을 지키며, 사소한 문제는 초기에 해결하려고 애쓴다는 가정 하에… 이렇게 치료한 임플란트는 높은 확률로 매우매우 오래 사용할 것이다.

올바른 뼈이식 과정을 통해 잘 만들어진 잇몸뼈 속에 심어진 임플란트와 숨바꼭질하다가, 임플란트를 찾아서 '까꿍~!' 하고 인사하는 일은 언제나 즐겁다.

내비게이션 임플란트?가 아니고 '컴퓨터 가이드 임플란트 수술' 테크닉

약 10년 전 치과를 개업한 지 얼마 안 되어서 외삼촌이 나에게 전화를 했다. "야! 내가 임플란트 수술 받아야 하는데, 니네 내비게이션 임플란트 하냐?"

연세가 있으신 외삼촌까지 이 용어를 알고 있다니, 광고의 효과가 엄청나다는 것을 실감했다. '내비게이션 임플란트'라는 말을 치과 원장들 사이에서 처음 들었을 때 나는 새로운 임플란트 수술 방법이 나왔나 싶었다. 그런데 그게 '컴퓨터 가이드 수술'을 의미하는 것을 알고 너무 놀랐다. 누군가 '내비게이션'이라는 단어를 채용해 환자들이 상업적으로 혹할 수 있게 잘 명명했기 때문이다.

이 수술법의 정식 명칭은 'Computer-guided implant surgery', 우리말로 풀이하면 '컴퓨터 가이드 임플란트 수술' 정도가 되겠다. 아래에 사진과 함께 과정을 기술하였지만, 간단히 언급하면 임플란트를 심을 위치, 각도, 깊이 등을 컴퓨터로 분석하여 안내해 주는 수술 가이드(일종의 드릴이 들어가는 길을 안내해 주는 틀이 되는 장치)를 만들어서, 치과의사가 수술 가이드에 뚫려있는 홀(hole)의 방향대로 그대로 따라가기만 하면 임플란트 식립이 마무리되는 편리한 수술방법이다.

한 환자 케이스(Fig. 71~79)를 보면,

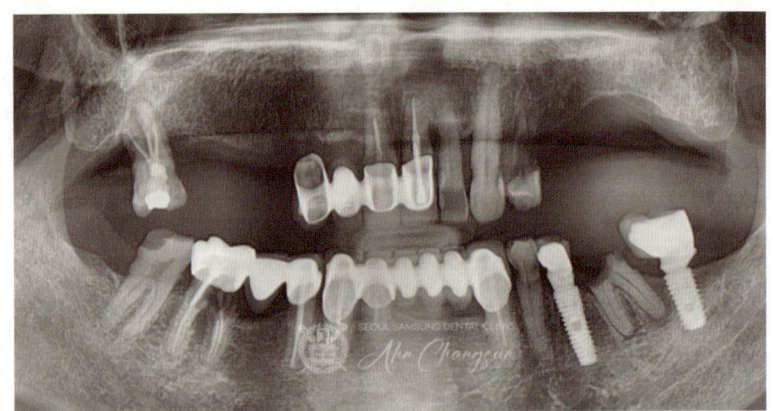

Figure 71. 어금니가 없어서 틀니를 사용하던 환자. 20210201 서울삼성치과 촬영.

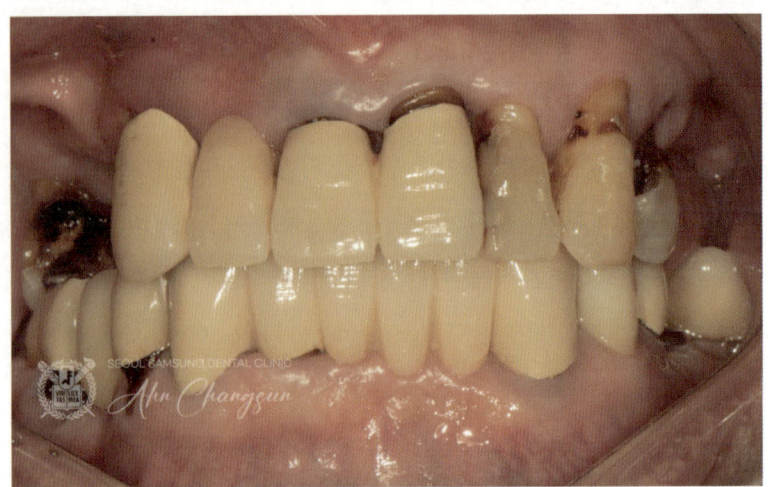

Figure 72. 어금니가 없어서 틀니를 사용하던 환자. 20210611 서울삼성치과 촬영

    오랫동안 윗니에 부분틀니를 사용하신 환자 분이었는데 남아있는 치아들에 충치가 생기고 흔들리게 되어 더 이상 틀니를 사용하기가 어려웠다. 늦게나마 임플란트 치료를 하기로 결정하고, 식립 개수가 많은 만큼 컴퓨터 가이드 수술을 진행하기로 하였다. 윗니 중 살릴 수 있는 두

개의 치아만 남기고 본을 떠서 (요즘엔 이 과정을 대부분 디지털 구강스캐너로 대체하지만 이 당시는 이렇게 하였다. 모형상에서 가상 치아 디자인과 치아 배열을 한다. (Fig. 73)

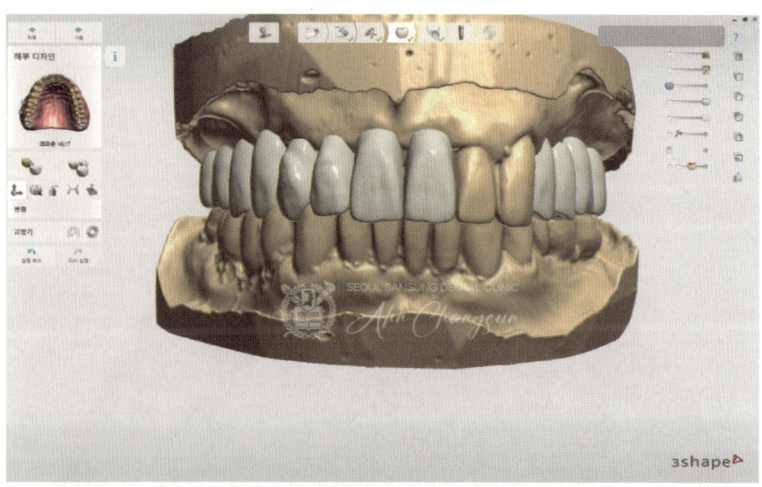

Figure 73. 3shape Implant studio 소프트웨어 캡쳐.

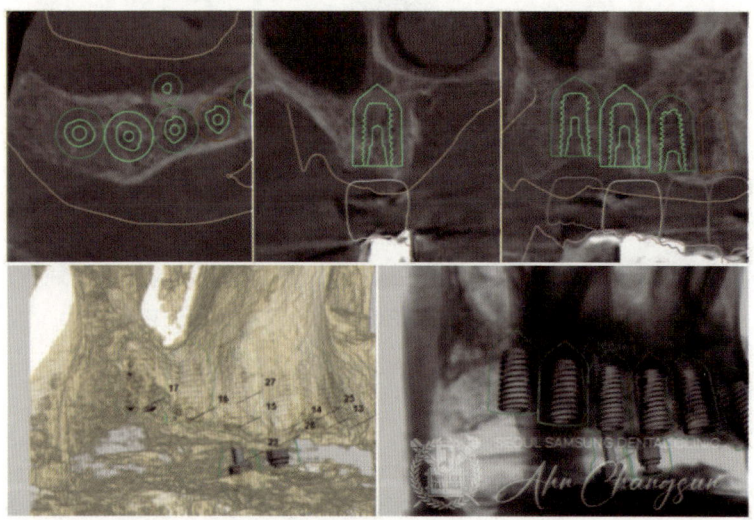

Figure 74. 3shape Implant studio 소프트웨어 캡쳐.

Fig. 73, 74에서 보듯, 구강내 가상 치아 위치를 CT촬영 데이타와 겹쳐서 접목하여 '중첩한다.'고 표현하는데, 중복되는 지점들을 이용하여 겹쳐서 적절한 임플란트 식립 위치를 3차원적으로 잡는다. 이분의 경우 윗니 9개 임플란트를 각각 적절한 위치에 컴퓨터 화면상에서 배열하고 이렇게 가상치아배열 위치와 일치하는지 다시 확인하여, 수술가이드(수술 위치와 방향을 결정하는 틀)를 디자인하고,

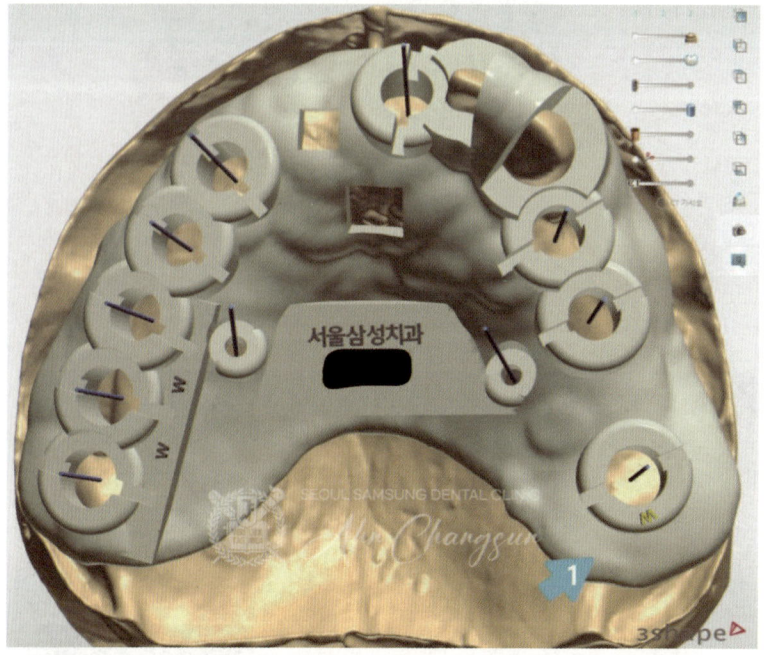

Figure 75. 수술가이드 장치 디자인. 3shape Implant studio 소프트웨어 캡쳐.

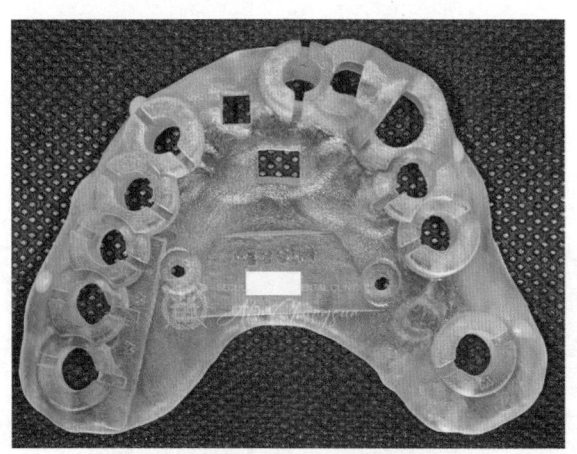

Figure 76. 수술가이드 장치 3D 프린팅.

요즘 매우 핫한 3D 프린터로 출력하면 위와 같은 수술가이드 장치가 제작된다. (Fig. 75, 76) 이제 이걸 구강 내에 잘 맞는지 확인하고 환자 마취 및 수술 준비 후 수술가이드를 위치시켜서 홀크기와 딱 맞는 드릴로 슝슝~ 순서대로 심어 주기만 하면,

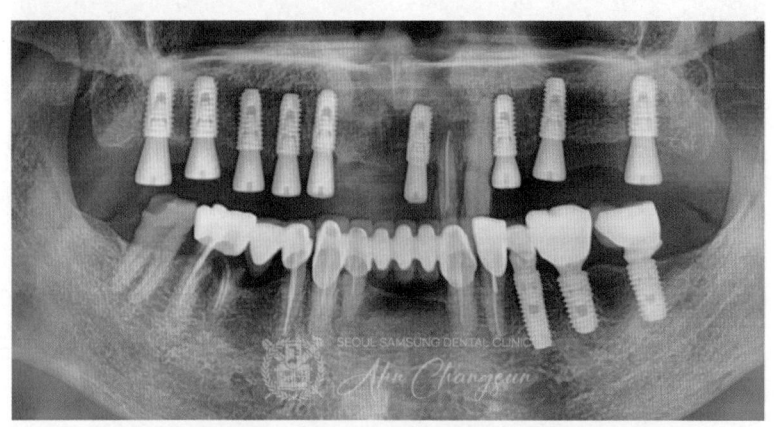

Figure 77. 임플란트 식립 4개월 후. 20220311 서울삼성치과 촬영.

이렇게 계획된 위치로 거의 정확히 심어진다. 연구 논문상 데이터로, 숙련된 술자라면 계획한 위치와 0.2~0.3mm 이내의 오차라고 하니 정확도가 매우 높다.

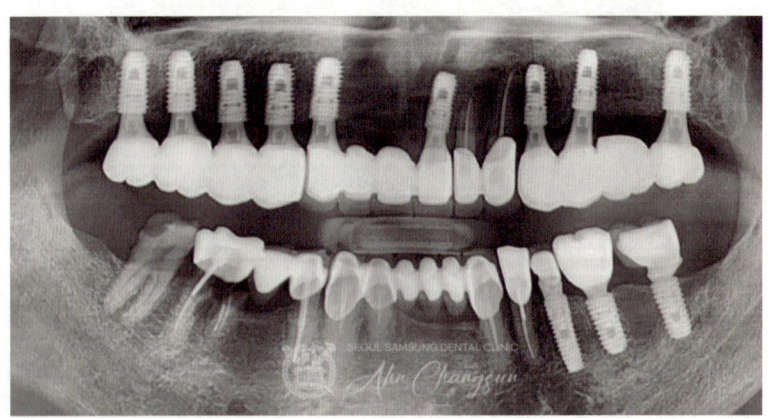

Figure 78. 임플란트 치료 완료 엑스레이. 20221014 서울삼성치과 촬영.

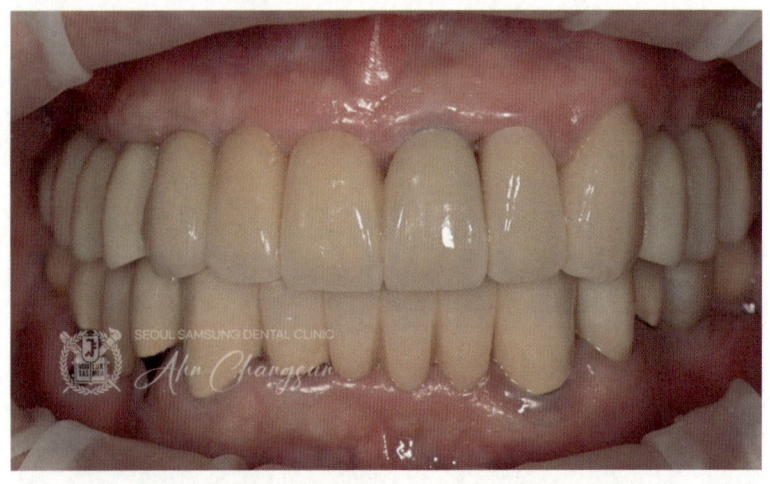

Figure 79. 임플란트 치료 완료. 20221014 서울삼성치과 촬영.

임플란트가 뼈와 붙는 골유착 과정 동안 4개월 이상 충분히 기다려서 위와 같이 최종 치아를 완성하였고, 환자분은 60세가 다 되어서 십수 년 이상 사용해 오던 부분틀니를 졸업하고 매우 흡족해하셨다. 가이드 수술은 현대 임플란트 선구자 격인 스웨덴 Nobel 사의 연구팀들이 1990년대부터 개발하기 시작하여 2002년에 처음으로 세상으로 나온 이미 20년 이상의 역사가 있는 수술이다. 그런데 2010년 이후 대한민국에서 '내비게이션 임플란트'라고 명명하여 마치 실시간 내비게이션으로 수술이 이루어지는 것인 줄 아는 사람들도 있으나 그렇지 않다.

'내비게이션'의 개념을 나도 정확히 알지는 못하지만, 자동차나 배 또는 항공기를 운전할 때 GPS를 이용한 현재 위치를 실시간으로 알려 주는 장치라고 보면 될 듯하다. 여기서 중요한 것은 '실시간 정보'를 이용한다는 점이 되겠다.

그러면 '컴퓨터 가이드 임플란트 수술'은 정말 '내비게이션 임플란트'라고 불릴 만할까? 컴퓨터 수술 가이드는 최소 1주 전에 촬영한 CT데이터를 이용해서 임플란트가 심어질 위치 방향 등을 가이드하는 장치인데, 이것은 실시간 정보와는 거리가 멀다. 심지어 비숙련된 치과의사나 기공사가 수술 가이드를 만들고 그것을 이용해 수술하는 경우, CT데이타와 오차가 제법 있어서 임플란트가 엉뚱한 데에 심어지는 경우도 학회에서 보고된다. 적어도 '내비게이션 임플란트'라고 부를 수 있으려면, 치과의사가 환자 입안에서 수술 드릴을 집어넣을 때 컴퓨터 모니터에서 지금 드릴이 어느 방향으로 향하고 있는지 실시간으로 보여야만 한다. 차량 내비게이션을 보면서 운전할 때 모니터에 내 차가 어느 위치에 있는지 보이는 것처럼 말이다. 그런데 수술 가이드만 믿고 엉뚱한 데로 심어지고 있어도 치과의사는 쉽게 알 수 없다. 결론적으로 말해, 환자의 데이터를 수집하여 컴퓨터상에서 계획하고 디자인한 장치를 이용하기는 하나, 이것은 어디까지나 수술을 '가이드'하는 역할일 뿐, 수술 당일에 생기는 때로 작고 큰 오차는 실시간으로 치과의사가 확인하면서 오차를 보정해야 한다. 실시간 GPS 정보를 따라 자동차 운전하듯 하는 시스템이 아니라는 이야기다. 따라서 '내비게이션'이라는 용어는 2025년 현재 시점의 '컴퓨터 가이드 임플란트 수술' 과정에는 적합하지 않다.

대강의 의미만 전달되면 되었지 이런 용어가 뭐가 그렇게 중요하냐고 생각하는 사람도 있을 것이다. 그러나 내 몸을 진료하는 의료 시스템에 대한 용어는 의과대학 또는 치과대학에서 강의하고 수강하는 교수와 제자들 사이뿐 아니라, 진료를 하고 진료를 받는 치과의사와 환자들 사이에서도 정확하게 전달되어야 한다고 생각한다. 어떤 의료행위나 의료서비스를 선택할 때, 전문 의료진들과 환자들 사이의 정보 비대칭을 이용해 상업적인 의도로 생성된 용어에 의해 환자들이 현혹된다면, 이는 정당하지 못한 것이기 때문이다. 마치 실시간 내비게이션으로 임플란트 수술을 한다는 것으로 이해하면, 치과의사의 커리어나 능력보다 이 치과에서 내비게이션 임플란트를 하는지 그렇지 않은지가 더 중요한 선택의 기준이 될 것이다.

기술의 발전으로 언젠가는 진짜 실시간 내비게이션 임플란트 수술이 가능할지도 모르겠다. 물론 달을 여행하는 우주왕복선이 현실화된 지금도 기술적으로 안 될 것은 없다고 생각한다. 임플란트 수술용 드릴이 환자 입안에 실시간으로 어느 위치로 들어가고 있는지, 위험 조직 근처로 가면 '과속방지경보'와 같이 경보가 울리고 하며 더 안전하게 수술할 수 있는 날이 머지 않아 올 지도 모르지만, 아마 엄청난 비용을 들여야 시스템이 개발되지 않을까 싶다.

세상엔 참 천재들이 많다. 가이드 수술을 애초에 개발한 스웨덴 Nobel 사의 연구팀들보다 어쩌면, '내비게이션 임플란트'라는 말을 처음 붙인 사람이 상업적으로는 천재에 가깝다. 개인적으로는 환자들을 현혹할 수 있는 '내비게이션'이란 용어는 지금의 가이드 수술에는 사용되면 안 된다고 생각한다. 그럼에도 불구하고, 숙련된 술자라 가정했을 때 평균 0.2~0.3mm 사이의 오차라고 하니 매우 정확하다. 이런 수술 가이드가 없이 눈대중으로 심으려면 시간도 오래 걸릴 뿐 아니라 막상 심어 놓고 난 위치가 치아를 만들때 잘 안 맞는 경우도 많다. 따라서 이용이 가능하다면 매우 진보되고 우수한 방법이다.

물론 위의 학회보고 케이스 이야기 등을 들어서 가이드 수술을 반대하는 치과의사도 있다.

그들의 근거는 대략 두 가지다.

1) 숙련되지 않은 치과의사와 기공사가 만들면 오차가 크다.
2) 가이드수술은 무절개수술만 가능하다?

첫 번째 근거는 반은 맞고 반은 틀리다. 숙련된 치과의사가 직접 디자인하면 된다!

나의 경우 처음에는 환자들에게 본을 뜨고 CT를 촬영한 후, 임플란트 회사의 디자인팀에 데이터를 보내 의뢰를 했지만, 디지털 구강스캐너를 구입하고 가이드 디자인 프로그램을 병원 내에 도입한 후로는 모든 케이스를 직접 디자인하고 가이드 장치 프린팅까지 원내에서 직접 하고 있다. 자주 야근을 하면서 직접 가이드 장치를 디자인하고 출력하는데 그 이유가, 임플란트 회사 디자인팀에 의뢰했을 경우, 그분들이 기공사 출신이라 직접 수술을 해 보진 않았으므로 실제 수술 과정이나 구강 내 상황을 정확히 반영하기는 어렵기 때문이다. 이런 부분을 '팀뷰어' 등의 원격제어 프로그램을 이용해 서로 커뮤니케이션하면서 조정할 수 있으나, 바쁜 진료시간 중에 서로 시간을 맞추어 대화하는 것이 여간 까다로운 일이 아니다.

내가 직접 디자인과 출력을 하기 시작한 이후로는, 수술 중 대부분이 오차가 거의 없었다고 할 만큼 정확하다. 숙련된 치과의사, 그중에서도 직접 보철물을 만들어 본 보철과 전문의가 직접 디자인하는 경우 큰 오차가 생길 가능성은 적다.

두 번째 근거로 언급한 '가이드수술=무절개수술'이라는 공식은 잘 모르고 비판하는 이야기이다.

바로 다음 장에 언급할 내용인데 '무절개 임플란트 수술'은 잇몸을 열지 않고 임플란트를 심는 방법으로, 수술 후 통증과 불편감이 줄어서 환자에게 당장은 매우 편한 방법이지만, 눈으로 확인 불가능한 수많은 오차를 양산하므로 나는 선호하지 않는다.

전통적으로 가이드수술은 무절개수술을 기반으로 개발된 것이 맞다.

그런데 나는 아래의 사진(Fig. 80)과 같이 수술 가이드 장치를 늘 잇몸을 절개한 후 맞추어 눈으로 보면서 수술한다.[15] 언급했던 대로 실시간 내비게이션이 아니기 때문에 오차가 생길 여지가 있다. 따라서 잇몸을 열어서 내가 실시간으로 직접 잇몸뼈의 위치와 양을 확인하면서 수술하고, 오차가 있다고 판단이 되면 눈으로 직접 확인하며 오차를 컨트롤 하니 장기적으로 문제가 되는 가능성은 거의 없다.

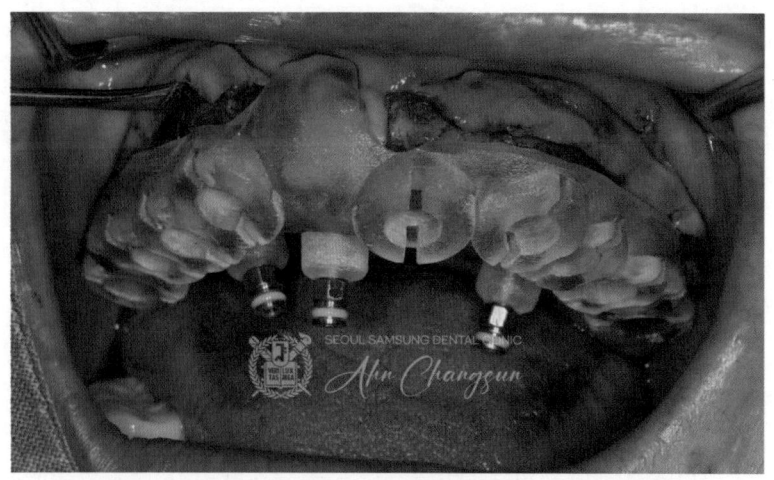

Figure 80. 전통적인 절개수술법과 최첨단 컴퓨터 가이드 수술을 조합하여 안전하게 치료하는 나의 수술 방법. 20220727 서울삼성치과 촬영.

즉, 무절개임플란트 수술의 문제점을 가이드 수술의 문제점과 동일시 하는 것은 옳지 않고, 매우 식견이 부족한 지적이다. 위와 같이 얼마든지 치과의사가 응용이 가능한 영역인 것을, 본인이 하지 않으니 나쁘다는

---

15) 이 환자의 전체 치료 과정은 책의 거의 마지막 부분에 있는 '풀마우스 임플란트 수술 및 치료 과정'에 나오는 사진을 참고하길 바란다.

식으로 지적하는 것은 잘못된 것이다.

 나는 최근에는 아무리 간단한 임플란트 수술도 전부 '컴퓨터 가이드 수술' 테크닉을 이용한다. 전 과정을 직접 진행하니 디지털 구강스캐너로 스캔을 하고 제작하는 기간이 1주 이상 2주 가까이 소요되어 환자 입장에서는 치료기간이 늘어났다. 그러나 컴퓨터상에서 미리 수술을 시뮬레이션 하면서 각 환자마다 생길 수 있는 문제점들을 미리 계획하여 대처할 수 있고, 기존 방식보다 훨씬 더 정확히 의도했던 위치에 임플란트를 심을 수 있다. 이러면 치료기간이 늘어났으니 환자들에게 손해인 것일까? 아니, 오히려 간단한 임플란트 케이스도 더 오랫동안 편안하게 사용할 수 있는 바탕이 되어, 치과의사에게도 환자에게도 장기적으로 매우 만족스러운 진료가 될 것이다. 내 진료철학인 '빠르게보다 바르게'에 부합하는 좋은 시스템이다.

 이 장의 내용을 요약하면, '내비게이션 임플란트'는 부적절한 용어이고, 그러나 '컴퓨터 가이드 임플란트 수술'은 술자와 환자가 매우 편하게 수술 시간을 단축시키면서, 정확한 위치에 안전하게 식립할 수 있는 좋은 치료 방법이 되겠다.

무절개 임플란트 수술?
무절개 치과의사!

잇몸뼈(치조골)는 잇몸에 덮여 있다. 팔다리 뼈가 속에 있어서 살로 덮여 있으니 밖으로 보이지 않는 것과 같은 이치이다. 팔다리 다쳐서 정형외과에 가면 뼈를 보려고 엑스레이를 찍는다. 안 보이니까. 치과에서도 잇몸뼈를 보려면 엑스레이를 찍는다. 입안에선 안 보이니까.

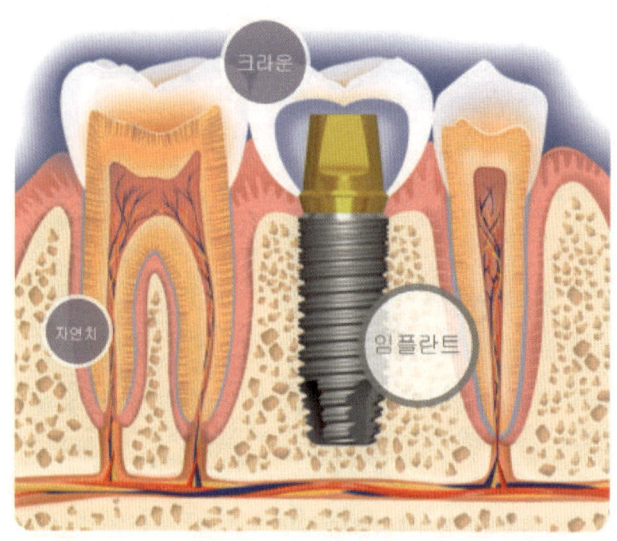

Figure 81. 임플란트와 치조골, 점막의 위치관계. 오스템임플란트 제공.

이번 장에서는 이 부분이 매우 중요하다. 잇몸뼈는 입안에서 절대 안 보인다! 임플란트는 잇몸뼈에 심게 되는데 그러기 위해서 잇몸을 절개하여 젖혀서 시야를 확보해야 한다. (이렇게 잇몸을 젖혀서 시야를 확보하는 과정을 flap 형성, 우리 말로는 피판형성이라고 부른다. 우리말이 더 어렵다.) 그런데 CT 촬영의 보편적 적용으로 잇몸뼈 예상위치를 알게 되면서 잇몸을 블레이드로 절개하지 않고, 곧바로 드릴을 사용해서 잇몸과 잇몸뼈를 한번에 뚫어서 심는 방법을 '무절개 임플란트 수술' 또는 '비절개 임플란트 수술'이라고 상업적인 치과들에서 말한다. 그러나 앞 장의 '내비게이션 임플란트'라는 용어와 마찬가지로 '무절개 임플란트 수술' 역시 올바른 용어라고 볼 수 없다.

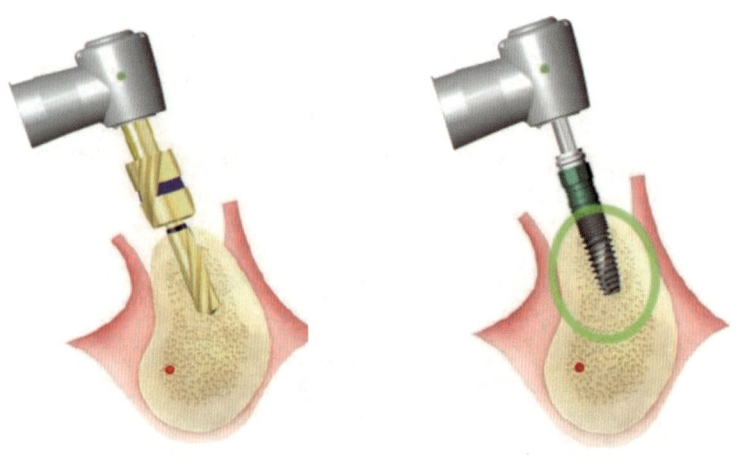

Figure 82. 전통적인 절개를 통한 임플란트 수술과정. 오스템임플란트 제공.

전통적인 임플란트 수술 과정은 Fig. 82와 같다. 잇몸을 젖혀서 시야를 확보한 후 뼈를 보면서 심는다.

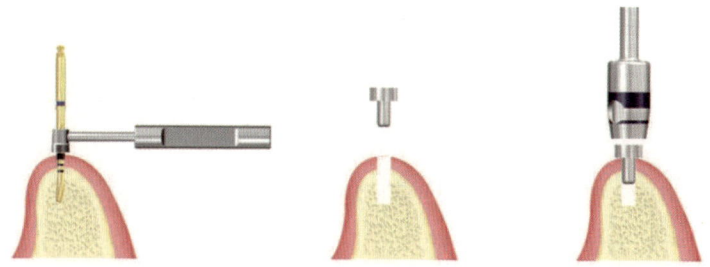

Figure 83. 무절개(?) 임플란트 수술 과정. 오스템임플란트 제공.

반면 Fig. 83에서 보는 무절개(?) 임플란트 수술 과정은 '티슈펀치'라고 하는 기구로 잇몸을 뚫어서 심는다. 술자의 육안으로는 뼈는 거의 안 보인다. 그런데 여기서 이게 무절개인지 보면, 잇몸을 전혀 절개하지 않으면 뼈가 보이지 않는다. 간단한 기구로 잇몸을 뚫어서 '최소절개'라는 용어라면 가능한 이야기일지 모르나, 이 경우 '무절개' 또는 '비절개'라는 용어는 적절하지 않다. 진정한 의미의 '무절개 임플란트 수술'이라면 이 책의 도입부에 언급한 '발치즉시 임플란트 식립 수술' 중 일부만이 이에 해당할 것이나, 이것이 무분별하게 진행할 경우 얼마나 위험한 술식인지는 이미 기술하였다.

어쨌든 상업적인 치과들의 용어를 빌어 '무절개 수술'이라고 언급해 보면, 무절개 임플란트 수술의 장점은 아래와 같다.

1) 출혈이 적고 수술 후 통증 또는 불편감이 적다.
2) 잇몸뼈의 흡수가 적고, 앞니의 경우 발치즉시 식립과 마찬가지로 심미적으로 우수하다.
3) 수술 시간이 빠르다.

얼핏 보면 환자의 편의상 매우 좋은 방법 같아 보인다.

그럼 단점은? 위 세 가지 빼고 모두 다 단점이다. 대표적으로 언급해 보면,

1) 무절개 수술로 시야 확보를 하지 않고 심는 것은 엉뚱한 위치에 심어질 가능성이 매우 높다.

이것은 '내비게이션 임플란트'라는 잘못된 용어로 알려진 '컴퓨터 가이드 수술'로 어느 정도 극복이 가능하지만, 이것이 만능은 절대로 아니다. 앞장에서 설명한 대로 실시간 내비게이션이 아니기 때문이다.

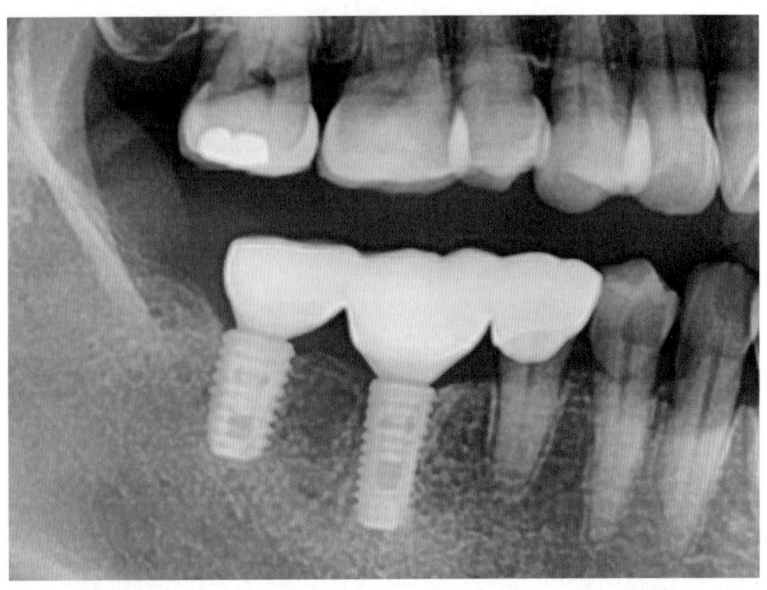

Figure 84. 심은 지 1년 이내. 얼핏 보면 큰 이상이 없어 보이는 임플란트.
20160913 서울삼성치과 촬영.

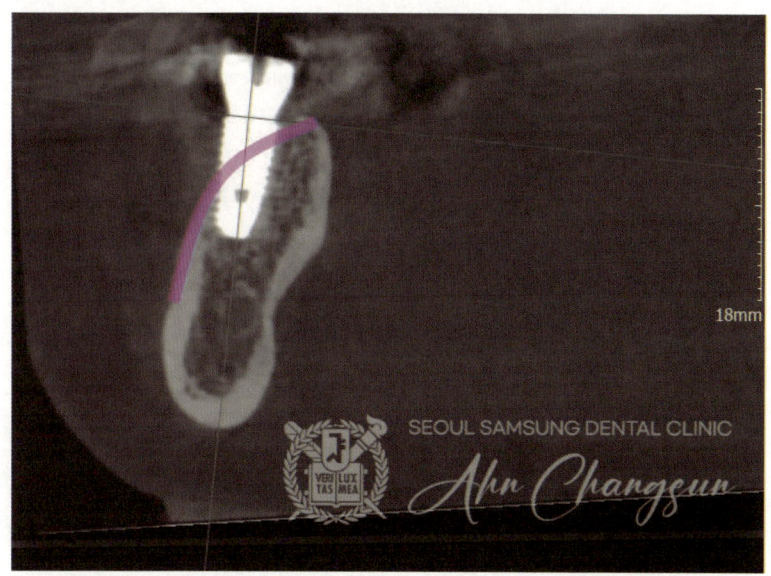

Figure 85. Fig 84 환자의 CT 촬영. 하나의 임플란트가 1년도 채 되지 않았는데 일부가 잇몸뼈 바깥으로 노출된 것이 보인다. 20160913 서울삼성치과 촬영.

 이 환자(Fig. 84, 85)는 타 치과에서 무절개수술로 심은 환자인데 심은 지 1년이 채 되지 않아 염증이 생겨서 우리 치과에 내원하였다. CT를 찍어 보니 위와 같이 보인다. 잇몸뼈의 양이 충분함에도 불구하고 정상적으로 심어야 할 위치보다 많이 바깥쪽으로 심어져서 뼈 밖으로 임플란트가 노출되어 있다. 사실 이 정도면 양호한데, 각종 학회들에서는 '내비게이션 임플란트'라고 부르는 컴퓨터 가이드 수술을 시행했음에도 불구하고 전혀 엉뚱한 곳으로 심어진 증례가 자주 보고된다. 컴퓨터를 이용해 계획해도 이런 오류가 발생하는 이유는 수술가이드 장치 자체를 디자인하고 출력하면서 생기는 오차에 더하여, 컴퓨터 가이드 디자인을 믿고 무조건적으로 무절개로 수술하는 트렌드에서 발생한다. 내가 시행하는 방법대로 절개를 해서 눈으로 보았다면 오차가 생겼어도 무언가 이상함을 술자가 감지하고 더 좋은 방향으로 심었을 것이다.

일례로 예전에 모 유명 치과의 대표원장님은 항상 수술을 무절개로만 했는데, 어떤 때는 CT를 찍어 보면 임플란트가 뼛속에 묻혀 있지 않고, 마치 JYP의 공기반 소리반처럼 '뼈반 잇몸반'에 걸쳐 있어서 지속적으로 염증이 생겼다. 그래서 대표원장님이 심었다가 말아 드신 환자 케이스를 뒤처리하는 전담 처리반 수술 집도의도 있을 정도였다. 무절개 임플란트 수술은 이런 해프닝이 매우 흔하다.

2) 임플란트 표면이 어디까지 잠겨 있는지 아는 것이 불가능하여, 임플란트 주위 염증의 원인이 되기 쉽다.

임플란트 표면처리 관련 장에서 설명했듯, 일부 디자인을 제외하고 대부분의 상용화된 임플란트는 매끈한 연마면이 아니고, 산부식 등의 방법으로 거친 표면을 만든다. 그래야 골유착, 즉 뼈에 붙는 과정이 빠르게 잘 일어나기 때문이다. 위 CT 촬영 케이스의 환자처럼 일부러 거칠게 디자인된 임플란트 표면의 일부가 뼈 밖으로 노출되면 그곳은 세균이 둥지를 틀기 좋은 거친표면이 되어 잠재적 감염경로가 되므로, 좋은 치과의사라면 임플란트 표면이 전부 뼈에 잠기도록 노력한다.[16]

---

16) 잇몸뼈 상태가 양호한 경우라도 앞장에서 보여 준 것처럼 '임플란트 숨바꼭질 테크닉'을 시행하는 것이 바람직한 이유이다.

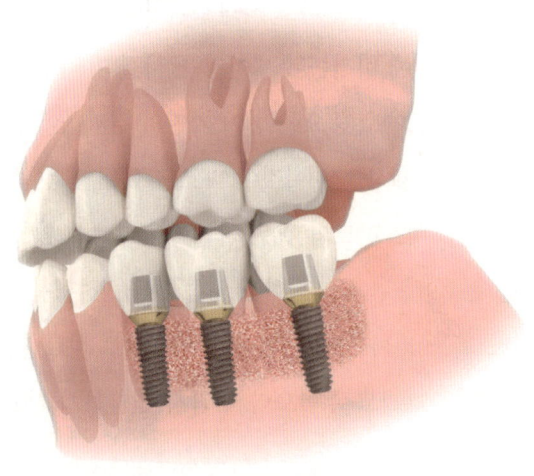

Figure 86. 임플란트와 잇몸뼈, 잇몸의 위치관계.
잇몸을 젖히지 않으면 잇몸뼈를 볼 수 없다. 오스템임플란트 제공.

그런데 무절개 수술을 시행하면 보이지가 않는다. 임플란트의 전체 면이 뼈에 잠겨 있는지 아닌지 정확히 알 수 있는 방법이 없다. CT를 찍어 본들 마찬가지다. CT 자체가 임플란트와 같은 금속 재질 주변에는 빛 반사가 되어 정확한 영상을 보여 주지 못할 뿐 아니라 360도를 모두 돌려가며 임플란트 주변에 뼈가 충분히 있는지 알기가 어렵다. 오직 절개하여 눈으로 확인하는 것만이 거친 표면이 잇몸뼈 밖으로 노출되는 것을 최소한으로 할 수 있다.

3) 임플란트 주변의 각화된 점막을 상당 부분 도려내어 없애 버린다.

해수욕장같은 백사장이나 자갈밭을 맨발로 자주 걷다 보면 발바닥에

굳은살이 배게 되는데 이게 바로 각화조직이다. 요즘엔 미용 목적으로 신체의 각질을 다 없애 버리는 추세이지만, 사실 이 각질 즉 각화된 조직은 외부자극에 대한 매우 중요한 방어 기전의 결과물이다. 이 방어기제가 구강내에서도 존재하는데 이것이 바로 각화된 잇몸 즉 각화치은 또는 각화점막이다. 임플란트의 경우 잇몸이라 부르지 않고 주변을 점막이라 통칭한다. (이하 편의상 '각화된 잇몸'이라 칭하였음.) 이 각화된 잇몸이 임플란트를 둘러싸는 것은, 환자가 임플란트 치료 후 염증 없이 오랫동안 사용하고, 그리고 무엇보다 저작시 편안하게 사용하기 위해서 매우 중요한 요소이다.

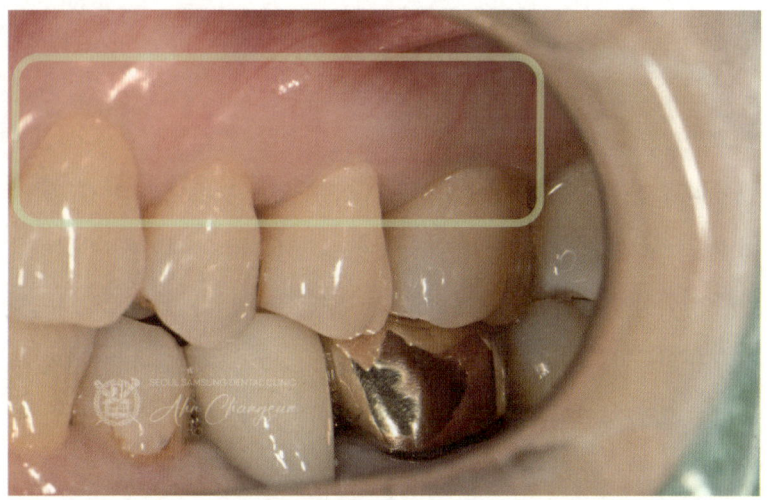

Figure 87. 자연치에 존재하는 각화치은. 20231004 서울삼성치과 촬영.

Fig. 87의 사각형 내부 부위에 비교적 하얗게 보이는 잇몸이 각화된 잇몸으로서 외부 자극으로부터 치아와 그 주위 조직을 지켜 주는 역할을

하는 갑옷 같은 부위이다.

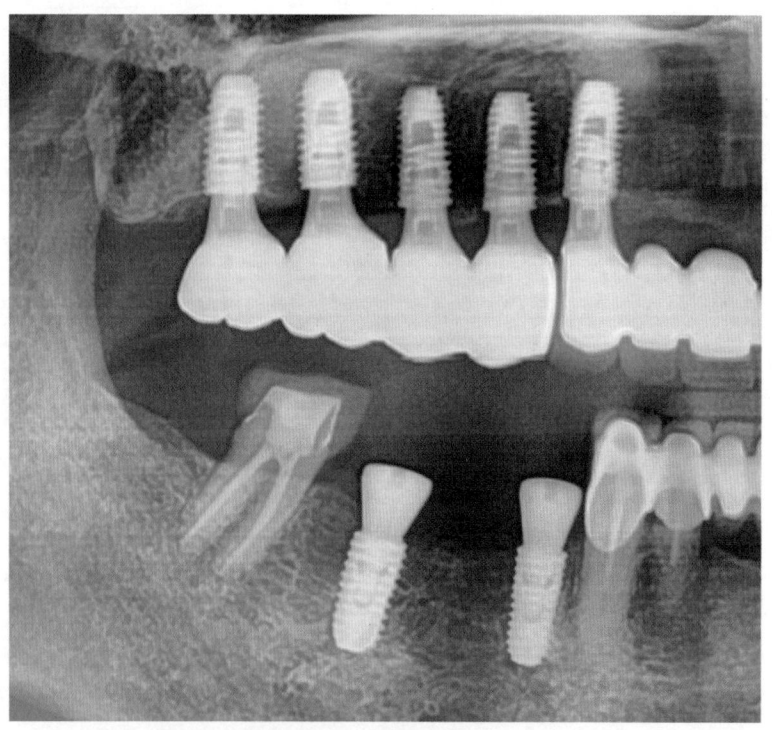

Figure 88. 오른쪽 위아래 임플란트 식립. 20231011 서울삼성치과 촬영.

Fig. 88, 89에서 전통적인 절개 수술법과 잇몸이식술로 자연치의 각화된 잇몸과 같은 임플란트 주변의 각화된 잇몸을 지켰다. 좋은 치과의사 선생님들은 대부분 어떻게든 이렇게 임플란트 주변의 각화된 잇몸을 지키려고 노력하고, 이에 더하여 부족한 부위는 잇몸 이식수술까지 한 번 더 절개 수술을 통해 임플란트에 보호막을 더해 주려고 노력한다. 그런데 무절개 수술로 아까운 각화된 잇몸을 도려내 버리는 짓은 특별한 사

유가 없는 한 납득이 되지 않는다.[17]

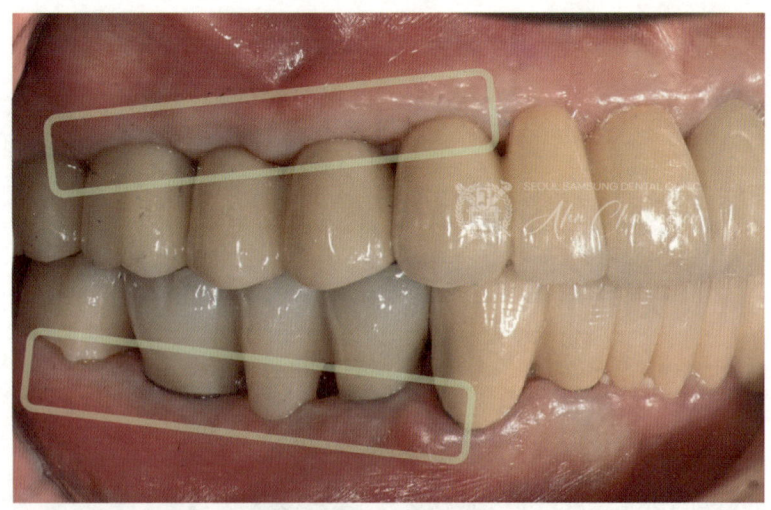

Figure 89. Fig. 88 환자의 치료 완료 후. 임플란트 주변의 상대적으로 하얀색에 가까운 각화된 잇몸이 보인다. 무절개 수술을 하게 되면 이 중의 일부를 날려 버리게 된다. 20231227 서울삼성치과 촬영.

앞의 그림 설명에서 언급했듯, '무절개 임플란트 수술'이라는 용어는 부적절하다. 뼈에 심는 임플란트는 그 위를 덮고 있는 잇몸을 절개하지 않고는 심는 것이 불가능하다. 이은결씨나 최현우씨 같은분이 치과 마술을 하면 가능할 수도 있겠다.

"자~ 절개를 안 했어요. 잇몸 그대로죠. 얍!! 심었네요? 무절개로 심었죠?"

---

17) 여기서 무절개 수술이 바람직한, 아니 무절개 수술로 진행할 수 밖에 없는 '특별한 사유' 중 하나의 예는, 환자의 전신 질환 등으로 아스피린과 같은 혈액순환제를 고용량으로 복용하여, 통상적인 절개 수술을 했을 때 출혈이 지속될 가능성이 높은 경우 등에 해당한다.

이런 식으로 하면 되는데, 이러면 치과계가 아니라 마술계로 가야 할 것이다. 무절개 수술은 칼로 절개하지 않을 뿐, 임플란트 심을 부위의 점막을 '티슈펀치'라는 기구를 사용하여 원형으로 도려내어 버린다. 그러니 엄밀히 말하면 무절개도 아니며, 도려내면서 앞 설명과 같이 각화점막이 없어지는 경우가 허다한데, 이 부위는 세균의 공격에 매우 취약한 부위가 되어, 두고두고 염증을 유발한다. 결국 오히려 칼로 절개하는 것보다 잇몸 또는 구강점막을 날려 버리니 잇몸에는 더 침습적인 치료가 된다.

앞선 포스팅에서 '내비게이션 임플란트'라는 용어도 적절하지 않다고 하였지만, '무절개 임플란트 수술'이라는 용어는 더더욱 사기에 가깝다. 정확한 용어는 'Flapless surgery'이다. '플랩 (flap, 우리 말로는 도입부에 언급한 피판, 우리말이 더 어렵다.)'이란 것이 잇몸을 절개하여 제끼는 것을 말하는 것이므로, 정확히는 '무피판 수술' 이렇게 말해야 하지만, 이 말이 너무 전문적이고 어려우니 '무절개'라는 표현을 갖다 붙인 것이다. 이미 밖으로 노출되어 있는 쌍꺼풀 수술이나 피부에 하는 성형외과, 피부과 수술 또는 시술에서 '무절개'는 가능하겠으나, 엄연히 잇몸 안쪽에 심는 임플란트 수술에서 '무절개'라는 용어는 적절하지 않다.

위에 언급한 세 가지 이유로 무절개 임플란트 수술을 한 임플란트는 장기적으로 염증에 이환될 확률이 매우 높다.

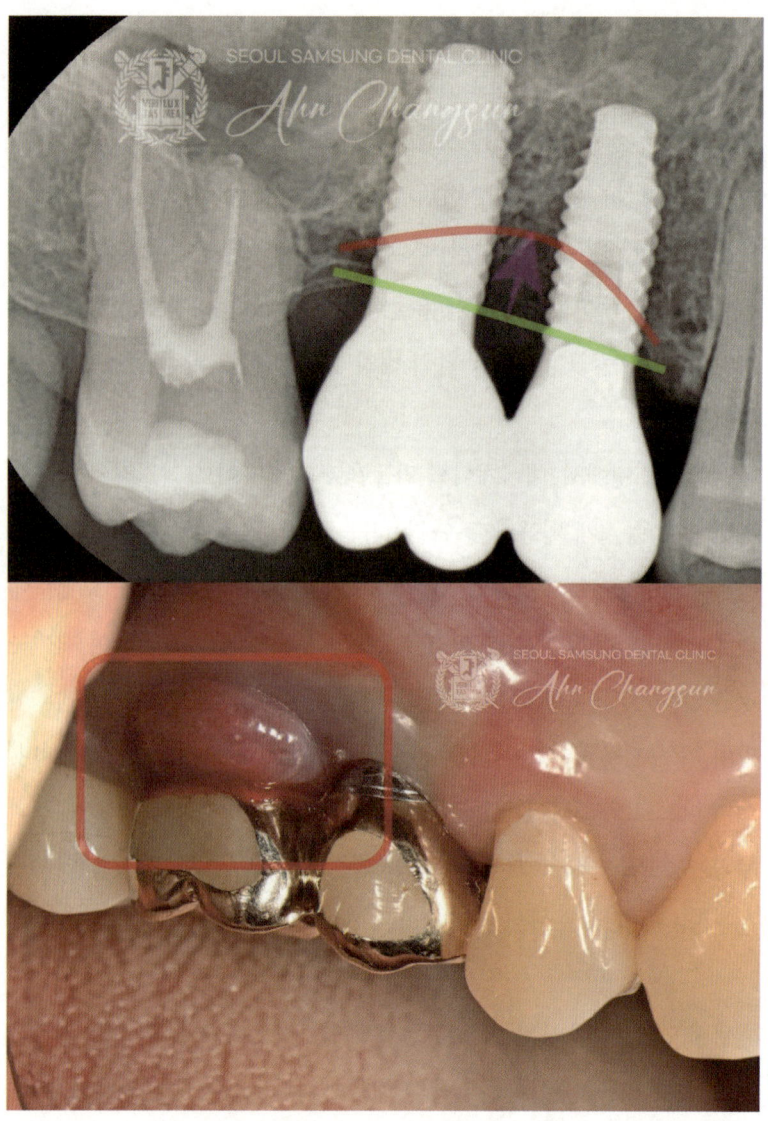

Figure 90. 여러 번 등장했던 임플란트 주위 염증 환자. 20231211 서울삼성치과 촬영.

Fig. 90은 앞에서도 여러 번 보여 주었던 사진인데, 명확히 알 수 없으

나 환자의 진술상 무절개 수술을 했을 가능성이 높은 경우이다. 임플란트 주변에 위와 같이 각화된 잇몸이 없기 때문에 조금만 음식물이 끼어도 자주 부어오르게 되고, 반복되는 염증으로 수명을 단축시킨다.

이렇게 '임플란트 주위염'이 생기면 그래도 양심 있는선생님들은 이제라도 절개를 하여 아래와 같은 기구(Fig. 91.)로 임플란트 표면을 매끈하게 만들며 세균을 제거한다.

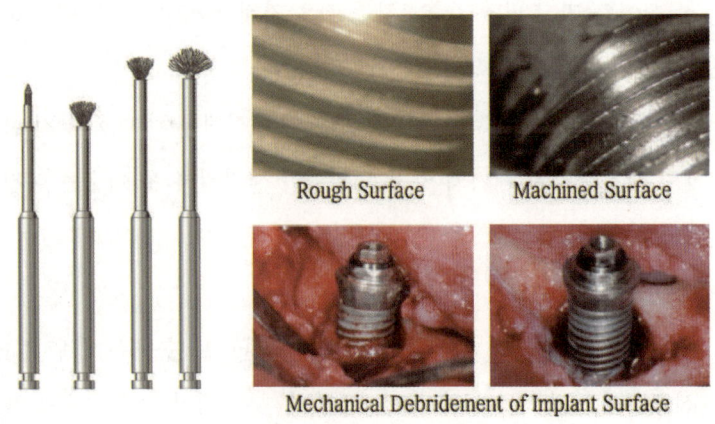

Figure 91. 한스코리아 제공.

무절개가 유행해서 임플란트 주위염이 창궐하니, 절개하여 염증을 치료하는 이런 기구가 잘 팔리는 병맛 같은… 이 무슨 역설적인 상황인가. 애초에 처음에 임플란트를 심을 때 절개해서 시야를 확보하고 꼼꼼히 문제 없게 수술했으면 대부분 괜찮았을 임플란트가 무절개로 수술했기 때문에 조기에 염증에 이환되고 실패하여 결국엔 절개하여 치료하거나 임플란트를 뽑는다.

그러면 이건 결국 절개인가 무절개인가. '절개'라는 단어의 다른 표현으로 치의학 자체에 대한 '절개와 지조'가 없는 '무절개 치과의사들'이 아닐 수 없다.

물론 컴퓨터 수술 가이드를 사용하고 수술후 CT를 촬영하여 확인한다면 위에 언급한 문제점 중 1, 2번은 최소화시킬 수 있다. 그런데 '컴퓨터 가이드 수술'도 안 하고 '무절개 수술'을 밥먹듯이 하면서 '내가 임플란트를 잘 심어요.'라고 말하고 홍보하는 것은 거짓말이거나, 아니면 그분이 초능력자. 인간의 능력으론 불가능하다.

그나마 컴퓨터가이드수술을 시행하면서 무절개를 하면 좀 낫긴 한데 그래도 각화점막이 제거되어 잇몸 염증이 생기기 쉬운 이슈는 여전히 존재한다.

따라서, 나는 무절개, 아니 '무피판형성 임플란트 수술'은 매우매우매우 신중하게 선택되어야 한다고 생각한다. 통상적인 절개 수술을 했을 때 다량의 출혈 및 합병증으로 위험할 수 있는 고령 또는 심혈관계 질환자나 심미적으로 매우 중요한 앞니 부위와 같이 발치즉시 식립수술이 유리한 경우에 한정하여 매우 조심해서 시행되어야 한다.

그리고 소비자 또는 환자들의 권리 행사로, '내비게이션 임플란트'나 '무절개 임플란트 수술'이라는 사기성 짙은 용어는 치과계에서 퇴출시켜야 한다. 치의학에 대한 '절개와 지조'가 있는 '절개 치과의사'들은 '무절개 수술'은 거의 하지 않는다. 대부분의 경우에 있어서 절개 수술이 무절개 수술보다 임플란트 장기수명에 유리한 것이 명백하기 때문이다. 이런 무분별한 상업 광고를 막는 것은 나와 같은 일개 치과의사의 노력이 모여 해결되지 않는다. 심지어 그동안의 치과의사 협회 차원의 노력도 대부분 무용지물이었다. '무절개 치과의사'들에게, 또는 이를 바라보는 보건복지부 등의 정부 담당자들에게 우리와 같은 '절개 치과의사'들의 목소리는 그저 경쟁자에 대한 시기 질투 정도로 대수롭지 않게 여기기 때문이다. 대다수 국민들이 치과진료에 대한 눈높이가 높아져서 많은 국민들의 목소리가 모일 때만이 위와 같은 무분별한 상업광고를 제재할 수 있다.

이 장을 읽고 난 독자들의 생각은 어떤지 묻고 싶다. 무절개 수술을 한다고 마취를 안 할 수 있다면 모르지만, 어차피 마취 주사를 맞아야 하고, 절개하고 시야 확보해서 수술한 후 더 오래 편안하게 쓸 수 있다면, 독자들의 선택은? 절개 Vs. 무절개??

초기의 불편감을 감수하고 장기적인 수명을 선택할 것인가? Vs. 초기의 편안함만을 취하고 임플란트 재수술 가능성까지 포함한 장기유지관리에 문제를 안고 갈 것인가?

선택이 어렵지 않은 문제이다.

대한민국 저렴한 임플란트 올림픽, 더 빨리 더 높이 더 깊이 더 멀리+더 싸게!

얼마 전 아래와 같은 환자가 찾아왔다.

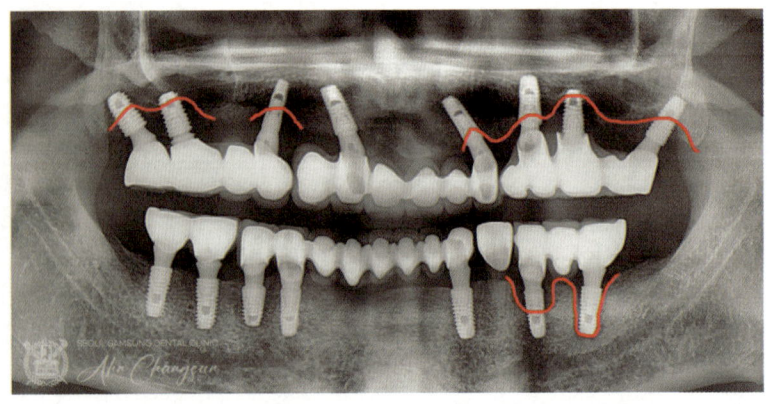

Figure 92. 임플란트 치료 3년 만에 잇몸뼈가 녹아 없어진 부위를 빨간색 선으로 표시함. 윗니 임플란트는 거의 전부 재치료가 필요하고 아래 두 개의 임플란트도 발거 후 재치료가 필요하다. 20240302 서울삼성치과 촬영.

환자분은 인근의 어느 저렴한 치과에서 약 3년 전에 거의 전악(위턱·아래턱 전체) 임플란트 치료를 끝냈다. '임플란트 주위염'이라고 하는 염증 상태가 심각하여, 우선 치료받은 치과에 가 보셨냐고 물었더니 거기는 다시는 가기 싫다고 하셨다. 시술을 마치고 1년쯤 뒤(지금부터 약 2년 전) 임플란트 주변 잇몸이 붓고 아파서 찾아갔더니 우선 지켜보자고 하고 약만 주고 별다른 치료를 안 해 주더라는 것이다. 이런 박리다

매 치과들은 임플란트 사후 관리를 철저히 해 줄 가능성이 희박하다.

　아래 임플란트들은 빨간 선으로 표시한 임플란트들을(환자의 좌측, 사진상 우측) 제외하고는 대체로 양호한데, 윗니 임플란트들은 염증이 심해서 머지 않아 거의 다 빼야 하는 상황이다. 특히 위턱에 심어 놓은 임플란트들은 각도가 전혀 안 맞고 위치도 원래 치아 위치에 근접하긴 커녕 제멋대로이다. 원래 치아 위치와 거리가 있는 위치와 방향으로 심고 억지로 기둥과 보철물을 올려놓으니 기둥과 치아 연결부위가 떠있는 곳이 많고, 전체적인 적합 상태가 엉망이다. 환자분에겐 아픈 이야기이니 자세히 물어보지 못했지만, 아마도 무분별한 발치즉시 식립을 하지 않았을까 생각된다.

　최종적으로 발치 후에 힐링되는 뼈 위치를 보고 심었다면 저 정도까지 빨리 잇몸뼈가 녹지는 않았을 것이므로. 환자분도 몰랐을 것이다. 빠르고 저렴한 임플란트 치과를 택한 결과가 이렇게까지 처참할 줄….

　환자분은 기존 우리 병원 환자분의 가족분으로 소개를 받고 오셨다. 다행히 나와 우리 병원을 믿고 재치료 받는 것을 선택하였다. 우선 불편한 부위 염증 치료를 하고, 장기 생존이 어려운 위턱의 전체 임플란트와 아래 두 개의 임플란트는 빼고 다시 심어야 한다. 치료기간은 아마도, 최소 1년반에서 2년 가까이 보아야 할 듯하다. 애초에 좋은 선생님이 약 1년 정도 시간을 두고 치료를 했다면 저런 결과는 아니었을 텐데, 환자는 치료가 끝나고도 3년간 불편함을 참고 쓰다가, 염증으로 이젠 거의 2년 가까이 또 재치료를 받으며 고생을 하게 생겼다.

최근에 일반인 대상 치과유튜브에 아래와 같은 제목의 영상들이 주목받고 있다.

'10분만에 4개를 심는다고??'
'풀마우스 임플란트 30분 만에??'

임플란트 초창기엔 임플란트 재료나 술식 자체에 대한 불확실성이 남아 있어서인지, 대부분의 선생님들이 1개를 심어도 천천히 30분 가까이 시간을 들여 수술을 했었다. 그런데 이젠 임플란트 재료의 가공이 좋아지고, 술식에 대한 팔로업이 잘되다 보니, 조금 빨리 해도 되겠다는 생각들을 다들 하게 되었는지, 한 개에 10분, 5분 이런 식으로 줄어들더니 이젠 10분 만에 4개를 심고 꿰매는 영상까지 돌아다닌다. 그런데 유튜브야 어차피 상업적인 공간이라 환자들을 유치하기 위해 쇼를 한다 치더라도, 치과의사 내부 커뮤니티 안에서도 10분 만에 4개 심는 영상으로 치과의사들을 혹하게 하며, 심지어 그런 분들이 학회나 세미나 연자로 활동한다. 나도 처음엔 그런 영상을 멍때리며 보다가, '와~ 어떻게 저렇게 손이 빠르지??' 놀랍고 감탄을 연발했는데, 정신을 차리고 보니 이런 생각이 들었다.

'그런데 저게 뭐하는 짓이지? 모내기 하나?'
아니지. 이건 신성한 생산 행위인 모내기에 대한 모독이다.

나는 시골 출신이라 아버지의 농사일을 자주 도왔는데, 어릴 적 모 심는 기계(이앙기)가 없던 시절에는 동네 아저씨들이 모두 일꾼이 되어 서로 품앗이를 하며 모를 심었다. 그때 우리 집 논의 모를 심을 때 나의 역할은 일정한 간격으로 모가 심어지도록 마킹이 된 긴 밧줄을 한쪽에서 잡는 거였다. 반대쪽에선 우리 형이 잡고 둘이 팽팽하게 당기면, 모가 심어질 위치가 빨간색 리본으로 표시되어 있다. 일꾼들은 이 빨간색 마킹을 따라 일정한 간격으로 심는다.

이렇게 모내기를 할 때도 일정한 간격으로 심는 시스템(임플란트에 비교하면 수술 가이드처럼)이 있는데, 위에 언급한 유튜브 영상들은 그저 적당히 빨리 심고 꿰매고 끝, 속도에 목숨을 건다. 당연히 엑스레이 등을 보면 퀄리티는 세미나 연자급의 명성에 비해 많이 아쉽다. 수천 개 수만 개 심어 봐야 대충 빨리 끝내는 것만 연습했으니 잘하는 법을 알 리가 없다. 임플란트 식립 경력 수만 개라고 해봐야, 모내기만도 못한 잡초 수만 개 심어 본 거랑 똑같다.

부끄럽지도 않은지, 치과의사 커뮤니티에도 '나 엄청 빠르지? 너네도 해 봐!' 이런 마인드로 영상으로 올리고, 그 영상을 올린 글의 댓글에는 찬사가 넘쳐 난다.

'정말 손이 빠르십니다.'
'대단하십니다! 언제쯤 저도 원장님처럼 빨리 수술을 할 수 있을까요?'

도대체 대한민국 치과계에 무슨 일이 일어나고 있는 것일까?
Citius, Altius, Fortius!!
더 빠르게, 더 높이, 더 힘차게!!
그리스의 고대 올림픽 정신을 기리며, 쿠베르탱 남작이 근대 올림픽 창설 당시 인용한 올림픽 표어이다.

지금 대한민국에서는 임플란트 올림픽이 열리고 있다.

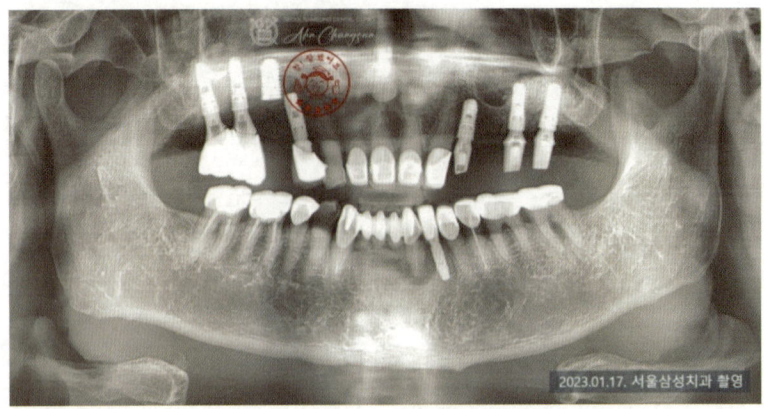

Figure 93. 나도 이 중 하나 심긴 했으나 7명의 치과의사를 쇼핑하듯 돌아다니며 심다가 엉망이 되어 가고 있는 앞 장에서 언급한 '마스터피스'. 20230117 서울삼성치과 촬영.

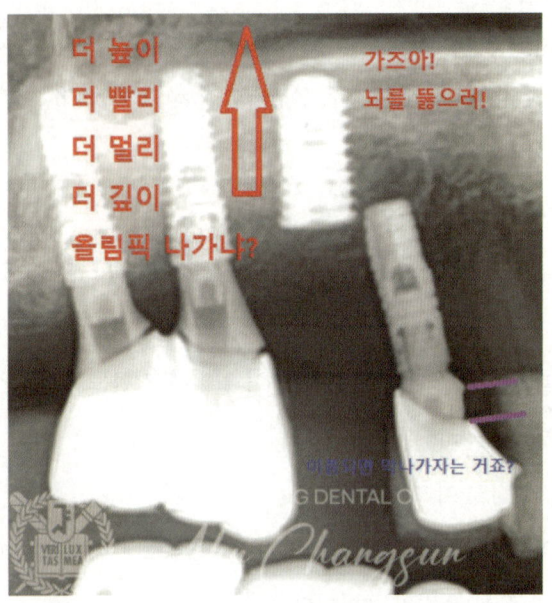

Figure 94. 위 엑스레이 사진의 확대본.

Fig. 93, 94는 앞의 '저렴한 임플란트 무엇이 문제인가?' 장에서 나왔던 환자인데, 이런 식이다. 아무 계획도 생각도 없이 그저 더 빨리 더 깊이 더 멀리 올림픽 출전하여 시간 기록 갱신하듯 심어 대니 위와 같은 어이 없는 그림이 나온다.

아래는(Fig. 95) 흔히 '내비게이션 임플란트'라고 상업적으로 잘못 명명된 '컴퓨터 가이드 수술'을 이용해 내가 직접 심은 환자이다. 컴퓨터의 도움을 받았음에도 풀마우스 수술을 하는데 위쪽만 3시간 정도 걸렸다. 손이 느려서 그런 것도 있지만, 돌다리도 두들기며 하다 보니.

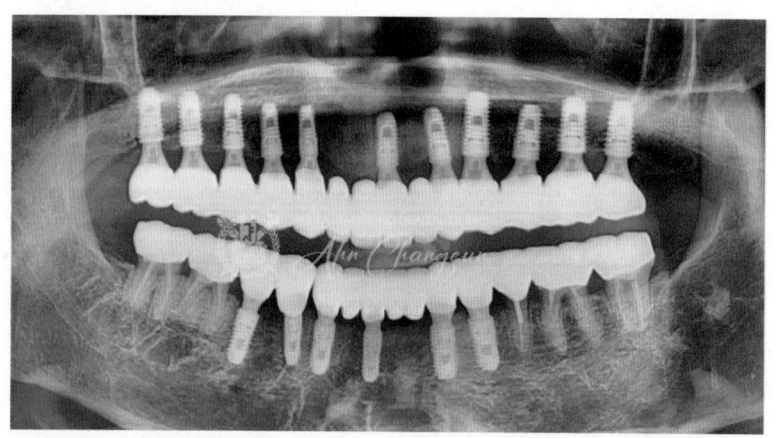

Figure 95. 사진상 좌측 아래 각도가 사선인 임플란트 제외하고 전부 내가 직접 식립. 20230308 서울삼성치과 촬영. 후반부 전체 임플란트 섹션 참고.

아래는(Fig. 96) 컴퓨터 가이드 수술을 도입하지 않았을 때 내가 심은 환자이다. 컴퓨터의 도움이 없으므로, 한 땀 한 땀 줄 맞춰서 심는다고 꽤나 고생을 했다.

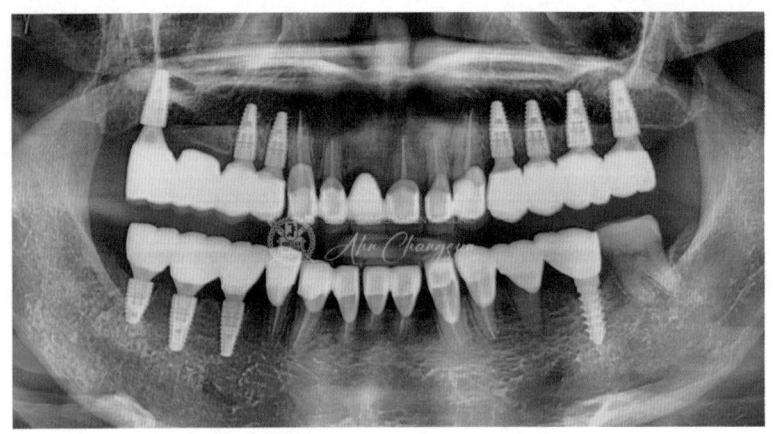

Figure 96. 사진상 아래 우측의 특이한 나사 형태 임플란트를 제외하고 전부 내가 식립 및 시술. 20201215 서울삼성치과 촬영.

두 분 중 위의 '컴퓨터 가이드 수술'로 치료한 환자는 최근에 끝낸 분이고, 아래의 환자는 종료한지 4~5년이 지난 분인데, 정기검진을 계속 오시는 한 임플란트는 장기간 큰 문제가 없이 사용할 것으로 생각한다. 컴퓨터의 도움을 받거나, 그렇지 않거나 '시간을 들여 정성껏' 심으면 위와 같이 좋은 그림이 나온다. 치과의사들이 아니라 일반인들 눈높이라도 위와 같이 엑스레이만 보아도, 술자의 실력이 어느 정도인지 감이 오지 않나?

치과치료와 같은 의료 영역이 올림픽이 될 수 있을까? 올림픽과 같은 체육 경기의 승패를 가리는 데 절대적으로 중요한 요소 중 하나는 공정성이다. 100미터 달리기든, 수영이든 동일한 출발선상에서 총소리가 울린 후 출발해야 한다. 유도와 레슬링같은 격투 종목은 ~56kg, ~68kg 와 같이 체급의 제한을 엄격히 두어서 비슷한 체중을 가진 선수끼리 겨루게 한다. 논란이 가끔 있는 영역일 순 있지만, 체조나 피겨스케이팅과 같은 기술 종목들조차 심사위원들끼리 엄격한 심사기준을 가지고 평가를 하게 된다. 즉, 동일한 경기장 동일한 조건 하에서 겨룬다는 대원칙을 전제로 한다.

그런데 의료는 다르다. 대상이 되는 환자는 세상에 한 명뿐이다. 같은 사람 내에서도 치아와 잇몸뼈 위치에 따라 형태와 특성이 다르다. 그런데 이것을 마치 올림픽 경기하듯 제한된 시간에 끝내는 것을 제 1의 목표로 두고 달려가는 희한한 행태가 치과계에 만연한 것이다. 개원의들뿐 아니라, 공적인 학회나 세미나에서조차도 빨리 끝내는 치료들이 청중들에게 인기가 좋다 보니, 특정 학회들은 점점 분위기가 올림픽처럼 되어 간다.

더 빨리 더 높이 더 깊이 더 멀리에 이어 개원가에서는 하나가 더 붙었다. +더 싸게!

작년까지 38만, 35만 이렇게 내려가더니 이젠 29만 원 임플란트 가격 광고가 돌아다닌다. 퀄리티는, 안 봐도 비디오다! 나는 내부고발자가 되길 원하지 않는다. 내부고발 하고 있는 거 아니냐고 하겠지만 누굴 특정해서 고발한 적이 없다. 대한민국 치과계 종사자 모두가 이제 마인드를 좀 바꾸어, 더 빠른 진료가 아니라 더 좋은 진료를 위해 경쟁하는 문화가 생기면 좋겠다. 그런데 이는 치과의사들의 힘만으로 이루어지지 않는다. 환자들이 치과치료에 관심을 기울이고, 너무 저렴한 치과들은 의심하며 비판적으로 접근하는 분위기가 조성되어야, 의료진들도 저렴한 진료보다 좋은 진료를 하려 할 것이다.

　30만 원 임플란트 치과에 지금처럼 환자들이 몰려가는 상황에서는, 다른 치과의사도 따라 하고 싶지 않겠는가? 오히려 우리 병원과 같이 시장 가격이 내려가는데도 내가 받고 싶은대로 꿋꿋이 받는 것이 경영적으로는 우매한 접근이다. 하지만 나는 지금의 기조를 바꿀 생각이 없다. 임플란트 치료는 공산품 판매가 아니므로.

　슬프게도, 최근의 임플란트 가격 덤핑 경쟁 분위기가 지속이 되면, 조만간 도입부에 올린 파노라마 사진과 같은 어려움을 겪는 환자분들이 많아질 것이다. 이런 문제들을 해결하고 재치료 하는데 들어가는 사회적 비용과 시간들은 정말 너무너무 허무하다.

　더 안전한 방법의 임플란트 치료에 대해 토론하고, 더 오래 쓰게 하기 위한 전략에 대해 논의하는 장이 치과계 내부를 넘어 방송이든 온라인 채널이든 대중적으로 공공연하게 열리면 좋겠다. 이것이 내가 블로그 포스팅을 하고 책을 쓰는 목적이다.

　수술에 대한 이야기는 여기서 마치고, 다음 장에서는 임플란트 보철 과정, 즉 심어진 임플란트 뿌리 위에 기둥을 세우고 보철을 올려서 환자가 잘 씹어 먹을 수 있도록 만드는 과정에 대해 설명하려 한다.

Chapter IV

임플란트 보철 느리게 걷기

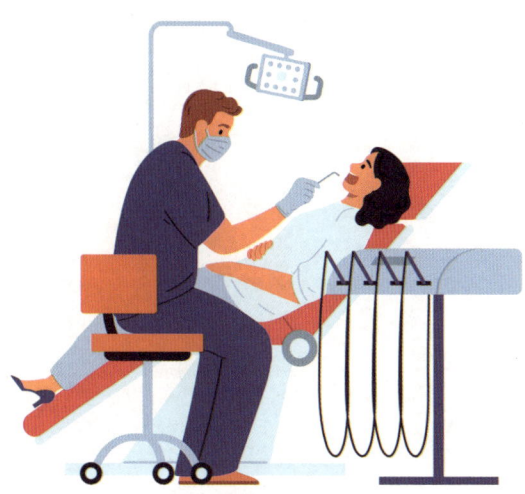

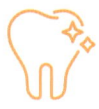

　임플란트 식립 수술이 성공적으로 이루어지고 골유착(Osseointegration) 과정이 완료되면, 이제는 임플란트 보철물을 올려서 저작운동과 발음 그리고 심미적인 영역에까지, 임플란트에 기능을 부여할 차례이다. 이 과정을 '임플란트 보철 치료'라고 하며, 현대 임플란트 치료는 식립 수술 자체보다 오히려 보철 쪽에 초점이 맞추어져 있다. 이런 현대 임플란트 치의학의 개념을 '보철 주도의 임플란트 치과학(Prosthetic-driven implantology)'이라고 하고, 앞서 기술한 컴퓨터 가이드 수술도 그중 핵심 파트이다. 이 장에서는 올바른 임플란트 보철 치료를 위해 독자들이 알아야 할 부분과, 원데이 임플란트의 핵심 중 하나인 '식립즉시 로딩(Immediate loading after implant placement)' 과정에 대해 리뷰해 본다.

임플란트 보철,
반드시 본을 두 번 떠야 하는 이유

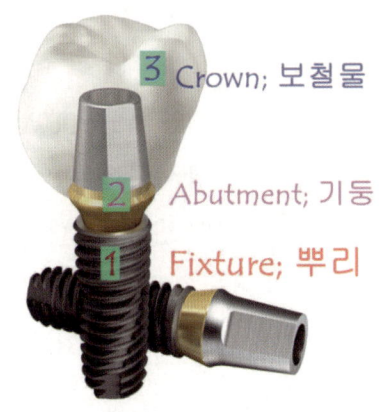

Figure 97. 임플란트의 구조. 오스템임플란트 제공.

그림(Fig. 97)에서 보듯, 임플란트는 크게 세 가지로 이루어져 있다.

1) Fixture(픽스쳐, 고정체): 뿌리에 해당하는 부분, 수술 과정에서 필요한 경우 뼈이식을 동반하여 fixture를 심는다.
2) Abutment(어버트먼트, 지대주): 중간 연결 기둥에 해당. 픽스쳐와 보철물을 연결해 주는 역할. 픽스쳐와 보통 나사로 연결된다.
3) Crown(크라운): 실제 맞물리는 치아와 같이 저작할 수 있게 만들어 주는 보철물.

이번 장은 두 개 이상 인접한 치아의 임플란트 치료를 할 때 반드시 본을 두 번 떠야 하는 이유에 대한 글이다. 하나만 심을 경우는 크게 중요하지 않을 수 있지만, 두 개 이상의 임플란트를 연결하여 치료하는 경우 임플란트 치료의 장기적 결과에 영향을 주는 매우 중요한 이야기가 되겠다.

여러 연구 논문에서 두 개 이상의 임플란트를 치료할 때 보철물을 따로따로 만드는 것보다는 묶어서 만드는 것이 유리하다고 하였다. 그 이유는 자연치와는 다른 임플란트의 고유의 특성 때문이다. 자연치는 뿌리 주변에 완충하는 스프링같은 조직인 '치주인대'(Periodontal ligament)가 존재하여, 건강한 치아라도 수십 마이크로미터의 움직임이 존재하며, 이는 잇몸 건강 상태에 따라 치아마다 다르다. 따라서 여러 치아를 무분별하게 묶어버리게 되면 여러 자연치의 움직임 차이로 인해, 보철물이 꺼떡꺼떡 움직이게 되어 시간이 지나면 접착제가 녹아 버리거나 보철물이 탈락하거나 충치가 생겨 버리는 등의 합병증이 존재한다. 그래서 자연치 크라운 보철을 하는 경우, 많이 흔들려서 혼자 힘으로 버티기 어려운 경우가 아니라면 가급적 따로따로 만드는 것이 좋다.

그림(Fig. 98)에서 보면, 자연치의 경우 치아뿌리와 잇몸뼈 사이에 옅은 분홍색의 한겹 띠의 스프링과 같은 완충 구조인 '치주인대' 조직이 있다. 정상적인 자연치아도 눌렀을 때 약간의(수직으로 약 50마이크로미터 정도) 움직임은 존재한다. 반면 임플란트는 뼈에 단단히 박혀 있을 뿐, 자연치의 치주인대와 같은 완충 구조가 없어서 거의 움직이지 않는다. 뼛속에서 아주 작은 5마이크로미터 전후의 움직임만이 있으므로 실제로 거의 움직이지 않고 뼛속에 단단히 박혀 있는 것과 마찬가지이다.

완충하는 구조가 거의 없다시피 하므로, 임플란트를 따로따로 만들게 되면 기둥에 연결하는 나사와 같이 가장 얇은 부위가 부러지거나, 나사가 풀리는 등의 합병증이 빈번하게 발생한다. 이런 문제를 방지하기 위해 자연치 치료 시와 달리 임플란트는 여러 개를 묶어서 서로 의지할 수 있도록 제작하는 것이 좋은데, 문제는 너무 여러 개를 묶으려고 길이가 긴 보철물을 만들게 되면, 제작 과정상에서 금속이나 세라믹의 수축 팽창 등으로 인해 계획했던 것과 달리 잘 맞지 않게 되는 경우가 많다. 이 경우 임플란트를 묶어서 만드는 장점보다, 잘 맞지 않는 보철로 인한 문제가 더 커지게 되므로, 일반적으로 임플란트라도 3~4개까지만 묶어서 제작하게 된다.

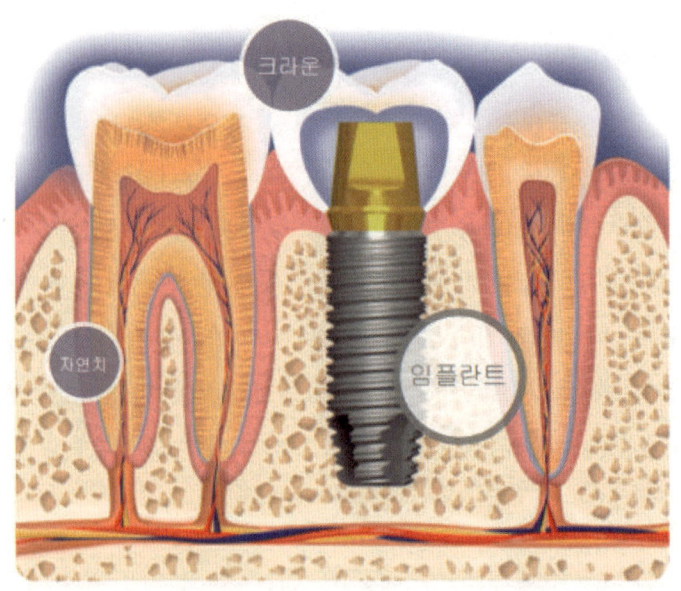

Figure 98. 임플란트와 자연치 구조의 차이. 오스템임플란트 제공.

임플란트 픽스쳐도 여러 가지 종류가 있는데, 현재 대부분의 치과의사들이 그림(Fig. 99)과 같은 타입을 사용한다.[18] 이 사진은 내가 자주 사용하는 '스트라우만 임플란트' 사의 본레벨 타입 픽스쳐인데, 보라색의 어버트먼트 스크류에 의해 어버트먼트(기둥)와 픽스쳐가 연결된다. 다른 타입도 간혹 사용하긴 하지만, 대부분의 경우 나도 이런 타입을 사용한다. 임플란트마다 장단점이 있으나, 이 '인터널 헥스 본레벨

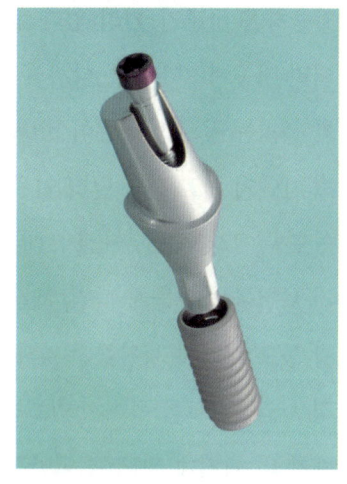

Figure 99. 스트라우만 본레벨 타입 픽스쳐와 지대주의 연결. 스트라우만 임플란트 제공.

타입 임플란트'의 치명적인 단점이라면 기둥을 픽스쳐에 연결한 후 수직적인 위치가 제법 많이 변한다는 것이다.

위와 같은 타입의 임플란트는 연결 구조상, 기둥과 픽스쳐의 연결 부위는 원뿔 형태(conical type)의 경사면 접촉을 갖는다. 나사로 조이면 경사면을 따라서 기둥이 픽스쳐 속으로 쐐기 형태로 삽입되어 예상했던 위치보다 안쪽의 금속면이 휘고 마모되고 하면서 기둥은 나사를 조이기 전보다 수직적으로 주저앉는다. (Fig. 100) 정식 학술 용어는 'Axial displacement'인데 우리말로 풀이하면 '수직적 위치 변화' 정도로 해석할

---

18) 이런 형태를 'Internal hex, conical connection, bone level type fixture'라고 하는데, 이에 대해서는 조금 전문적인 내용이라 지면상 생략하였다. 자세한 내용이 궁금한 독자들은 배도 블로그 2024년 3월 10일에 발행된 포스팅을 참고하길 바란다. 네이버 검색창에 '임플란트 구조적 형태'라고 검색하면 나온다.

수 있고, 편의상 치과의사들 상에서 '기둥이 주저앉는 다'는 의미로 'Abutment sink-down'이라고도 한다. 이 양이 대개 30~70마이크로미터까지 보고가 되는데, 치과에서 교합을 맞출 때 이 양은 결코 적은 양이 아니다.

이와 관련한 연구는 매우 많은데, 국내 의료진의 한 연구 논문에서는 픽스쳐에 기둥을 연결하고 나사로 조인 후 20~40 마이크로미터 수직적으로 주저앉는 연구결과를 보인다고 하였다.[19]

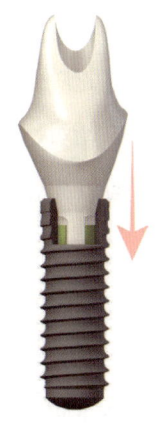

Figure 100. 스트라우만 임플란트 제공. 일부 직접 편집.

다른 논문에서는 이런 변화를 'Vertical displacement' 라는 용어로 표현하면서, 항목에서 보면 기둥을 연결할 때 나사를 조이고 나면 최소 34 마이크로미터에서 71 마이크로미터까지 기둥이 쐐기처럼 박히듯 픽스쳐 안으로 주저앉는다는 연구결과를 발표하였다.[20]

기둥을 연결한 이후에도 보철물을 올리고 환자가 실제로 씹어 먹으면서 부하를 가하면, 추가적으로 10마이크로미터 정도가 더 가라앉게 되는데, '첫번째로 기둥을 픽스쳐에 연결할 때 30~70 마이크로미터+이후 저작운동 시 10마이크로미터'를 합산하면 총 40~80 마이크로미터의 교합변화가 된다.

이 정도 주저앉는다고 해서 임플란트에 큰 문제가 생길까 하는 의문이 들 수 있다. 그러나 우리가 저작 시에 치아가 부딪히는 '교합'이라는 것은

---

19) 참고논문, Digital evaluation of axial displacement by implant-abutment connection type: An in vitro study. Sung-Jun Kim et al., J Adv Prosthodont, 2018
20) 참고논문, Displacement of Screw-Retained Splinted and Nonsplinted Restorations into Implants with Conical Internal Connections. B Yilmaz et al., The International Journal of Oral & Maxillofacial Implants, 2014

무척 예민하다. 치과에서 사용하는 가장 작은 종이는 8마이크로미터인데, 여기까지 조절을 해 주어도 때로는 막상 음식물을 씹어 보면 불편하다고 말하는 환자들이 있다. 수십 마이크로미터의 교합 변화 수치 값은 치과의 교합 영역에서는 무시할 수 없는 매우매우 큰 수치이다.

즉, 처음에 임플란트 뿌리(픽스쳐)에 기둥을 연결할 때 수십마이크로미터 정도 의미 있는 수치로 주저앉고, 그 다음에 환자가 씹어 먹는 동안은 10마이크로미터 정도로 경미하게 가라앉는다고 볼 수 있으니, 가장 큰 변화는 기둥을 연결할 때 생긴다. 이 부분이 임플란트 보철을 위한 본뜨기 과정에서 매우매우 중요하다. 대부분의 치과에서 시간과 비용을 이유로 임플란트를 심고 나서 픽스쳐에 기구를 바로 연결해서 본을 한 번에 뜨고, 보철물을 끼워 준다. 이렇게 본을 한번에 떠서 만들어도 대개 문제가 없는 경우는 임플란트 하나를 심었을 때이다. 어차피 대부분의 경우 제작 시의 오차때문에 보철물의 교합이 약간 높게 나오기 때문에, 기둥이 약간 낮게 들어가도 보통 높은 교합으로 보상이 되거나, 수정을 하더라도 경미하게만 고쳐 주면 별 문제가 없다.

그런데 두 개 이상을 묶을 때는 얘기가 다르다. 한번에 본을 떠서 기둥과 보철까지 한꺼번에 만들어 주는 경우 많은 치과의사들은 다음 페이지와 같은 그림(Fig. 101)을 예상할 것이다.

실제 상황은 다음 페이지 그림(Fig. 102)과 같다. 본을 한 번만 떠서 기둥과 보철물을 같이 만들면 막상 중간 기둥을 연결하면서 수십 마이크로미터의 수직적 변화가 생겨, 보철물은 들어가지 않는다. 이 경우 정확

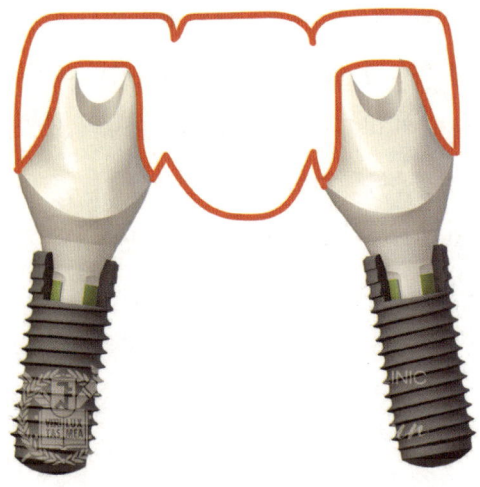

Figure 101. 저렴한 치과들에서 한번에 본을 뜨고 나서 그들이 예상하는 그림.
스트라우만 임플란트 제공+일부 편집.

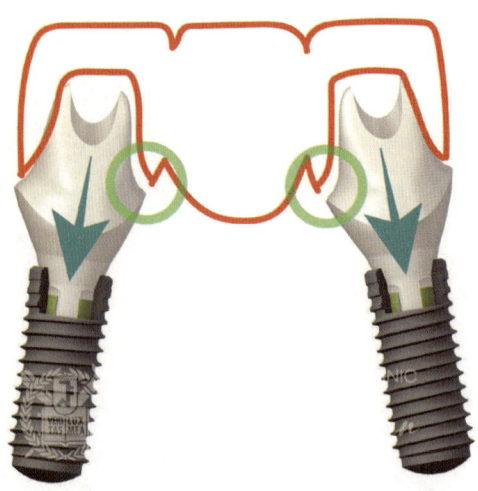

Figure 102. 한번에 본을 떠서 기둥과 보철물을 한꺼번에 제작했을 때 실제의 상황.
스트라우만 임플란트 제공+일부 편집.

히 임플란트 각도가 평행하다면, 유사하게 보철물이 같이 주저앉으며 들어갈 수도 있지만, 대부분 약간의 각도 차이는 있으므로 위와 같이 보철물이 들어가지 않는다. 양쪽의 오차가 증폭되므로, 보철물은 수십 마이크로미터보다 훨씬 더 많이 뜨며, 두 개가 아니라 세 개, 네 개의 임플란트를 묶어서 만들수록 오차는 더 증폭된다.

더구나 저렴한 치과에서 임플란트를 빨리 심어 버릴 수록, 임플란트는 대개 각도차가 더 심해서 오차가 더 커진다.

또 한 가지 조금 어려운 개념이지만, 수직으로만 변하는 것이 아니라, 수평으로도 기둥을 넣으면서 약간 회전한다. 대부분 6각형 헥스나 8각형 옥타와 같은 회전방지형태로 기둥을 픽스쳐 안에서 잡아 주지만, 이 역시 유격이 전혀 없게 만들면 들어가지 않는 경우가 생기므로, 의도적으로 약간의 유격을 부여한다. 따라서 나사를 조이면 유격 상에서 약간 돌면서 수평으로도 약 4도 내외로 회전을 한다고 한다.

그러니까, 기둥을 넣으면서 수직 수평으로 생기는 변화를, 한 번 본을 떠서 만들어서는 '절대로' 따라갈 수 없는 것이다.

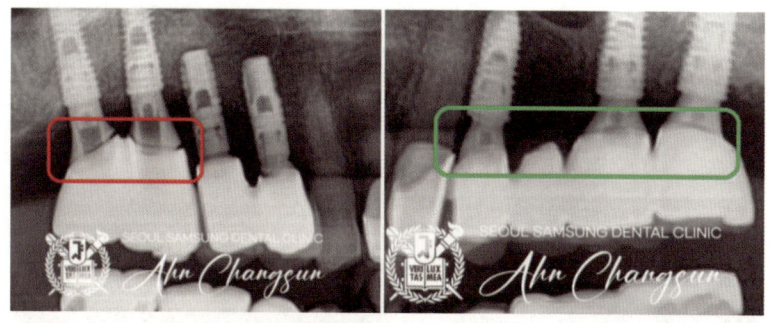

Figure 103. 같은 환자의 좌우 비교. 빨간 선은 한번에 본을 떠서 만든 타워 보철물이고, 녹색 선은 내가 본을 두 번 떠서 기둥과 보철물을 따로따로 제작해 주어 연결한 그림이다. 빨간 선 부위보다 잘 맞는 핏을 보여 준다. 20210220 서울삼성치과 촬영.

    그러니 위 엑스레이 사진(Fig. 103)의 왼쪽(빨간 선)과 같이 기둥과 보철 사이가 떠 있는, 접착제로 대충 발라져 있는 위와 같은 사진이 많이 보이는 것이다. 위 사진의 오른쪽(환자의 좌측 위 어금니. 사진상 보이는 것과 반대임.)은 내가 해 준 보철물인데, 녹색 라인을 보면 기둥과 보철물 사이의 갭이 보이지 않는다. 반면 왼쪽의 사진(환자의 우측 임플란트)에서 빨간 선 안쪽을 보면 기둥과 보철물 사이가 선명히 갭이 생겨 있다. 아마 기둥이 주저앉는 것은 몇십 마이크로미터 정도였겠지만, 잘못된 본뜨기 과정 등으로 인해 최종 보철물은 기둥에서 그 열 배 가까이 떠 있다. 눈으로 보일 정도니 최소 0.4~0.5mm (400~500마이크로미터) 정도는 떠 있는 것일 텐데, 치과 영역에서 이 정도는 엄청난 오차이다. 결국 시간이 지나면 접착이 깨지거나 접착제가 녹거나 하여 임플란트에 심각한 문제가 생기기도 하며, 나사가 풀리고 부러지는 등의 기계적인 문제도 동반한다. 이런 임플란트 치료 실패 예시 케이스를 바로 다음 장에 기록하였다.

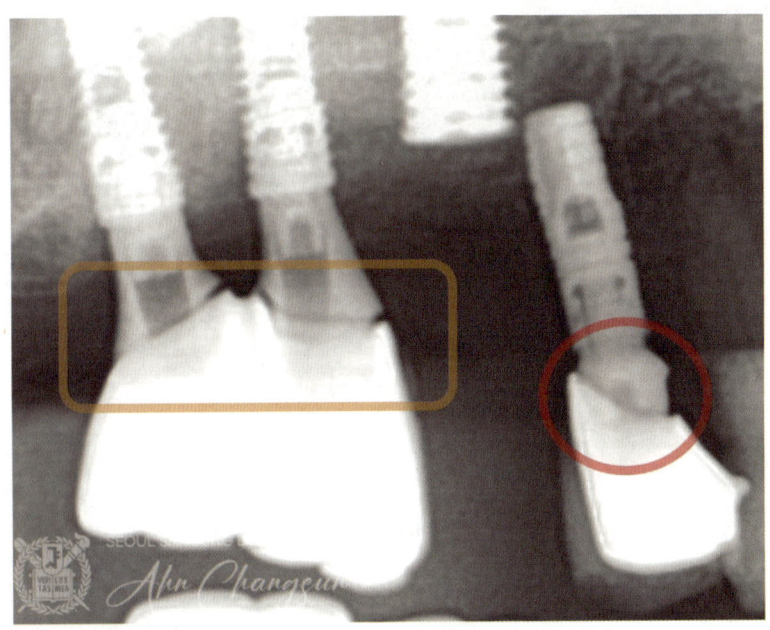

Figure 104. 20230117 서울삼성치과 촬영.

   Fig. 104는 같은 환자의 몇 년이 지난 엑스레이 사진인데, 이 환자는 '저렴한 임플란트 무엇이 문제인가? 마에스트로' 관련 장에 나왔던 환자이다. 여러 저렴한 치과 원장들의 손을 두루두루 거치며 '그로테스크'한 그림이 그려졌다. 애초에 있었던 보철은 그나마 살짝 떠 보이는데 사진 오른쪽에 새로 들어간 보철(빨간색 타원)은 아예 맞출 생각조차 하지 않았다. 몇십 마이크로미터 이정도가 아니라 2밀리미터가 떠있다. 참 별의 별 치과가 다 있다.

   그러면 이런 문제를 방지하기 위해 어떻게 해야 할까?

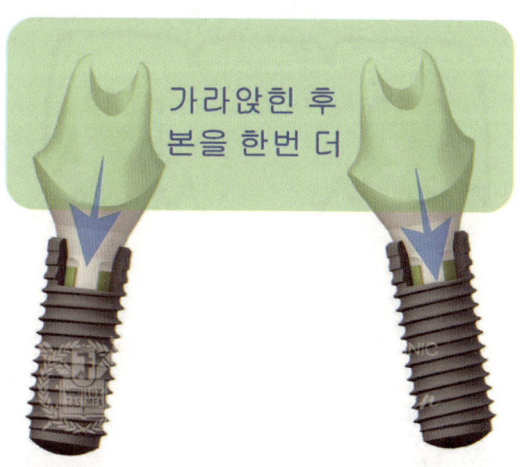

Figure 105. 기둥만 먼저 연결하고 임시치아를 끼운 후, 기둥이 끼워진 상태로 본을 한 번 더 뜬다. 스트라우만 임플란트 제공+일부 편집.

일단 기둥을 연결하고 나면 플라스틱 임시치아로 먼저 교합을 맞추어 준다. 그리고 약 일주일 이상 식사를 편하게 하고 와서 충분히 기둥이 픽스쳐 속으로 충분히 가라앉을 시간을 주는 것이다. 그리고 변화된 수직적 수평적 상태 그대로, 기둥의 형태와 변화된 위치가 잘 나오도록 본을 새로 떠 준다. 그러면 임플란트 뿌리 쪽에서 본을 뜬 것이 아니라 이미 연결된 기둥 상태에서 다시 본을 떴으므로, 이젠 기둥을 넣으면서 생긴 수직, 수평적 변화는 반영이 되었다. 이 과정을 기둥을 넣고 기둥 수준에서 본을 한 번 더 뜬다는 의미로 'Abutment level impression'이라는 정식 용어까지 있다. 이 상태에서 그대로 보철물을 만들면 아래와 같은 그림(Fig. 106)이 나온다.

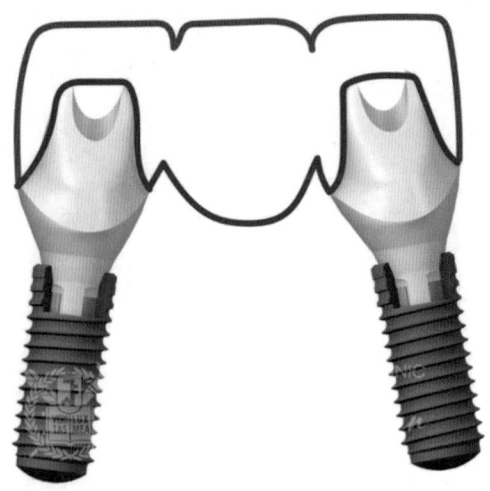

Figure 106. 두 번 본을 떠서 만들었기 때문에 기둥과 보철물 사이가 뜨지 않고 잘 맞게 된다. 스트라우만 임플란트 제공+일부 편집.

위 파란 선과 같이 잘 맞는 보철물이 만들어지는 것이다.

많은 치과들에서, 그리고 기공소에서 조차 요즘엔 디지털 구강스캐너를 사용하니 보철물이 잘 맞아서 위와 같은 과정이 필요 없다고 말한다. 나도 최근 구강스캐너를 도입하고 간단한 케이스는 디지털 작업으로 하고 있지만, 이렇게 기둥이 들어가면서 만드는 오차는 아날로그로 만드나, 디지털로 만드나 똑같다. 디지털로 만들어도 입안에서 끼워 주는 작업은 같다. 나사가 쉽게 풀리지 않도록 제조사 방침에 따라 20~35N의 힘(Torque)으로 조여 주는 과정에서 필수적으로 30~70마이크로미터가 주저앉는다.

따라서 대부분 많이 사용하는 '인터널헥스 본레벨 타입'의 임플란트를 사용한다면, 두 개 이상의 인접한 치아의 임플란트를 치료할 경우 반드시 위와 같이 본을 두 번 뜨는 과정이 필수적이다. 아니면 보철물이 잘 맞을 수가 없다. 저렴한 치과들에서는 터무니 없이 싼 가격을 받고 대충 치료를 끝내 주려니 이런 부분을 모르거나, 알고도 신경 쓰지 않는다. 몇 년 지나서 거의 반드시 문제가 생기겠지만, 본인들의 책임이 아니라고 회피할 뿐.

임플란트를 심는 수술과정뿐 아니라 보철물을 넣어 주기 위해 본을 뜨는 과정만 해도 두 번씩 해야 하는데,

"임플란트를 하루 만에 끝낸다고?"

이 책의 제목에 써 있는 위 질문에 대한 답변이, 독자들이 책장을 넘길수록 명확해지고 있을 것이다. 책의 후반부에 실제 환자 케이스 치료 사진들을 보면 과정에 대한 이해가 더 쉽다.

임플란트 보철 실패 케이스의
재치료 과정

약 7년 전, 한 환자가 내원하였다. 차트에 있던 당시 환자의 불편감을 그대로 옮겨 적으면 아래와 같다.

"임플란트가 흔들리고 불편해요. 내가 여기 왼쪽 위 세 개 임플란트를 6~7년 전에 지방 모 유명한 치과에서 심었는데, 흔들려서 가 봤더니 나사를 조여 주더라구요. 근데 며칠 뒤에 다시 흔들려서 가니까 전반적인 압력이 분산이 안 되어서 자꾸 그럴 거라고 하더라구요. 조일 때 보철을 안 빼고 그냥 조여 줬어요. 흔들릴 때는 거기서 냄새도 많이 나고 했는데 지금은 조금 나아요. 근데 내가 광명으로 이사를 왔는데 계속 흔들릴 때마다 지방에 갈 수도 없고, 광명에 치과 몇 군데 가 봤는데 책임 문제 때문인지 안 해 준다고 하더라구요. 딸이 이 근처에 사는데 여기 가 보래서 왔어요."

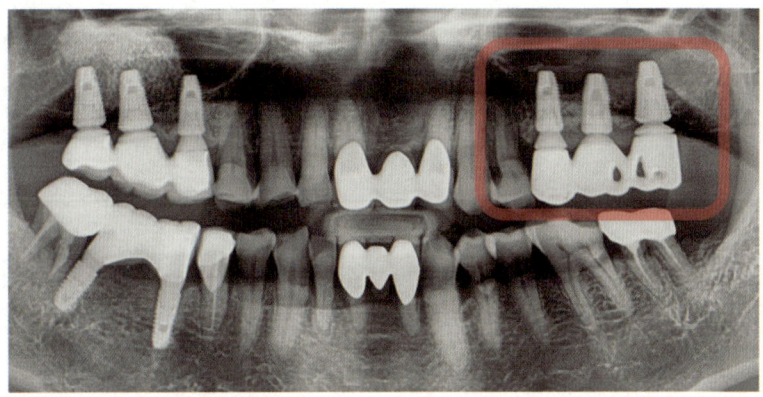

Figure 107. 빨간 선 부위가 환자가 불편한 부위이다. 20170612 서울삼성치과 촬영.

환자가 불편한 부위는 화면의 우측(환자 기준 왼쪽) 25, 26, 27번 임플란트를 묶어서 연결한 것이다. 지방의 어느 광역시에 있는 유명한 치과에서 임플란트를 심었는데, 흔들려서 갔더니 나사를 조여 주었다고 한다. 그런데 며칠 뒤에 다시 흔들려서 갔더니, 다시 나사를 조이면서 계속 그럴 거라고 했다. 어쩌라는 말일까? 계속 그럴거니 어쩔 수 없다는 이야기인지? 아니면 7년밖에 안 된 임플란트인데 빼고 다시 심으라는 말인지…. 물론 환자의 기억이 틀릴 수도 있지만, 광명으로 이사 온 후 이 부위의 불편감으로 방문한 치과들에서 모두 퇴짜를 맞았다는 것이다.

새로운 치과들 입장에서는 좋은 마음으로 재치료 해 주었다가 다른 치과에서 심은 임플란트에 문제가 생기면 난감하다. 어느 회사 제품인지 모르는 경우도 있고, 환자의 진술도 명확하지 않고 결정적으로 임플란트 재치료라는 것이 남이 버린 오물을 치우는 것만큼이나 번거롭고 고된 일이기 때문이다. 재치료가 잘되면 다행이지만, 잘 안 되었을 때는 책임 소재에서 자유로울 수 없다.

내 입장에서야 보철과 출신으로 이런 일을 전공의 때부터 밥먹듯 해왔기 때문에, 일단 봐 드리겠다고 했다.

여기서 앞장의 내용을 잠시 다시 환기하면 임플란트는,

'픽스쳐(뿌리)+어버트먼트(기둥)+크라운(보철물)'로 구성된다.

여기서 픽스쳐(뿌리)를 뼈에 심는 과정까지가 수술과정이고, 기둥과 보철물을 연결하는 과정이 보철과정이다.

파노라마 사진에서 애매하게 보이는 부분을 확대해서 찍어 봤더니

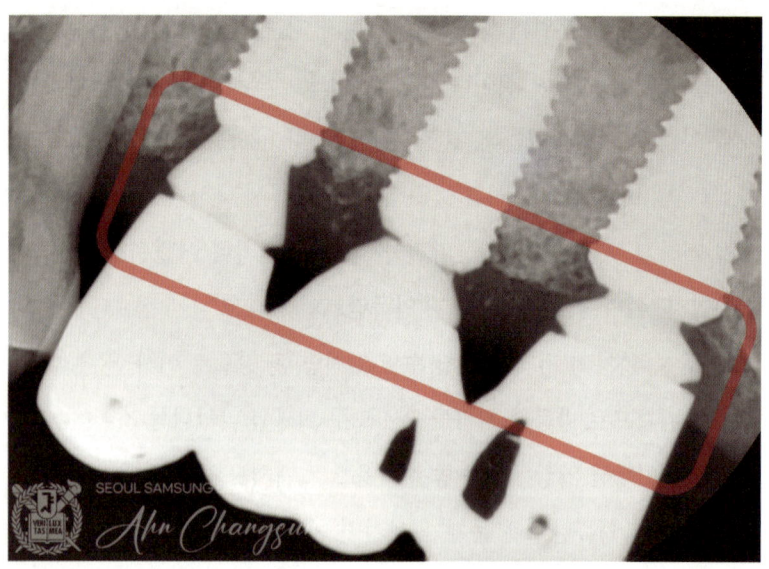

Figure 108. 20170612 서울삼성치과 촬영

엉망이다. 임플란트 세 개를 모두 연결하였는데, 앞과 뒤의 임플란트는 기둥과 보철 사이가 떠있다. 이런 건 저렴한 치과들에서 자주 보이는 그림이다. 더 웃긴 건 가운데인데…. 가운데는 기둥과 뿌리 사이가 떠 있는 흔하지 않은 그림이다.

임플란트 픽스쳐(뿌리)를 심은 각도는 대체로 평행하고 좋아 보인다. 그런데 보철물과 기둥 사이에 갭은 왜 생기는 걸까? 높은 확률로 여러 임플란트를 묶어서 보철을 하는데도 본을 한 번만 떠서 기둥과 보철을 한꺼번에 만든 것이다. 앞 장의 내용처럼 첫 번째 본을 떠서 기둥 먼저 올리고 가라앉는 오차 보정 과정을 거친 후, 한번 더 본을 떠서 보철물은 따로 만들어 줘야 좋은 fit이 나오는데, 그냥 별 생각 없이 한 번만 본을 떠서 한꺼번에 간 것이다. 이유는? 잘 모르거나, 아니면 시간과 비용 절감을 이유로 안 하거나 둘 중의 하나다.

그런데 중요한 것은, 환자가 말한 치과 이름을 검색해 보니 이 치과가 보통 특정 네트워크 상호들로 대표되는 저렴한 치과가 아니라는 것이다. 원장이 유명 임플란트 회사의 세미나 연자이자, 나와 같은 '보철과 전문의'였다. 내 관점에서 너무 충격적인 사실은, 엑스레이상 임플란트 치료 퀄리티를 보면, 수술은 비교적 잘하지만 기둥과 보철물을 올리는 보철 과정은 잘은 모르는 분으로 예상했는데, 반대로 보철과 전문의라니!

'보철과'니 '치주과'니 '구강외과'니 아니면 요즘 유행하는 '통합치의학 전문의'가 어쩌고 모두 타이틀을 자랑하지만, 중요한 건 타이틀 자체가 아니다. 의료인의 직업윤리와 마인드이다. 이 분이 어쩌다 실수한 것이 아닌가 싶을 수도 있지만 **아래 사진(Fig. 109)을 보면 그렇지 않음을 알 수 있다.**

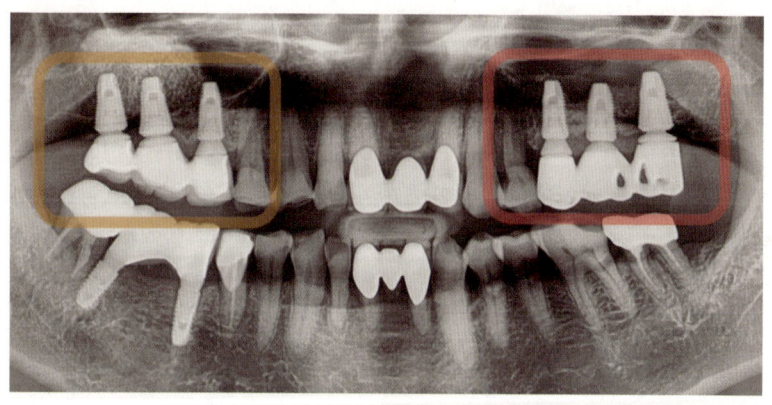

Figure 109. 자세히 보면 반대쪽 임플란트도 기둥과 보철 사이가 떠 있다.
20170612 서울삼성치과 촬영.

정확히 같은 회사의 같은 라인업 임플란트를 심은 반대쪽을 자세히 보면, 역시나 수술은 준수하고, 기둥과 보철 사이는 떠있다. 그냥 이 치과 원장의 루틴이 이런 거다. 해당 치과의 블로그나 홈페이지 댓글들을 보면 칭찬 일색이어서 더 씁쓸하다. 저렇게 심고 보철을 해 놓아도 7년간 별 문제가 없었다니…. 인체의 신비다. 이런 인체의 신비한 적응능력을 믿고 오늘도 10분에 4개씩 심어 대는 30만 원대 저렴한 치과들과, 본인의 세미나 학회 연자 경력 등 명성을 광고하며 남보다 비싼 값을 받으며 실은 엉망으로 진료하는 위와 같은 사짜들이 판을 친다.

그러나 인체가 언제까지 버틸 수는 없다. 적응하고 버티다 버티다 안 되겠으니 이렇게 말을 하는 것이다.

"주인님, 나 임플란트인데요. 이상이 있으니 고쳐 주세요!"

"나는 잇몸뼈인데요. 여기가 이상하니 봐 주세요."

이러한 신호마저 무시하고 치과에 오지 않는다면 임플란트를 빼고 다시 심어야 하는 경우도 생긴다. 다행히 이 환자는 몸이 주는 신호를 무시하지 않고 나를 찾아왔다.

보철물을 뜯어보았다.

앞뒤 임플란트의 기둥은 양호한데 가운데는 기둥이 부러져 버렸다. 부러진 기둥을 제거하느라 한참을 고생해서 빼내고 확인하니 다행히 뿌리는 이상이 없어 보인다.

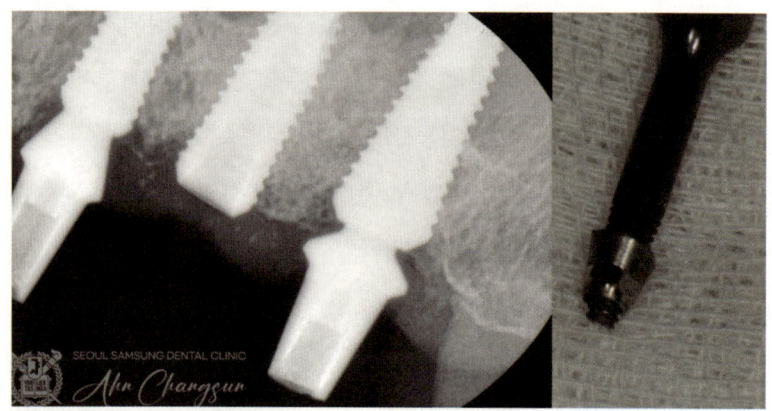

Figure 110. 가운데 부러진 기둥을 제거하였다. 20170612 서울삼성치과 촬영.

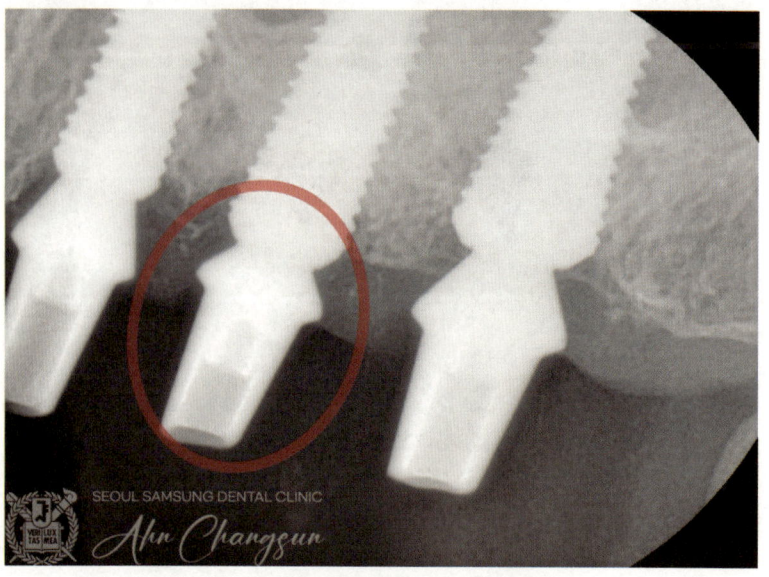

Figure 111. 20170614 서울삼성치과 촬영.

새로 기둥을 픽스쳐 제조사 정품으로 주문해 연결하였다. 그리고 기둥이 모두 연결되었으므로, 우선 임시 치아를 넣어 준 후 기둥 수준에서 다시 본을 떴다. 환자 입장에서 비용 부담을 고려하여 손상되지 않은 앞 치아의 기둥 하나는 원래 것을 사용하였고, 부러진 가운데 기둥과, 일부 손상이 있었던 오른쪽 치아 기둥도 교체하였다. 보철을 처음부터 만든 것이 아니지만, 처음부터 한다면 두 번째 본뜨기 과정(앞장에서 언급한 Abutment level impression)이 되겠다.

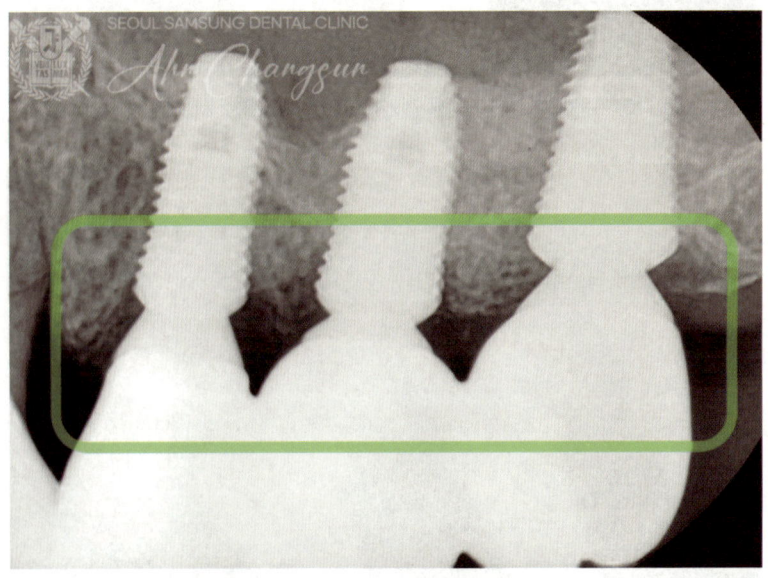

Figure 112. 20170626 서울삼성치과 촬영.

기둥과 보철 사이에 갭이 없이 깔끔하게 마무리되었다. 환자는 임플란트를 뽑거나 하는 등 추가적인 수술 과정 없이 다시 잘 저작할 수 있게 되었다.

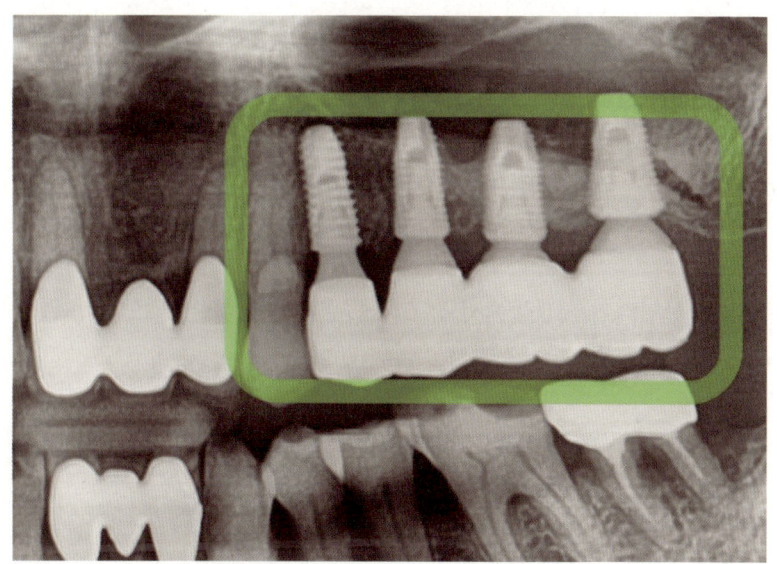

Figure 113. 임플란트 재치료 6년 후. 20230311 서울삼성치과 촬영.

재보철 후 6년이 지난 시점까지 아무 이상 없이 버틴다. 그 사이에 문제가 생겨 발치한 후 심어 주었던 옆 치아에 내가 2018년에 심은 임플란트도 잘 쓰는 것은 물론이다. 다행히 환자는 몸이 주는 신호를 무시하지 않고 치료를 받기 위해 광명시의 여러 치과를 돌아다니며 문전박대를 당하다가 나를 만났다. 기본을 지키며 재치료를 해 주어, 임플란트를 심고 13년째 문제 없이 사용 중인 거다. 만일 계속 방치되었다면 세 임플란트 중 적어도 하나 이상의 임플란트의 수명은 나를 처음 만난 시점인 7년 남짓에서 멈췄을 가능성이 높다. 환자분은 80이 다되신 어르신으로, 그 이후 우리 병원의 열혈 팬이 되셔서는, 고맙게도 주변의 여러 환자들을 소개해 주고, 본인의 자녀 분들과 손자손녀들을 포함하여 3대에 걸쳐 총 9명이 우리 병원에 다니고 있다.

원데이 임플란트 보철!? 꼭 해야 한다면 신중하게

많은 상업적인 치과들에서 강조하는 '원데이 임플란트' 또는 '하루 만에 끝내는 임플란트' 이런 개념은 크게 두 가지로 나누어진다.

수술 파트에서 설명했던

1) '발치즉시 임플란트 식립 수술' 과정과 (Immediate placement after extraction)

이번 장에서 설명할

2) '식립즉시 보철' 과정이다. (Immediate loading after operation)

임플란트는 임플란트 뿌리(픽스쳐), 중간 기둥(어버트먼트), 보철물(크라운)으로 연결된다고 하였다. '식립즉시 보철' 또는 '즉시 로딩'이라 함은 직관적으로 설명하면 픽스쳐를 심는 당일에 기둥과 보철물을 연결해 주는 것이다.

무분별한 발치즉시 임플란트 식립 수술의 문제점은 앞에서 이미 언급한 바, 이 장에서는 '식립즉시 보철'(Immediate loading) 과정에 대해 상세히 기술하려고 한다. 용어는 설명 편의상 '즉시 보철' 또는 '즉시 로딩'으로 표현할 것이다.

임상적으로는 '즉시 보철'의 정의는 하루 만에 넣는 것만을 지칭하는 것은 아니고, 식립 수술 후 1주일 이내에 넣어 주면 '즉시 보철' 또는 '즉시 로딩'이라고 한다.[21]

이것을 논의하기 전에, 그러면 정상적으로 임플란트를 심고 나서 보철물을 올려서 씹어 먹게 만들어 주는 기간은 어느 정도일까?

'임플란트 표면처리' 관련 장에서 설명한 것처럼, 임플란트 픽스쳐를 심고 나서 뼈세포가 자라 들어와서 임플란트가 뼛속에 단단히 고정되는 과정을 '골유착(Osseointegration)'이라고 한다.[22] 임플란트가 뼈와 붙으려면 뼈가 아무리 좋은 환자라도 옛날 개념으로는 8주, 근래 개념으로는 6주, 매우 최근 개념으로는 더 좋은 임플란트 표면이 개발되어 4~5주까지도 앞당겨졌다고 말하고 있다.[23] 이 기간 이전에 무분별하게 환자에게 보철을 올려 주어 씹어 먹게 만들어 주면 임플란트가 뼈에서 분리되어 실패한다는 것이 전통적 개념이다.

---

21) 2021 EAO consensus, 세계에서 가장 권위 있는 '유럽임플란트학회 (European Association for Osseointegration)'에서 결론내린 '임플란트 즉시 로딩'의 정의. 세계 유수의 치과대학 석좌교수님들을 포함한 다수의 석학들이 매년 모여서 약 3일 동안 이런 상세 개념들과 세부 치료 방향 및 가이드라인을 논의한다.

22) 경험상 '골유착'의 영어 원문 스펠링을 'Osseointegration'이라고 하지 않고 'Osteointegration'이라고 표현하는 치과의사들은, 미안하지만 공부와 수양이 좀 부족한 선생님일 가능성이 높다. (Ost-가 아니고 Oss- 가 맞다.) 스펠링 하나 틀리는 게 뭐 그리 대단하냐고 한다면, 치의학 용어 히스토리를 풀이해야 하는 거라 지면상 자세히 설명하긴 어려운데, 혹시 치과 블로그 등을 탐색할 때 참고하길 바란다. 이와 관련하여 내가 강남 모 치과의 사기꾼 원장과 엮일 뻔한 스토리가 있는데 추후 블로그에서 공개할 예정이다.

23) 참고 논문, The Evidence for Immediate Loading of Implants, David L. Cochran, 2006

쉽게 설명하면,

오늘 임플란트를 심었다. 환자의 뼈가 매우 좋고, 환자의 건강 상태가 좋아서 힐링이 잘되고 환자가 술담배도 안 하거나 자제하며, 다른 조건이 모두 양호하고, 술자가 임플란트를 잘 심었다는 가정 하에, 언제 본을 떠서 보철물을 만들고 씹어 먹어도 될까?

이런 개념인데,

임플란트가 개발된 1950년대 이후 20세기가 끝날 때까지는 '8주'가 걸린다는 것이 정설이었다. 그런데 임플란트 표면처리 기술의 선두 주자인 '스트라우만 임플란트'의 연구팀 'ITI 스터디 그룹'이 'SLA 표면'[24]을 개발한 후 2000년대 이후로는 골유착 기간이 6주로 줄었고, 특허기간이 풀린 후 다른 회사들이 따라오자 다시 최근 스트라우만 임플란트에서 'SLActive'라는 표면을 만들어 이젠 골유착 기간을 4주까지도 줄였다는 스토리다. 그리고 이젠 다른 회사들도 '자외선 광조사'라든지 기타 여러 방법을 이용해 골유착 기간을 4주까지 줄였다고 제조사들은 말하고 있다.

국내의 많은 임플란트들은 스트라우만의 SLA 표면을 카피하여 채용하고 있다. 물론 오스템의 'SOI표면' 등등 각 회사에서 자체 개발한 여러 라인업이 있지만, 가장 오랫동안 증명이 된 안정적인 표면처리 방식은 오스템 기준으로는 SA라는 라인업으로 알려진, 전통적인 스위스 스트라우만 임플란트의 'SLA 표면'의 아류작들임이 명백하다. 스트라우만의 가장 최근 라인업인 'SLActive 표면'은 아직 특허가 풀리지 않은 것으로 알

---

24) 'Sandblasted, Large-grit, Acid-etched'의 약자임. 임플란트 표면처리 관련 장에 좀 더 자세히 설명되어 있음.

고 있다. 따라서 대부분 임플란트에서 가장 안정적인 임플란트 라인업 (SLA와 유사한 표면처리 제품군)에 있어서 '모든 조건이 양호할 때 언제 환자가 씹어 먹게 해 주면 될까?'라는 질문에 대한 정답은;

"최소 6주!!"

가 되겠다. (이하 6주 만에 저작운동을 시키는 것을 '6주 로딩'이라고 표현.)

물론 이것도 환자의 뼈가 매우 좋고, 환자의 건강상태가 좋아서 힐링이 잘되고 환자가 술, 담배도 안 하거나 자제하며, 다른 조건이 모두 양호하고, 술자가 임플란트를 잘 심었다는 가정 하에, 골유착 기간이 8주에서 6주까지 당겨진 것은 엄청난 일이 맞다. 6주에서 4주로 앞당기려는 노력도 대단한 게 맞다.

그런데 요즘과 같은 백세 시대 길고 긴 인생에서, 대한민국 기준으로 대다수의 환자들에게 2주 빨리 씹어 먹는 게 뭐가 그리 중요할까? 나에게만 그런지 모르지만, 2주는 정말 눈 깜짝할 새에 지나간다. 더구나 지금이 생고기 뜯어먹고 사는 수렵 시대도 아니고, 잠시 2주 정도 밥 먹는 게 불편하면 잘라 먹고 믹서에 갈아 먹고 그도 안 되면 죽을 먹으면 그만이다. 신나게 씹어 먹지 못하더라도 영양을 섭취할 수 있는 방법이 무궁무진하다. 물론 이는 술자나 환자마다 생각이 다를 수 있는 부분이나, 무리하면서까지 먼저 저작하게 만들려는 노력은 위험하다. 치아가 염증이 생겨서 잇몸뼈가 녹고 발치까지 하게 될 때까지 최소 수년의 시간이 걸렸을 터인데, 이를 하루만에 되돌려 놓는다는 것이 상식적으로 가능해 보이는가? 물론 위에 언급했던 모든 조건이 양호하다면 6주 로딩 정도는 해도 되겠지만, 굳이 그보다 앞서 이를 만들려는 노력은 부득이한 경우가 아니면 필요가 있나 싶다.

2주 먼저 올리려다가 임플란트가 뼈에서 분리되면, 앞 장에서 보여 주었던 임플란트 실패 케이스에 나오는 환자들 케이스처럼 재수술과 재치료에 2년을 넘게 고생할 수도 있다.

그럼에도 불구하고 여러 이유로 즉시 보철을 해야 하는 상황이 있다. 이는 대체로 두 가지 경우인데,

1) 임플란트가 없으면 씹을 치아가 하나도 없는 전체 임플란트 케이스에서, 환자 적응력 문제 등으로 임시 의치 사용 불가로 인해, '즉시 보철'이 없이는 제대로 식사를 하기 어려운 상황.

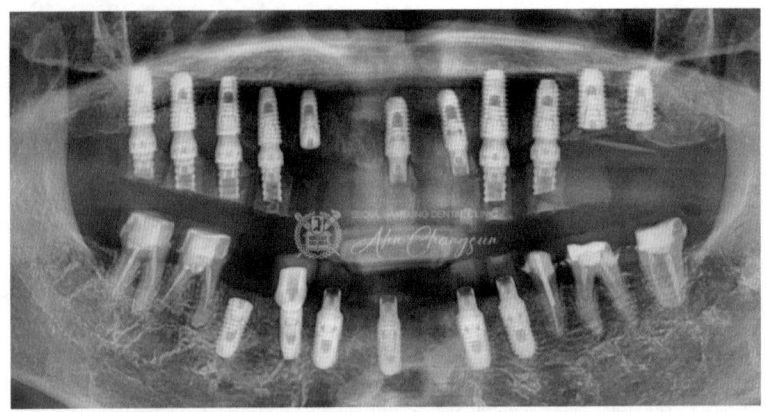

Figure 114. 풀마우스 임플란트 임시치아 직후 엑스레이. 20220729 서울삼성치과 촬영.

2) 앞니 임플란트 치료와 같은 심미적인 영역의 경우.

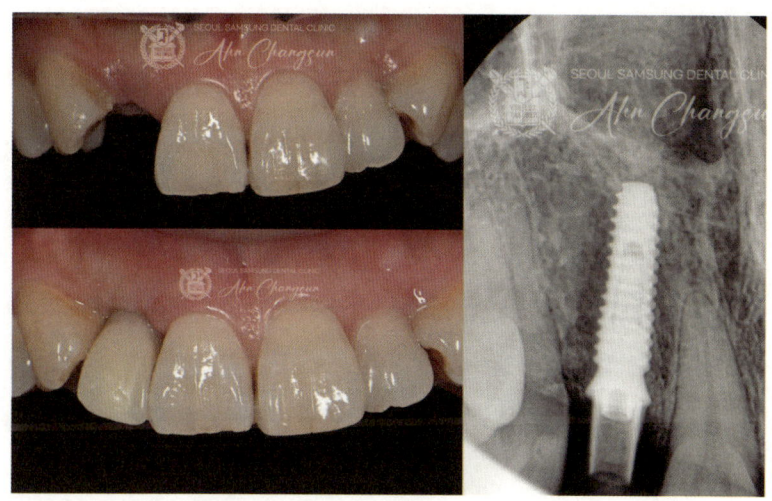

Figure 115. 앞니가 빠진 경우 즉시 로딩. 20210716~20210820 서울삼성치과 촬영.

앞니 임플란트를 치료하고 이가 없이 생활하기는 쉽지 않다. 방송에 나오는 분들이 아니더라도 일상생활 중에 사람들을 만나고, 사업상 미팅 등등에서 앞니가 없어 보이면 곤란한 상황이 많다. 그리고 '발치즉시 식립' 관련 장에서 언급했지만, 잇몸뼈 상태가 양호한 앞니 임플란트 치료에 있어서 '발치즉시 식립+즉시 보철'까지 하는 것이 심미적으로 더 양호한 결과를 보이는 경우가 있다. 단 이 경우는 임플란트 임시 치아에 직접 씹는 힘이 가해지도록 하지 않는다.[25]

---

[25] 이 경우를 임플란트 임시치아가 기능하지 않는다는 의미를 담아 'Non-functional immediate loading', 풀이하면 '비기능 즉시 부하'라고 한다. 어금니로 정상적인 저작이 가능한 경우 앞니 임플란트 치료를 하면서 용감하게 임시치아에 직접 힘이 가해지도록 하는 치과의사는 없을 것이다. 대개의 경우 다른 치아들이 닿을 때 임플란트 임시치아에 0.5~1mm 정도 뜨게 만들어 준다. 진정한 의미의 '즉시 로딩' 개념은 아닌 것이다.

위의 두 가지 상황에서는 어쩔 수 없이 즉시 보철을 해야 한다. 그런데 이런 한정적인 상황 외에도, 여러 가지 이유로 우리 나라뿐 아니라 전 세계적으로 빠른 치료에 대한 의료진과 환자들 모두의 욕망은 끊이질 않으니, 이 '즉시 로딩'에 대한 연구는 2000년대 이전부터 지금까지 무수히 많다. 아래에서 이런 연구들을 모두 취합해서 발표한 비교적 최근 논문 몇 개를 간단히 리뷰하고, '즉시 로딩'이 근거가 있는 술식인지 평가해 보자.

다수 논문에 나오는 간단한 개념을 먼저 얘기하면, 임플란트의

1) 'Success rate(성공률)'와 'Survival rate(생존율)'는 다른 이야기다.

성공률은 주변에 뼈가 녹거나 잇몸에 염증이 있거나 하는 부분이 없이 오랫동안 유지되는 더 좁은 개념인 반면, 생존율은 사소한 문제들이 있더라도 임플란트가 구강 내에서 탈락하지 않고 'working' 하고 있다는 좀 더 넓은 개념인 것인데, 아래에 언급한 대부분의 논문들은 'Survival rate', 즉 생존율을 가지고 이야기하고 있다.

예를 들면 다음 페이지 그림(Fig. 116)에서 환자는 저렴한 치과에서 임플란트를 2년 전에 심었다. 2년밖에 안 되었는데 잇몸뼈가 녹고 염증 때문에 냄새로 고생한다. 내가 잇몸치료를 하면서 겨우 생존할 수 있도록 하였는데 앞으로 몇 년 더 쓸지는 불투명하다. 이 환자의 임플란트의 경우 명백히 2년 동안 '생존'하고 있느냐에 대한 대답은 '그렇다'이다. 그러나 '성공 Vs. 실패'로 본다면 2년이 넘지 않아 명백히 실패한 것이 맞다.

무엇이 임상적으로 더 맞느냐에 대한 대답은 당연히 '성공률'일 것이다. 하지만 '성공률'이라는 좁은 개념을 적용하여 모든 실험 논문에 조사하고 엄격한 잣대를 들이대면 수치가 많이 떨어질 것이고, 그 '성공'이라는 기준이 '생존'보다는 조금 모호한 개념이기 때문에 대부분 논문들에서 '생존율'을 채택하고 있는 것으로 생각된다. '생존율'은 'Yes or No Question'과 유사하게 비교적 간단한 항목이기 때문이다.

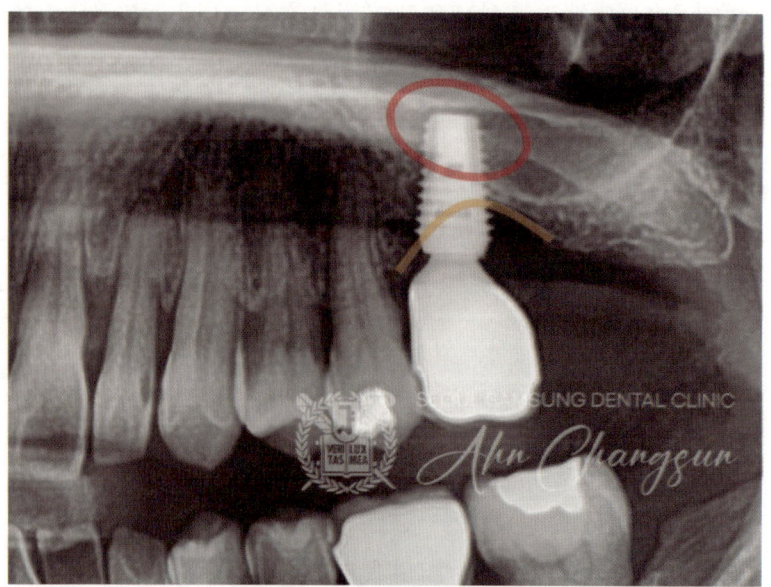

Figure 116. 타원에서 심은 지 2년 만에 임플란트 주변 잇몸뼈가 녹고 염증이 생겼다.

2) 임플란트에 보철물을 올리는 기간

① 즉시 로딩(Immediate loading): 1주 이내 보철.

② 조기 로딩(Early loading): 1주~2달; 왜 두 달일지 생각해 보면 간단

하다. 앞에서 원래의 개념이 임플란트가 뼈에 붙는 데 8주 걸린다 했으니 그 전에 씹어 먹게 만드는 것은 조기 로딩이라고 표현한 것이다.

③ 전통적 로딩(Conventional loading) 또는 지연 로딩 (Delayed loading): 2달 이상 충분히 기다려서 보철.

한 논문에서는 즉시 로딩을 했을 때 최대 10년 팔로업까지의 'Survival rate'(생존율) 97.4%라고 하고 있고, 따라서 즉시 로딩은 장기적으로 예측 가능한 치료 방식이라고 말하고 있다.[26] 생존율이 97.4%이니 매우 높다고 생각할 수 있지만 위에 언급한대로 생존율은 말 그대로 생존해서 버티면서 일하고 있을 뿐, 아무 문제 없이 잘 있다는 의미의 성공률은 아니다. '성공률'이라는 좀 더 좁은 잣대를 들이대면 아마 위 수치보다는 매우 떨어질 것이다. 그런데 결정적인 문제가 이 논문에서는 즉시 로딩 케이스들의 생존율만 언급하고 있을 뿐, 조기로딩이나 전통적 로딩의 경우와 어떻게 차이가 있는지에 대한 비교가 없다. 즉, 비교 논문이 아니고, 즉시 로딩이 이정도 생존율이 나오니 괜찮지 않냐는 결론의 논문이다.

다른 리뷰 논문에서는 즉시 로딩과 조기로딩 또는 지연 로딩의 생존율을 비교하고 있다.[27] 저자들은 즉시 로딩 관련 논문을 수천개 검색해

---

26) 참고 논문, A Systematic Review of Survival Rates of Osseointegrated Implants in Fully and Partially Edentulous Patients Following Immediate Loading, M.D. Fabbro et al., Journal of Clinical Medicine, 2019

27) 참고 논문, Immediate versus early or conventional loading dental implants with fixed prostheses" A systematic review and meta-analysis of randomized controlled clinical trials, Jie Cheing et al., J Prosthet Dent, 2019

서 그중 실험 조건이 적절하다 판단되는 논문 89개를 걸러내고, 이중 통계 처리가 부적절한 논문 40개를 제외하고, 최종적으로 49개 논문을 분석해서 리뷰한, 그야말로 즉시 로딩 생존율 이슈를 집대성한 최신 논문이 되겠다. 여기서 리뷰한 기간은 최소 1년부터 최대 10년 이상 관찰한 것도 있다. 제기할 수 있는 의문점이 1년밖에 관찰하지 않고 임플란트의 생존과 실패를 논하는 것이 적절하냐인데, 앞 포스팅에서 보여준 대로 임플란트가 뼈에 2달 이상 때론 4~5달 이상 버티면, 골유착은 성공한다. 일단 임플란트가 뼈에 잘 붙고 나면 5년 이내에 실패하는 경우는 드물다. 즉, 초기 1년이 어찌 보면 임플란트 성공에 있어서는 핵심적인 과정이므로 1년 관찰에서 즉시 로딩 케이스가 생존하였다면, 의미있는 생존율이라는 저자의 의견에 나도 동의한다. 물론 성공이냐 실패냐가 아닌 단지 '생존' 관점에서만 말이다.

이 논문은 참고할 내용이 많아서 아래에서 간단히 해설해 보았다.

먼저 즉시 로딩(1주 이내)과 조기 로딩(1주~2달)의 결과 비교는 생존율에서 별로 통계적 유의차가 없다고 나온다. 즉, 할 거면 일찍 넣고 애매하게 한두 달 사이에 보철 올리지 말라는 거다. 별 차이 없으니. 오히려 골유착이 일어나는 과정에서 임플란트가 잇몸뼈에 고정되는 정도가 가장 약한 기간이 잇몸뼈의 리모델링이 활발하게 일어나는 식립 3주~한 달 후이다. 그러니까 애매하게 조기로딩하는 경우 잘못하면 즉시 로딩보다 결과가 안 좋을 수도 있다.

다음으로 즉시 로딩과 전통적 로딩(2달 이상, 이하 '지연 로딩'으로 표현)의 비교는 아래 표에 정리되어 있다.

	즉시 로딩 (1주 이내)	지연 로딩 (2달 이상)	통계적 유의차
임플란트별 생존율 (임플란트 전체 개수 통계처리)	96.8%	98.6%	유의차 있음
환자별 임플란트 생존율 (환자수 퍼센티지)	95%	97.3%	유의차 없음

통계적 유의차가 있다고 나온 위 임플란트별 생존율 수치값 96.8% Vs. 98.6%만 기억하고 아래 해설을 따라가면 이해가 쉽다.

참고로 위 표의 두 번째 줄 임플란트별 생존율은 전체 임플란트 개수 중에 몇 개가 생존했는지에 대한 이야기이고, 세 번째 줄 환자별 임플란트 생존율은 환자 수 대비 임플란트 실패를 겪은 환자를 제외한 임플란트 생존율을 조사한 것이다. 이게 무슨 이야기냐면, 한 사람에게 여러 개의 임플란트를 심은 경우도 있을 테니, 100명 환자에서 200개 임플란트를 심었다 가정할 때, 환자 수로 보면 딱 한 명이 실패를 겪었고, 그 환자에서 임플란트가 3개 실패했으면, 실패율이 임플란트 개수로는 200개중 3개 실패이고(생존율 98.5%), 환자수로는 100명 중 1명만 실패(생존율 99%)한 것이 되므로, 두 수치값이 차이가 나게 된다.

표에서 임플란트 총 개수 대비 생존율이 즉시 로딩은 96.8% 이고, 지연 로딩은 98.6%이며 이는 통계적으로 유의성이 있는 차이가 있다고 하고 있다. 그런데 어찌 보면, 즉시 로딩도 97% 가까이나 생존한 것을 보면 꽤 높은 생존율이 아니냐고 할 수 있다. 이는 거꾸로, 실패율을 계산

해 보면 답이 나온다. 전통적인 방식으로 2달 이상 지연 로딩을 한 경우는 1.4%(=100%-98.6%)의 실패율을 보인다. 그런데 즉시 로딩의 경우는 3.2%나 실패한 것이다. 100개 임플란트를 심었는데 1개 남짓 실패하는 방식과, 3개 이상 실패하는 방식을 환자들에게 알고 고르라고 한다면, 독자들이라면 어떤 방식을 선택하겠는가? 더구나 그 차이가 단지 2달만 기다리면 되는 것이라면? 환자수 기준으로 본다 하더라도, 비록 통계적 유의차는 없는 것으로 나왔지만, 즉시 로딩 95% 지연 로딩 97.3% 생존율이다. 거꾸로 100명 중 지연 로딩은 2.7명만 실패를 겪었고, 즉시 로딩은 100명 중 5명이 실패를 겪었다. 의료 영역에서 5%의 환자가 실패를 겪는 것은 결코 작은 확률이 아니라고 나는 생각한다. 다시 말하지만, 그 차이는 오직, 2달 더 기다리냐 마느냐이기 때문이다. 길고 긴 인생에 있어 '2달 먼저'라는 것이 갖는 의미를 여기서 다시 생각해 보길 바란다.

   표본 수가 좀 더 적은 다른 논문에서는 즉시 로딩과 지연 로딩이 통계적으로 유의차가 없다고 말하는 경우도 있다.[28] 하지만 이 논문의 결론에도, 즉시 로딩은 성공적인 치료방식이지만 여전히 지연 로딩을 하는 것이 'Standard of Care'라는 표현으로, 더 표준적인 방식이라고 말하고 있다. 이 무슨 모순적인 결론인가? 암튼 표본은 위 두 번째 논문보다는 적어서 신뢰도는 좀더 낮지만, 이 논문에서 '즉시 로딩과 지연 로딩의 생존율 차이가 없다'라고 내린 결론을 그대로 받아들인다고 해도, 중요한 함정이 있다.

---

[28] 참고 논문, Implant placement and loading protocols in partially edentulous patients: A systematic review, G.O. Gallucci et al., Clinical Oral Implants Research, 2018

다시 앞의 두 번째 논문으로 돌아가서, 즉시 로딩 생존율 96.8% Vs. 지연 로딩 생존율 98.6% 이 수치를 단순하게 비교할 수 있는가에 대한 것이다. 전세계적으로 많은 치과의사들이 즉시 로딩 방식을 택하고 있지만, 아무 환자 아무 케이스에서 즉시 로딩을 막 감행하지 않는다. 뼈가 안 좋아서 뼈이식을 광범위하게 해야 하는 어금니 한두 개를 임플란트 심고 바로 보철을 올려서 환자에게 씹어 먹으라고 말할 수 있는 강심장은 거의 없을 것이다. 나머지 남아 있는 치아들로 환자가 저작할 수 있는데 굳이 뼈도 안 좋은 임플란트에 바로 힘을 가한다? 함부로 못한다.

대부분 매우 뼈가 튼튼하고 건강한 환자들에 있어 임플란트 수술도 잘 되었을 때만 즉시 로딩을 선택하는 경우가 많다. 반면, 지연 로딩은 원래 환자의 뼈가 안 좋고 환자의 건강도 안 좋고 환자가 술, 담배를 끊지 못하는 등 악조건 속에서 선택하는 경우가 많다. 모든 경우가 이렇지는 않겠지만, 지연 로딩의 통계수치에는 이런 악조건의 경우가 다수 포함되어 있을 것이고, 이 1.4% 실패 환자들은 로딩 방식에 관계없이 성공하기가 어려운 상황이었거나 숙련자가 아닌 초심자의 수술 등으로 실패했을 가능성도 꽤 높다. 그러면 이것을 전제로 다시 비교해 보자.

즉시 로딩 생존율 96.8% Vs. 지연 로딩 생존율 98.6%

다시 보이지 않는가? 매우 좋은 조건에서 치료를 마쳐도(즉시 로딩), 악조건들을 포함한 경우(지연 로딩)보다 생존율이 떨어지는 것이다. 아마 즉시 로딩을 했던 케이스들만 골라서 지연 로딩 방식을 택했다면 생존율 99%를 넘어 100퍼센트에 가깝게 수렴할 것이라고 나는 확신한다.

어차피 잘 될만한 케이스들만 골라서 즉시 로딩 방식으로 했는데도 100개중에 3.2개는 실패한 것이다.

많은 논문 저자들이 말하고 있다. '즉시 로딩'은 아직 완전하게 증명된 치료 술식이 아니다. 크지 않은 실패율이지만, 실패를 감수하고 빠른 길을 선택하는 것이다. 그러면 앞에 얘기했던 즉시 로딩이 필요한 두 가지 경우, 즉 1) 전체 임플란트라서 보철이 없으면 아예 밥을 먹을 수가 없거나, 2) 앞니의 경우 사회생활을 위해 보철을 넣는 게 꼭 필요한 경우는 어떻게 해야 할까? 어쩔 수 없다. 작은 실패율을 감안하고, 실패 가능성을 환자에게 고지하고 환자가 이를 받아들인다면, 매우매우매우 조심해서 하는 것이다.

어떻게 조심해야 하냐면, 임플란트 혼자 놔두었는데 씹어 먹게 만들면 움직여서 실패할 수 있으니

1) 최대한 많은 임플란트를 넓게 묶어 주고,
2) 접착제를 쓰면 뼈가 녹을 수 있으니 접착제는 쓰지 않고 나사 형태로만 가급적 만들고,
   (접착제를 붙이지 않고 나사로만 고정하는 방식을 말한다.)
3) 교합도 무리한 힘이 가해지지 않게 조절해 주고,
4) 환자가 바쁘다고 안 오면 절대로 안 되고 주기적으로 1~2주에 한 번 이상 계속 와서 체크해야 하고,
5) 양치질을 포함한 구강관리도 매우매우 잘해야 한다.

라고 다수의 논문 저자들이 말하고 있다.[29]

이와 같이 즉시 로딩은 매우 주의할 부분이 많고, 치과의사의 실력뿐 아니라 환자가 잘 따라와야 '생존'을 넘어 '성공'할 수 있는 술식이다. 이 외에도 하고 싶은 많은 이야기가 있지만, 치과에 오는 환자들 입장에서 이 이상의 이론은 알 필요가 없을 것이다.

결론은, 원데이 임플란트의 핵심 술식 중 하나인, 즉시 로딩은 증명된 술식이 절대로 아니며, 어쩔 수 없이 해야 한다면 위와 같은 개념을 가지고 환자에게 자세하게 그리고 충분히 설명한 후 동의를 얻고, 매우매우 매우 조심해서 해야 한다는 것이다.

임플란트를 하루 만에 끝낸다고 홍보하는 치과 원장들 대부분이, 위의 내용에 대해 얼마나 알고 있는지 매우 의문스럽다. 그리고 환자들에게 주의사항을 제대로 알려 주고 있는지, 어쩌다가 생기는 실패의 원인을 알고는 있는지, 그 환자가 실패 후 오랫동안 겪어야 하는 고통은 누가 책임지고 감내해야 하는지… 하루 만에 심는 임플란트가 정말 환자를 위한 것인지, 아니면 빨리빨리 돈을 받아야 하는 '인스턴트 치과'들의 매출 때문인지… 나는 매우매우 의문스럽다.

인생도 의료영역도 결코 올림픽이 아니다.

굳이 종목에 비교하자면, 단거리는 더더욱 아니다.

마라톤에 가까운 인생에서 빨리빨리만 가려 하면 여러 모로 탈이 나게

---

29) 참고 논문, Immediate loading in partially and completetly edentulous jaws: a review of the literature with clinical guidelines, Hugo De Bruyn et al., Periodontology 2000, 2014, 이외 다수 논문 참고.

되어있고, 이것을 모르는 이는 없을 것이다.

'임플란트 느리게 걷기!'

임플란트 치료술식이 개발된 지 70여 년이 지난 2025년 현재에도 내가 여전히 실천하고 있는 이유다. 뒤에 나올 '실패하기 어려운 전체 임플란트' 케이스 사진 설명에서, 그럼에도 불구하고 어쩔 수 없이 즉시 로딩을 해야 하는 경우 내가 어떻게 하고 있는지, 임상 사진들과 함께 '돌다리도 두들기는 즉시 로딩 존버 테크닉'을 소개하려 한다.

Chapter V

실패하기 어려운 임플란트 치료 과정

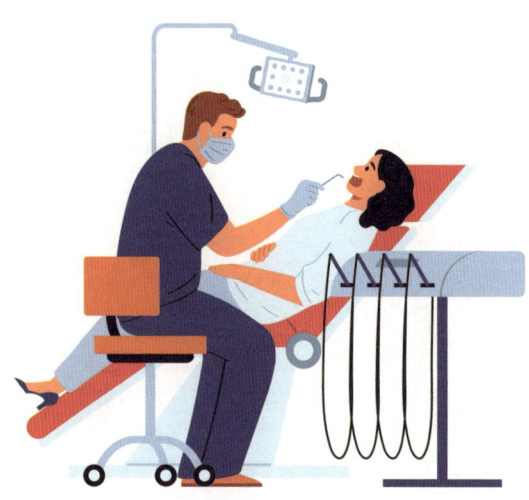

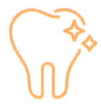

    이번 장에서는 '실패하기 어려운' 임플란트 치료 과정[30]을 각 케이스별로 상세한 사진과 함께 서술하려 한다. 앞에 언급한 수술파트와 보철파트 각 과정들의 이론적인 내용을 바탕으로 임플란트 두 개 또는 세 개를 심는 경우, 그리고 전악 임플란트 케이스에 이르기까지 독자들의 이해가 쉽게 사진 위주로 설명을 덧붙여 보았다. 일반인들을 위한 서술 위주의 도서 구성상 사진을 매우 고해상도로 담긴 어려운데, 디테일한 케이스 사진들이 궁금하다면, 각 소제목 내용을 검색하여 '배도 블로그'에 포스팅된 내용을 참고하길 바란다.

---

30) 실은 '실패하지 않는' 또는 '성공을 확신하는' 등의 좀 더 강한 표현을 쓰고 싶었으나, 의료법상의 문제가 있을 수 있어 '실패하기 어려운'이라는 애매한 표현으로 갈음함을 양해 바란다.

실패하기 어려운 임플란트 치료 과정 1.
두 개 임플란트 수술+아날로그 보철

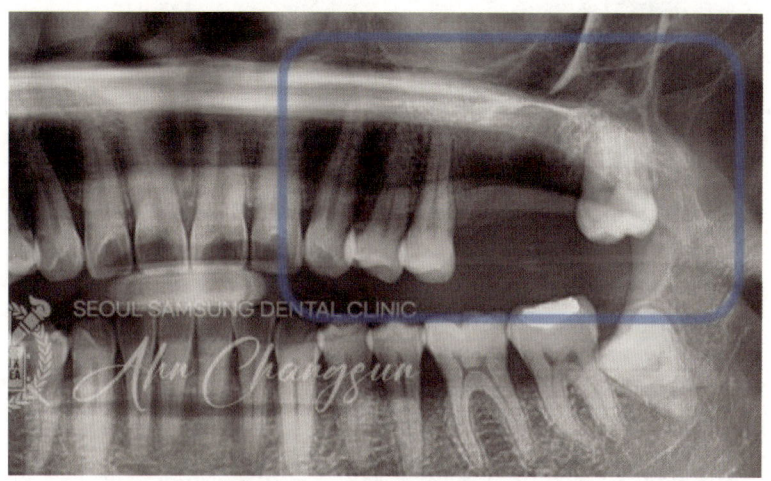

Figure 117. 사랑니 앞쪽에 최근 발치한 치아 부위에 잇몸뼈가 소실되어 있다.
20221017 서울삼성치과 촬영.

위와 같은 환자가 내원했다. 환자 기준 왼쪽 위에 최근에 발치를 하였는데 그 치과가 마음에 안 들어서 나를 찾아왔다고 한다. 이유는, 해당 치과가 너무 바빠서 원장이 빨리빨리만 해결하려고 하고 불편한 점을 잘 봐 주지 않는다고 하였다. 발치한 자리에 염증조직이 잘 제거가 안 되어 있었다. 화면 오른쪽에 보이는 그 뒤의 치아는 사랑니인데, 다소 잇몸뼈가 녹아 있고 앞의 임플란트 치료에 방해가 될 듯한 상황이라 발치를 권유드렸다.

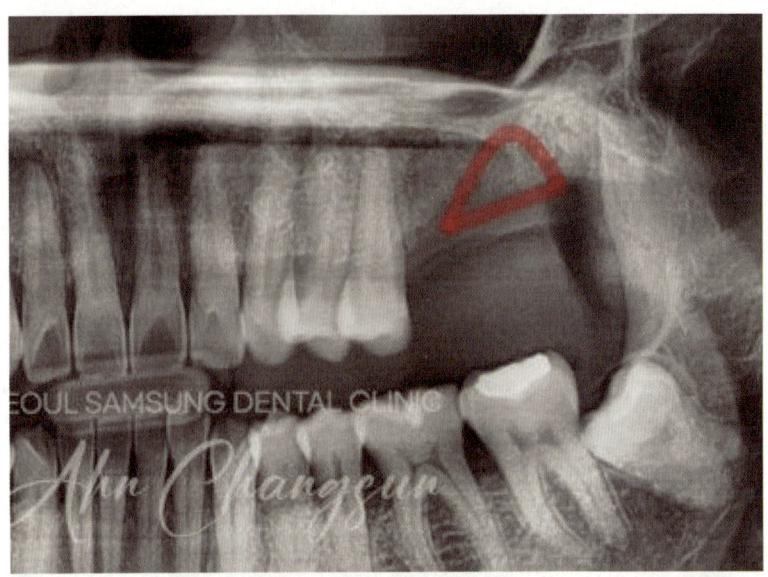

Figure 118. 사랑니를 발치함과 동시에 그 앞쪽 치아에 잇몸뼈 이식을 해 주었다.
20221213 서울삼성치과 촬영.

사랑니를 발치하는 당일에 1차로 뼈이식을 시행하였다. (Fig. 115) 아마 많은 치과들에서 바로 앞에 임플란트까지 심으려 했겠지만, 잇몸뼈에 염증이 생긴 상태에서 발치하고 바로 임플란트를 심는 발치즉시 임플란트 치료는 바람직하지 않다.

사랑니 발치 및 1차 뼈이식 수술 후 약 4개월이 지나서 CT를 촬영했고, 뼈이식한 자리는 본인의 뼈와 잘 융합되어 보인다. (Fig. 116) 그런데 아직도 뼈가 부족하다. 위에 까맣게 보이는 부위는 코 옆의 동굴인 '상악동'이라고 하는 빈 공간이다. 이 공간으로 인공뼈이식을 하는 '상악동 골이식술'을 시행하면서 동시에 임플란트를 심기로 하였다.

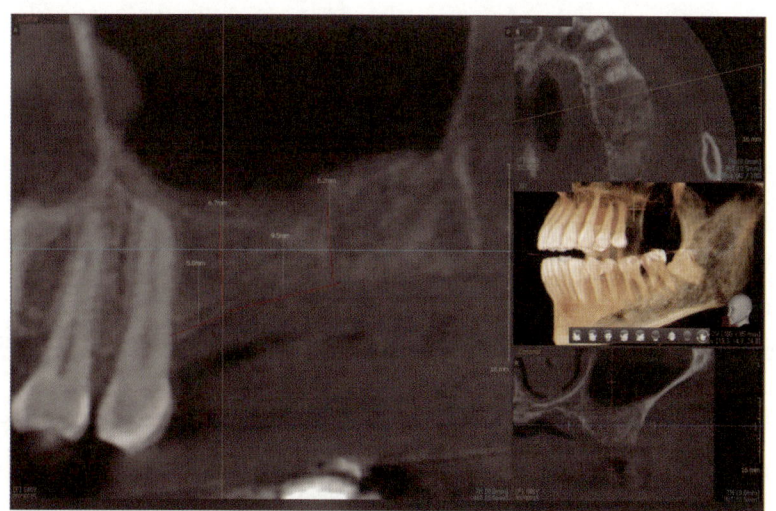

Figure 119. 발치 및 뼈이식 4개월 후 CT 촬영. 20230310 서울삼성치과 촬영.

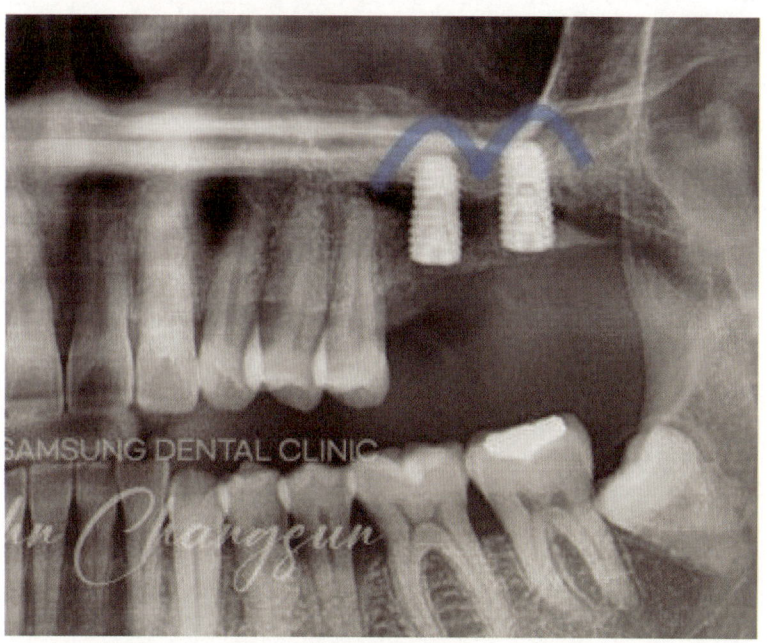

Figure 120. 임플란트 식립을 하면서 상악동 골이식술을 같이 시행. 20230310 서울삼성치과 촬영.

상악동 골이식술을 시행하면서 동시에 두 개의 임플란트를 식립하였다. (Fig. 117) 앞장에서 보여준 컴퓨터 가이드 수술을 시행했다면 더 좋았겠지만, 환자 스케줄을 맞추기가 어려워 수술가이드를 사용하지 않고 식립 위치와 각도에 목숨을 거는 '치과 보철과 전문의' 답게 열심히 줄 맞춰서 심었다.

또 4개월이 지난 후 인공뼈가 성숙되어 가고 임플란트 뿌리가 자기뼈와 잘 고정(골유착 과정)될 무렵, 잇몸을 살짝 열고 임플란트 덮개(치유지대주, 'Healing abutment'라고 함.)를 바꿔 연결하는 2차 수술을 시행하였다. (Fig. 121)

이제 수술 과정은 완료되고 보철 과정이 남았다. 앞 장에서 설명한 대로, 일반적으로 현대의 대한민국 치과의사들이 90퍼센트 이상 사용하고 있는 임플란트 타입(internal hexagonal, conical connection type)의 경우, 하나라면 모르지만 두 개 이상을 한꺼번에 치료할 때는, '절대로' Never! 한 번의 본뜨기(인상채득; impression taking) 과정으로 환자의 입안에 잘 맞추는 것은 불가능하다. 그럼에도 불구하고 대부분 치과들에서 한 번의 본뜨기 과정으로 마무리한다. 강남에 수없이 광고를 뿌려대는 저렴한 대형 치과들은 거의 확실하다. 시간과 정성을 들여서 두 번 본떠서는 30만 원대가 나올 수 없기 때문이다.

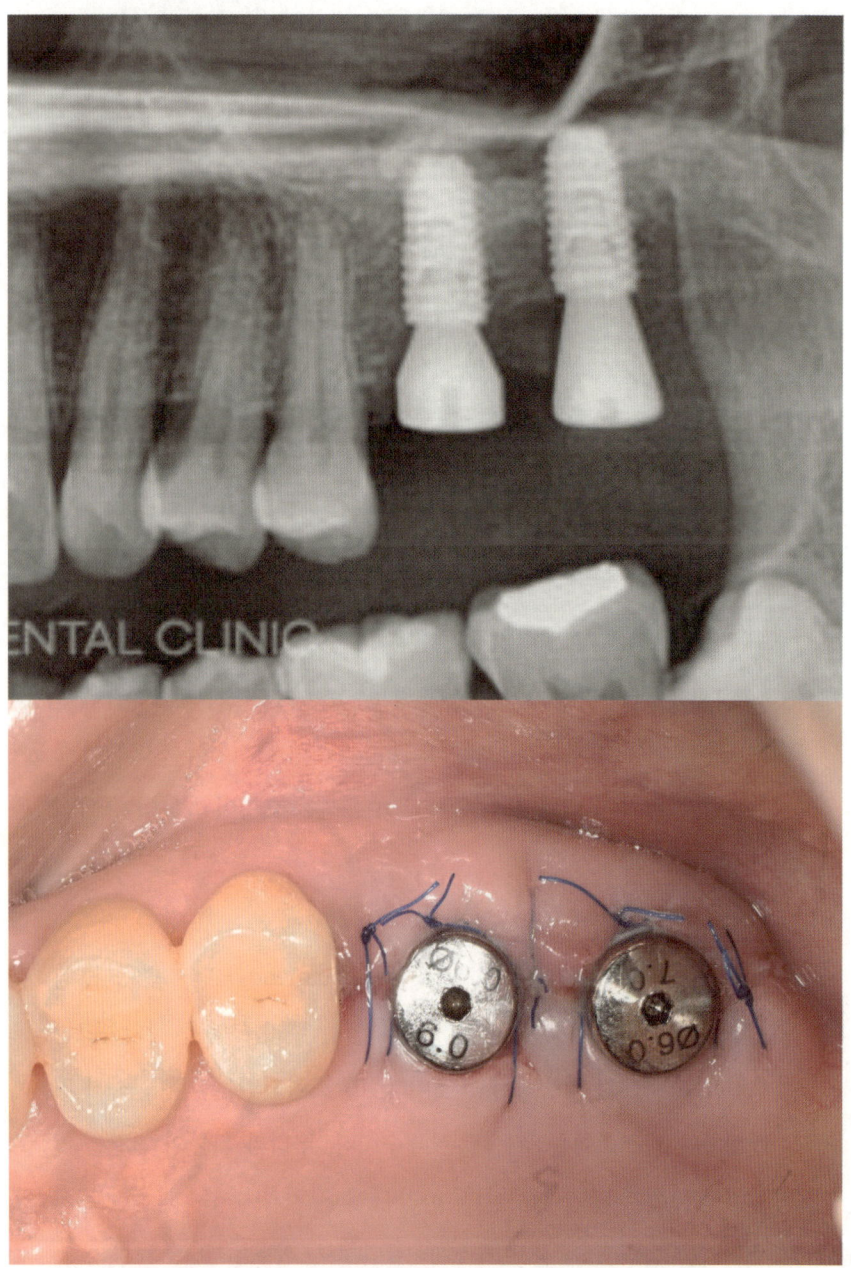

Figure 121. 임플란트 2차 수술 과정. 20230713 서울삼성치과 촬영.

Chapter V. 실패하기 어려운 임플란트 치료 과정

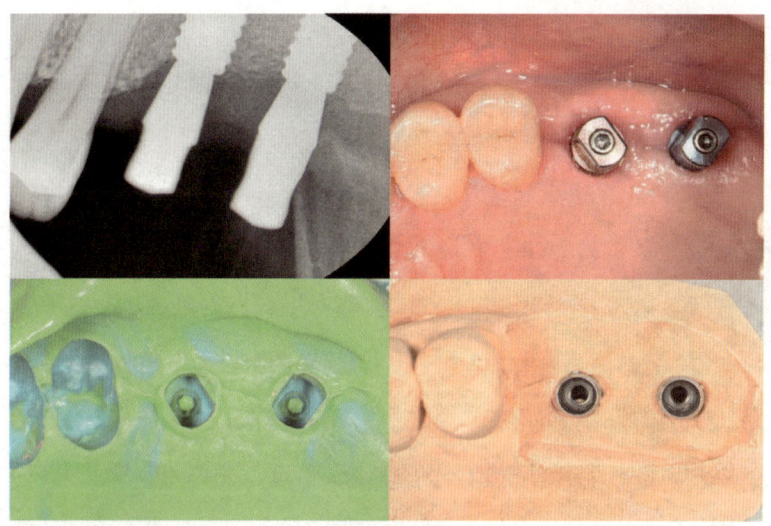

Figure 122. 임플란트 1차 본뜨기 과정. 20230802 서울삼성치과 촬영.

임플란트 뿌리에 본뜨는 기구(인상용 코핑; impression coping)를 연결하고 1차 본뜨기 과정을 시행한다. (Fig. 119) 이 과정은 뿌리 위에 연결되는 중간 기둥(지대주; abutment) 과 플라스틱 임시치아를 만들어 주기 위함이다. 우측 하단과 같이 구강 내와 유사한 모형이 만들어지면, 이를 컴퓨터로 스캔하고 디자인해서

이런 모양의 중간 기둥(Fig. 120, 지대주; abutment)을 먼저 만든다. 임플란트 치료의 장점은 뼈에 단단히 박혀 있는 뿌리 부분을 제외하고는 언제든 조립 분해가 가능하다는 것이다. 잘 조립되었는지 확인하기 위해 단계마다 엑스레이를 찍는 것은 필수이다. 뿌리와 기둥의 연결은 잇몸 밖에선 보이지 않기 때문이다. 따라서 좋은 치과에서는 임플란트 치료 시 각 단계마다 위와 같은 엑스레이를 찍어서 확인한다.

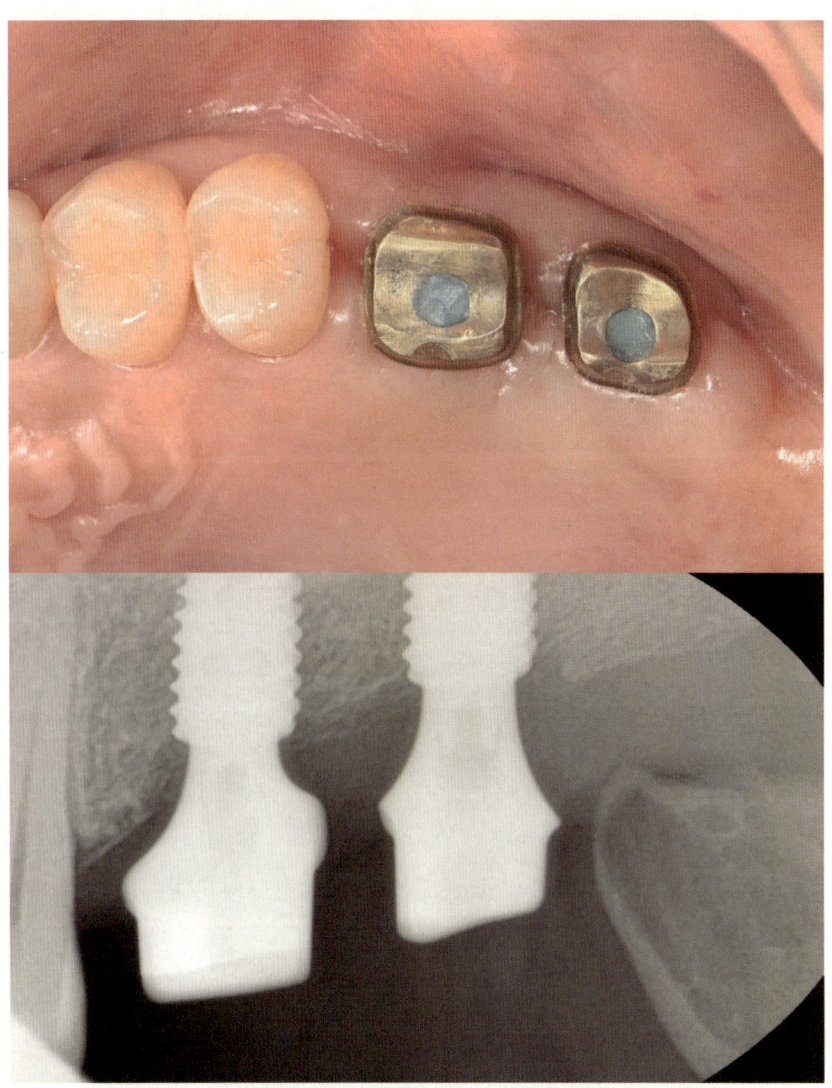

Figure 123. 임플란트 기둥 (abutment) 연결. 20230811 서울삼성치과 촬영.

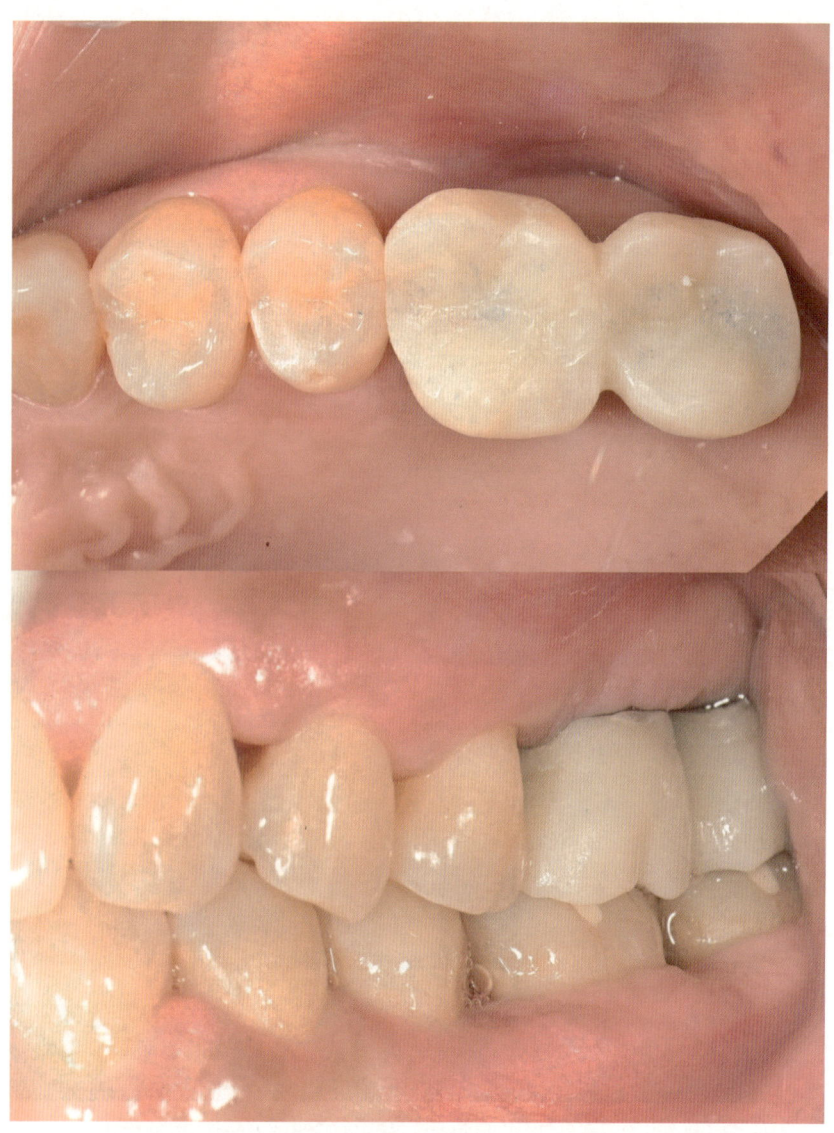

Figure 124. PMMA 레진 임시치아 연결. 20230811 서울삼성치과 촬영.

PMMA라고 하는 성분의 레진(일종의 플라스틱) 임시치아를 만들어 주었다. 기둥을 연결하면 반드시 오차가 존재한다. 약 30~70 마이크로미터 정도가 수직적으로 주저앉고, 약 4도 내외의 수평적 오차도 있다고 앞에 언급하였다. 임시 치아는 플라스틱이므로 구강 내에서 플라스틱을 덧붙이는 과정(Re-lining이라고 함.)을 통해 오차 보정이 가능하다. 나의 경우 비교적 잘 맞는다고 판단하는 경우에도 늘 이 오차 보정 과정을 시행한다. 찝찝한 것은 용납하기가 어렵다.

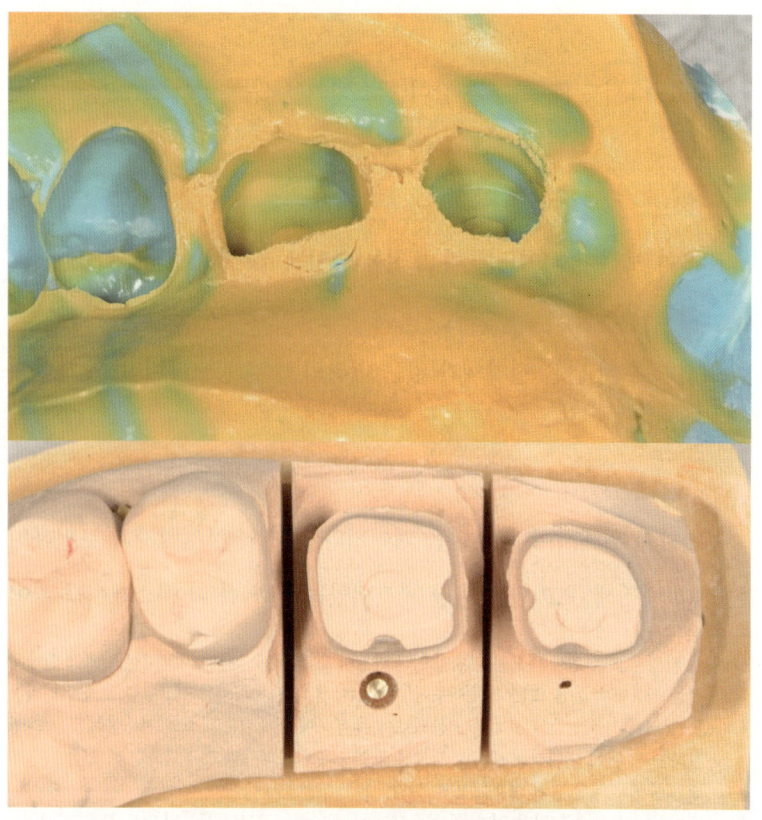

Figure 125. 기둥 상태에서 2차 본뜨기 과정 (abutment level impression). 20230818~20230905 서울삼성치과 촬영.

기둥을 올린 후 오차가 보정이 되면, 기둥 상태에서 다시 2차 본뜨기 과정을 시행한다. (Fig. 122) 전문용어로는 'Abutment level impression'이라 부르는데, 우리말로 해석하면 '기둥 수준에서의 본뜨기'가 되며, 좋은 선생님이라면 반드시 시행하는 과정이니 참고하길 바란다. 이 2차 본뜨기 과정을 잘하면 이런 깨끗한 모형이 만들어진다.[31]

다시 오차 보정을 해서 정교하게 디자인한 최종 보철물을 입안에 넣어 주었다. (Fig. 123)

붙이고 나서도 Fig. 126과 같이 엑스레이를 찍는 것이 필수인데 그 이유는

1) 오차 보정이 되어 기둥과 보철물 사이에 갭이 없이 정확한 핏을 맞춰 주었는지
2) 접착 후에 남은 접착제가 없는지(위의 빨간 동그라미 안에 하얗게 보인다.)

확인하기 위해서이다.[32] 다음 페이지와 같이 남은 접착제가 보인다면 한번 더 제거해 주고 반드시 잘 제거되었는지 한 번 더 엑스레이를 찍어

---

31) 이 과정은 다음 장에 나오는 디지털 인상 과정이 조금 더 용이하며, 이렇게 아날로그 인상재료를 이용하여 본을 뜨는 것이 아주 쉽지는 않아서 많은 치과의사 선생님들 조차 어려워하는 영역이다. 나는 치과보철과 전문의로서 이 부문에 대해서는 나름의 전문성이 있다고 생각하는데, 이에 대해서는 네이버 검색창에 '인상과 치과의사'라고 검색하면 배도 블로그 포스팅 중에 자세한 관련 내용을 볼 수 있다.
32) 네이버 검색창에 '크라운 접착 후 엑스레이를 찍는 이유'라고 검색하면 배도 블로그에서 자세한 내용을 볼 수 있다.

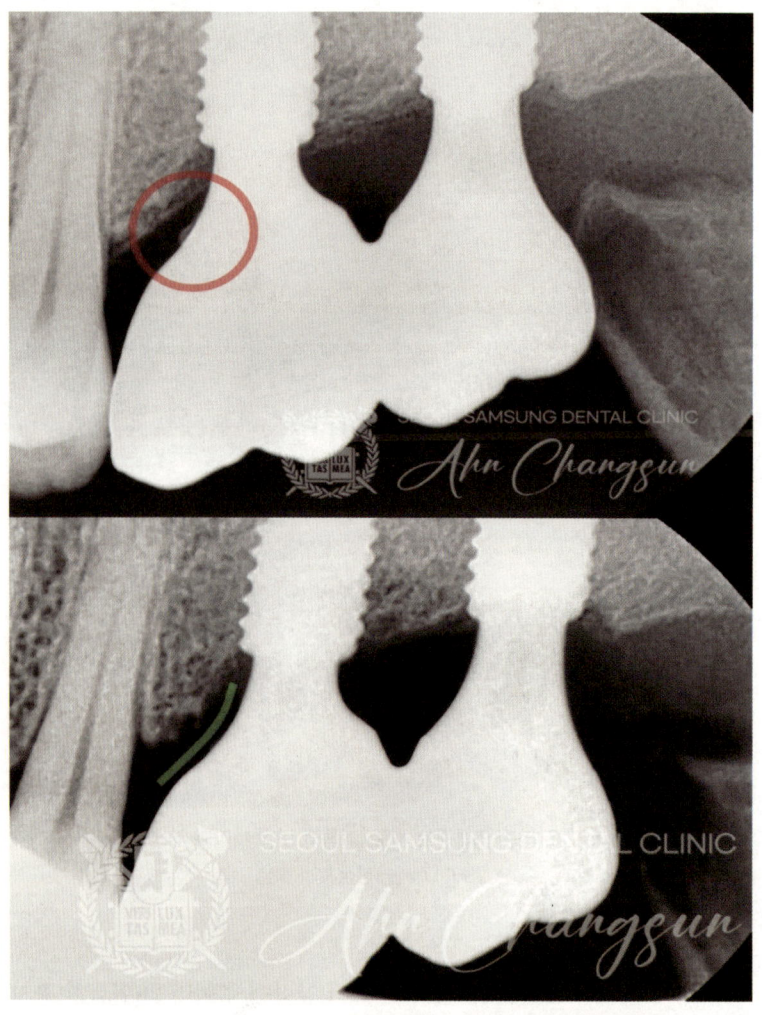

Figure 126. 접착 후 엑스레이 촬영. 잔여 접착제가 보여서 떼어 내고 한 번 더 엑스레이를 찍어 확인한다. 20230905 서울삼성치과 촬영.

서 확인한다. 접착제가 남아 있다면 잇몸과 잇몸뼈에 염증이 생겨서 임플란트의 장기 수명에 영향을 줄 수 있다. 또한 기둥과 보철 사이에 갭이 없음을 확인하고 마무리한다. 이 과정이 당연한 것 같지만 다음의 그림을 보면 꼭 그렇지 않다.

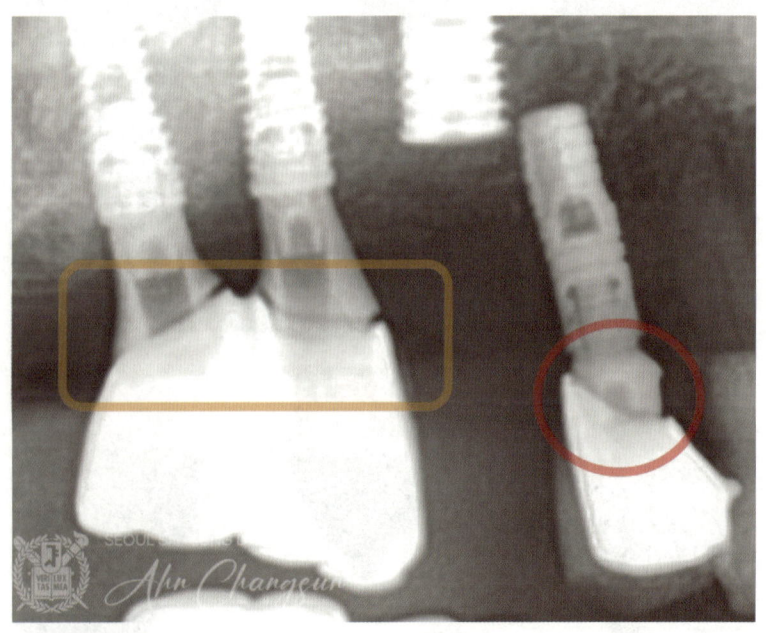

Figure 127. 타원 임플란트 치료. 기둥과 보철 사이가 떠 있다.
20230117 서울삼성치과 촬영.

잠시 다른 환자 사진을 보면, (Fig. 127) 앞장에서 여러 번 언급한 환자인데 ('마스터피스'와 '임플란트 올림픽' 관련 내용 참고) 저렴한 치과에서 심고 한 번의 본뜨기 과정으로 마무리한 경우이다. 왼쪽의 주황색 라인 안의 기둥과 보철 사이에 보이는 갭은 저렴한 치과들 평균이다. 우리 치과같이 두 번 본을 떠서 오차를 보정하지 않고 그냥 대충 한 번에 본떠서 만들면 대개 저렇게 나온다. 그런데 빨간 동그라미 안에는 기둥과 보철이 아예 분리되어 있다. 적합(fit)을 맞추기 위한 최소한의 노력도 하지 않았다.

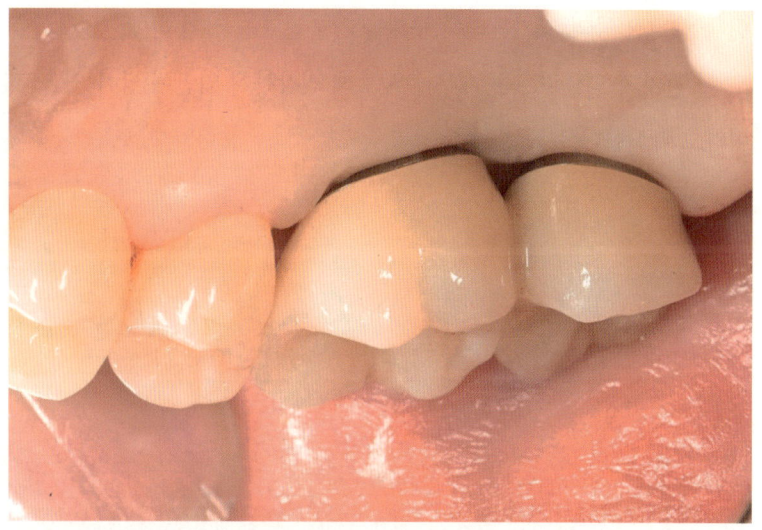

Figure 128. 임플란트 지르코니아 보철 마무리. 건강한 잇몸 위에 티타늄 금속 기둥과 지르코니아보철이 잘 적합된 것이 보인다. 20230905 서울삼성치과 촬영.

다시 본 환자 케이스로 돌아가서, 두 번의 본뜨기 과정이 마무리되고 지르코니아 보철물을 입안에 넣어 준 사진이다. (Fig. 128) 두 개의 임플란트를 심고 치료를 완료하기 위해 약 10개월 정도의 기간이 걸렸다. 많은 치과들이 아마 하루 만에 끝냈거나 최소한 3~4개월 안에는 끝냈을 케이스이다. 물론 두 번의 뼈이식 과정을 통해 진행한 치료비 면에서, 우리 치과는 박리다매 치과의 치료비보다는 다소 비쌀 거라고 생각한다. 그러면, 어떤 경우가 더 오래 쓸까? 6개월 더 오래 걸리고 비용을 조금 더 지불해서, 5년 10년 더 쓸 수 있다면, 누가 시간과 비용을 아낄 것인가?

위와 같이 돌다리도 두들기며 시간과 정성을 들여 원칙대로 치료한 임플란트는, 쉽게 실패하지 않는다. 쉽게 실패하기 어렵다. 경우에 따라 3개월 6개월 리콜 기간을 설정하는데, 이 리콜 주기를 잘 지키고 환자 본인이 양치질 등의 자기관리에 주의를 기울인다는 전제 하에, 높은 확률로 이 환자의 임플란트는 매우매우 오래 건강하게 입안에 남아 있을 것이라고 확신한다.

실패하기 어려운 임플란트 치료 과정 2. 디지털 임플란트 치료 과정

이번 장에서는 디지털 기술을 이용한 임플란트 치료 과정을 케이스 사진으로 보여 주려 한다.

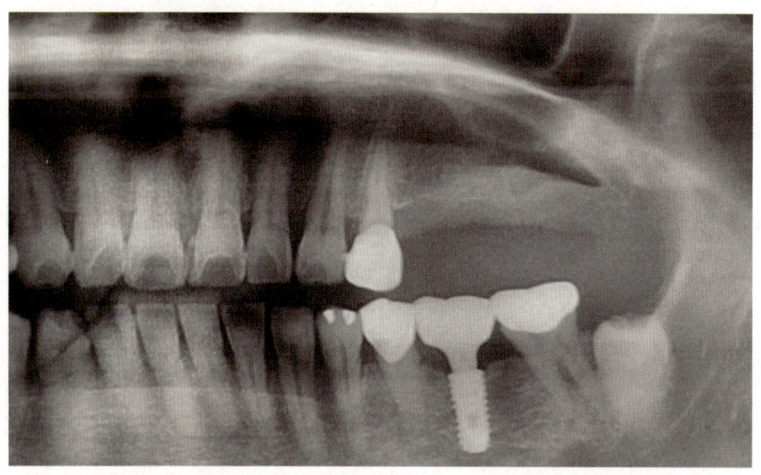

Figure 129. 어금니 세 개가 없는 환자. 20240625 서울삼성치과 촬영.

충치와 잇몸질환으로 환자의 왼쪽 위 세 개의 치아를 발치하였다. 상대적으로 잇몸뼈가 좋은 편이어서 충분히 힐링을 기다린 후 임플란트 식립과 뼈이식 과정을 같은 날에 동시에 시행하기로 하였다.

4개월 정도 충분히 힐링을 기다린 후 CT 촬영을 하면서 동시에 컴퓨터와 연결된 디지털 구강스캐너로 입안을 스캔하였다. (Fig. 130)

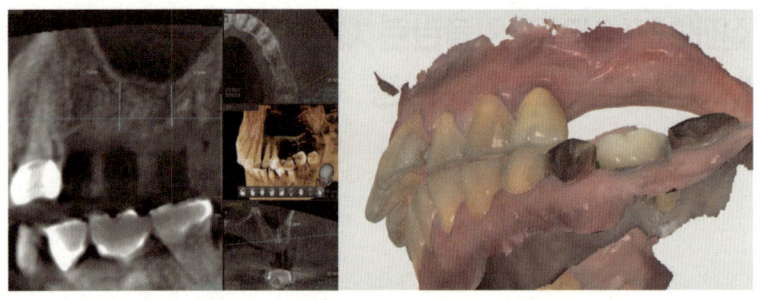

Figure 130. CT와 디지털 구강스캔 데이터 수집.

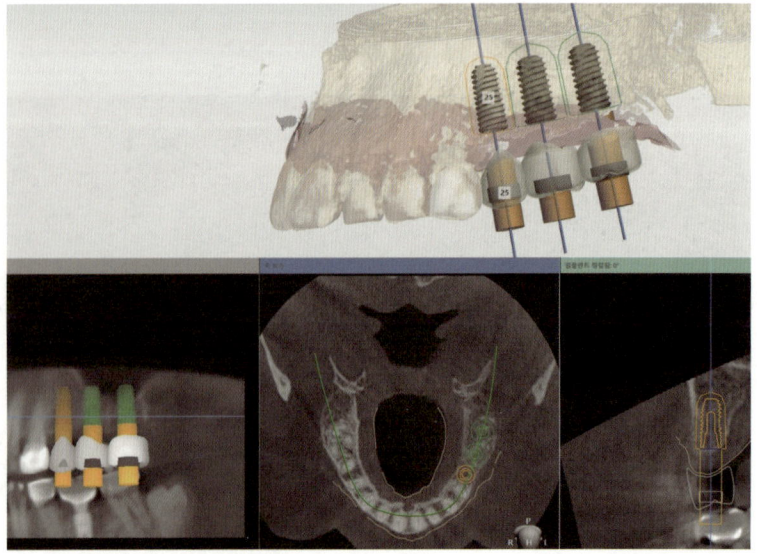

Figure 131. CT와 구강스캔 데이터를 중첩하여 컴퓨터 상에서 모의 수술을 시행

컴퓨터 가이드 수술을 하기 위해 '3 Shape' 사의 'Implant Studio'라는 디자인 프로그램을 이용해, 내가 직접 임플란트 심을 위치와 각도를 정한다. (Fig. 131) 대개의 치과에서 수술할 집도의가 직접 이 과정을 하기 보다는 기공사 선생님들에게 일임을 하곤 하는데, 기공사 선생님들이 직접 수술을 해 본 경력이 있지는 않으므로 이 과정에서 오류가 많이 생

긴다. 그래서 나는 이 과정을 직접 시행한다.

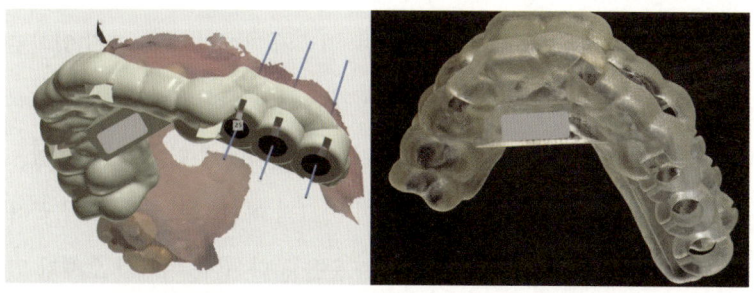

Figure 132. 모의수술을 통해 제작하는 디지털 수술가이드. 구멍난 방향을 따라 그대로 심으면 모의 수술과 거의 유사하게 심어진다. 20240719 서울삼성치과 촬영.

임플란트 심을 위치와 방향이 정해지면 그에 맞게 디지털 수술 가이드를 디자인한다. 3D 프린터로 출력하고 나면 그림의 우측과 같은 실물로 수술 가이드가 만들어진다. (Fig. 132) 뚫려 있는 홀에 정확히 맞는 전용 키트를 이용해 드릴링을 하면 디자인된 그대로 임플란트가 심어진다.

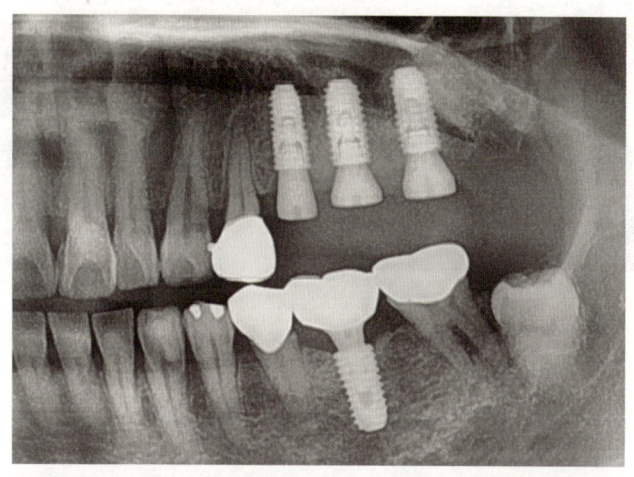

Figure 133. 실제 수술 당일 엑스레이. Fig. 131의 컴퓨터 모의수술과 거의 똑같이 식립되었다. 20240719 서울삼성치과 촬영.

Fig. 131의 컴퓨터 디자인과 거의 똑 같은 각도와 위치 간격으로 임플란트가 심어졌다. (Fig. 133) 책의 앞부분에 수술 가이드를 사용하지 않고 내가 심은 몇몇 케이스들을 본다면, 컴퓨터 가이드 수술 과정 없이도 이렇게 일정한 위치와 간격으로 심는 것이 불가능하지는 않다. 다만 컴퓨터에서 모의 수술을 먼저 한 번 하면서 이 환자에게 있어 생길 수 있는 변수를 예측해보고, 거의 오차가 없이 비교적 빠른 속도로 수술이 끝나게 하는데 컴퓨터 가이드 수술이 큰 도움을 준다. (아, 여기서 오해가 있을까봐 첨언하는데, 여기서 빠르다는 의미는 정확하면서 빠르다이다. 앞장의 올림픽 대표선수 치과들처럼 '더 빨리'가 제1의 목표는 절대 아니다.) 따라서 요즘은 임플란트 하나를 심을 때도 컴퓨터 가이드 수술을 이용하는 편이다. 심는 날 부족한 부위에 상악동 골이식술을 같이 시행하고, 충분히 4개월 이상 기다려 주었다.

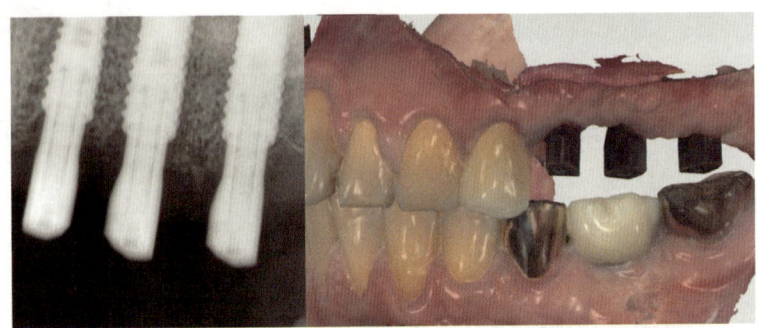

Figure 134. 4개월 후 1차 디지털 본뜨기 과정.

임플란트가 잇몸뼈와 붙는 '골유착 과정'이 완료되면, '스캔바디'라는 것을 연결하고 엑스레이상 이상이 없는지 확인 후에, 그림(Fig. 134)과 같이 '디지털 1차 본뜨기 과정'을 시행한다. 이 과정은 앞장에서 보았던 1차 본뜨기 과정과 유사하나, 차이점은 본을 뜨기 위해 고무 인상재를 입안에서 물고 굳을 때까지 기다리는 답답한 과정이 없다는 점이다.

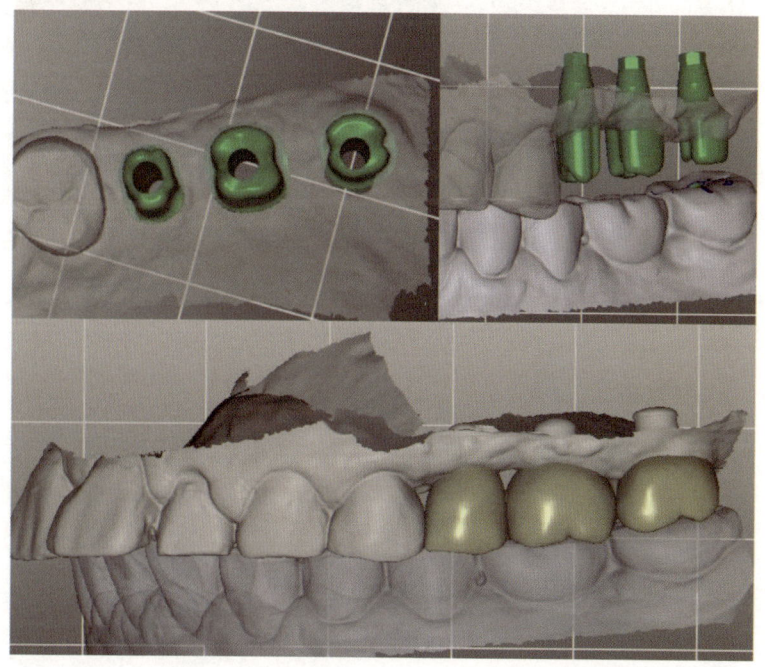

Figure 135. 기둥(어버트먼트)과 임시치아 디자인. 솔라움치과기공소 이승섭 소장님 제공.

1차 본뜨기가 완료되면, 디지털 스캔 파일을 기공소에 전달하고, 기둥과 임시치아를 위와 같이 디자인하여 만든다. (Fig. 135)

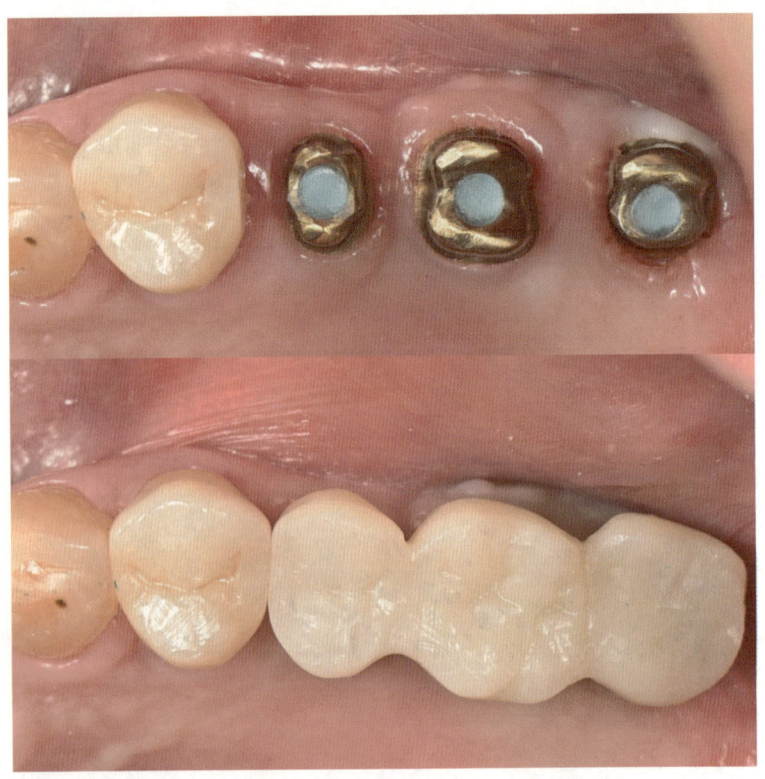

Figure 136. 캐드캠 가공된 기둥과 임시치아. 약간의 오차 보정 과정을 거친다.

기공소에서 디자인한대로 기둥(abutment)과 레진 임시치아가 만들어지면, 입안에서 기둥을 연결하여 1차로 가라앉게 만들고[33] 임시치아를 그에 맞춰 준다. (Fig. 136)

---

33) 앞 장에서 언급한 30~70마이크로미터의 수직적 오차와 각도 4도 내외의 수평적 오차를 보정하는 과정이다.

기둥이 임플란트에 잘 연결되었는지 엑스레이도 찍어서 확인하고, 기둥이 연결된 상태로 디지털 인상채득을 한다. (Fig. 137, 138)

이 과정 역시 앞장의 아날로그 인상 케이스에서 보았던 2차 본뜨기 과정과 유사하나, 차이가 있다면 역시 전 과정을 컴퓨터와 연결된 디지털 스캐너를 사용한다는 점이다. 스캐너가 상용화된 후 이런 부분은 의료 진도 환자들도 훨씬 편해졌다.

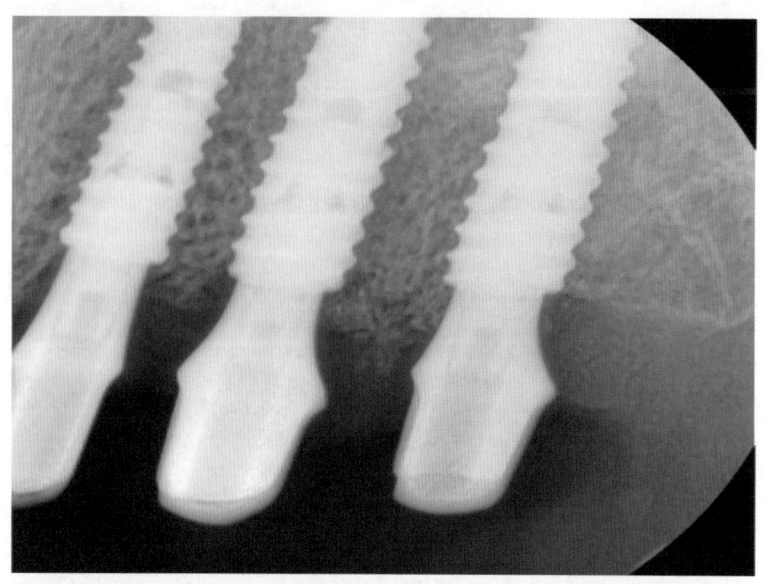

Figure 137. 기둥을 넣고 엑스레이 확인. 20241130 서울삼성치과 촬영.

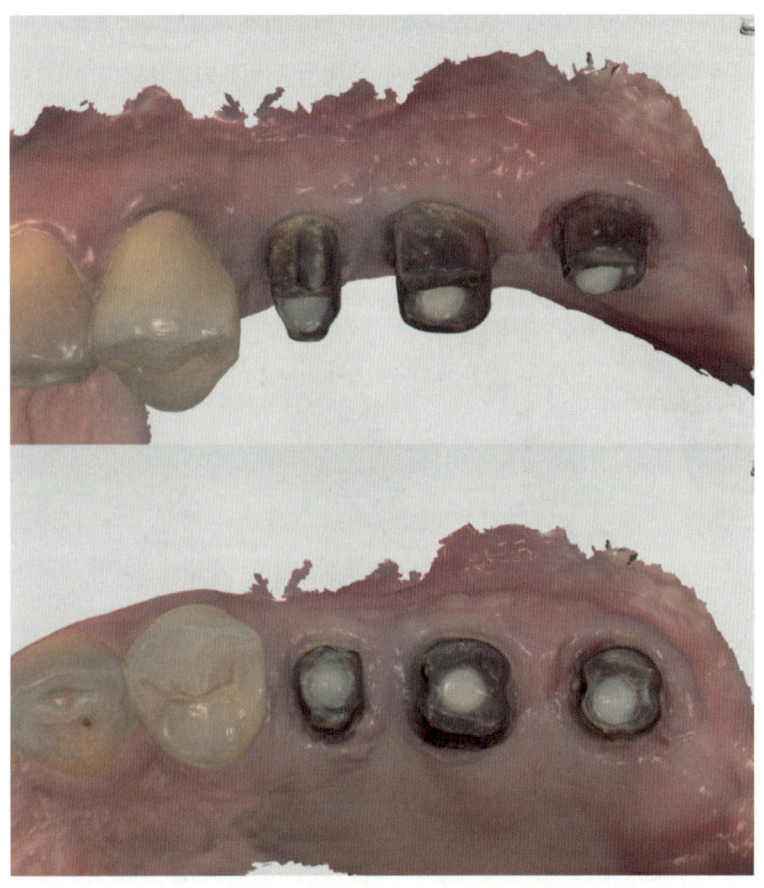

Figure 138. 최소 일주일 이상 사용 후 2차 디지털 본뜨기 과정. 거의 모든 오차 보정이 끝났다.

2차 본뜨기 과정 스캔 파일을 기공소에 전달하면 위와 같이 최종 지르코니아 보철 디자인을 한다. 맞물리는 아랫니와 잘 씹힐 수 있도록 교합도 디자인한다. (Fig. 139. 파란색 마킹)

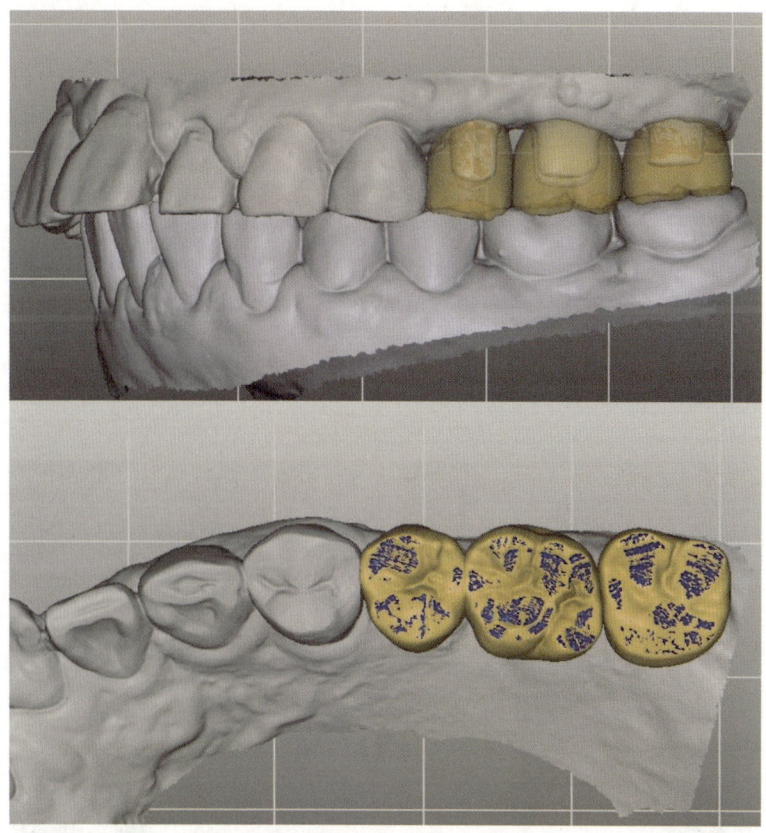

Figure 139. 최종 지르코니아 보철 디자인. 솔라움치과기공소 이승섭 소장님 제공.

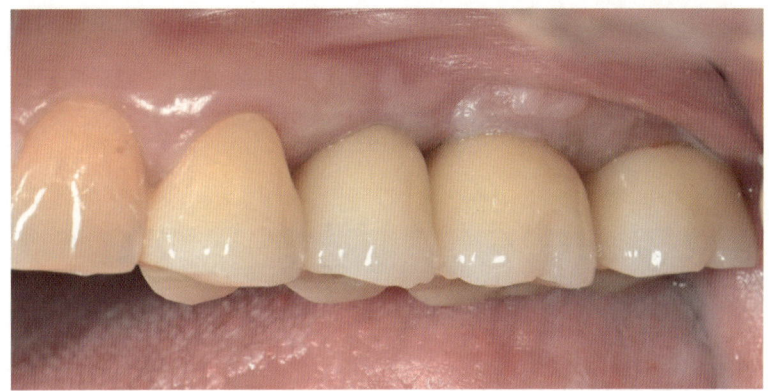

Figure 140. 지르코니아 보철 완성. 20250108 서울삼성치과 촬영.

컴퓨터를 이용한 캐드캠(CAD-CAM)으로 제작된 지르코니아 보철을 구강 내에 접착해 주었다. (Fig. 140)

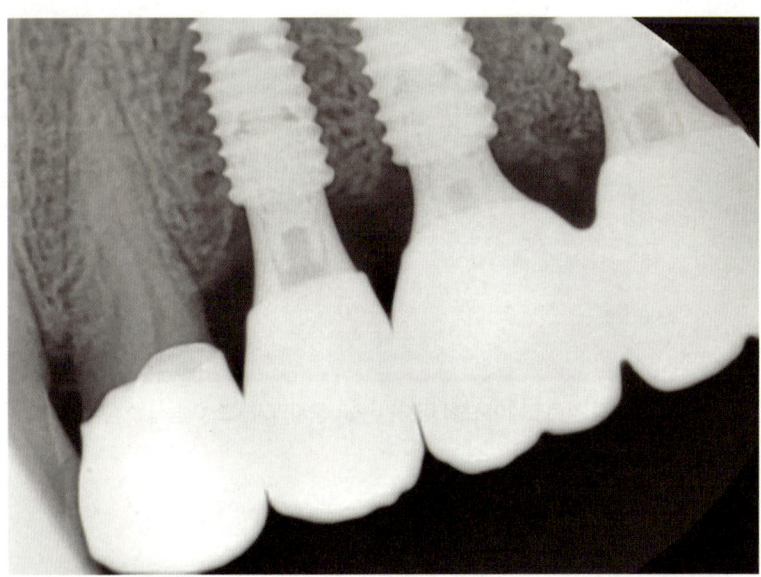

Figure 141. 지르코니아 보철물 접착 후 엑스레이 촬영. 남은 접착제가 없고, 기둥과 보철 사이에 갭이 없이 거의 완벽하게 맞는 것이 확인된다. 20250108 서울삼성치과 촬영.

잘 접착되었는지, 기둥과 보철 사이에 갭은 없는지 확인하는 과정은 앞장의 케이스들과 같다. (Fig. 141.)

아날로그 방식과 차이가 있다면 이 환자의 경우 수술 준비과정부터 보철과정까지 본을 뜨는 재료는 한 번도 사용하지 않았다는 점이다. 총 세 번의 디지털 구강스캔 과정을 시행했는데,

첫 번째 스캔) 컴퓨터 수술 가이드를 디자인하기 위한 스캔
두 번째 스캔) 임플란트를 심은 후 1차 본뜨기 과정
세 번째 스캔) 기둥을 연결 후 2차 본뜨기 과정

과정 자체는 좀더 정밀하고 간편해졌지만, 환자의 내원 횟수나 과정의 내용 자체는 동일하다. 중요한 점은, 디지털을 활용한다고 해서 더 빨리 진행할 수 있는 것은 아니라는 것이다. 오히려 아날로그 시대보다 더 정밀하게 오차 없이 수술과 보철 과정을 시행할 수 있도록 컴퓨터가 도와주는 역할을 하는 것이다. 실제로 나의 경우 디지털 시대가 되고 나서 수술 전 준비시간이 더 길어졌다. 가이드 수술을 컴퓨터 상에서 모의로 해볼 수 있으므로, 좀더 정밀한 수술을 위해 분석하고 계획하는 시간이 필요하기 때문이다. 무릇 좋은 치과의사 선생님들이라면 나와 유사하게 수술을 준비하고 계획할 것이라고 생각한다.

이 과정에서 하나 더 얘기하고 싶은 것은, 임플란트 치료 과정에서 '보철과 전문의'의 역할에 대해서이다. '임플란트 전문의'는 국내에 존재하

지 않는다. 따라서 '임플란트 전문의'라고 광고하는 치과가 있다면 의료법에 위배되는 허위 광고일 가능성이 높다. 치과 내의 여러 분과 중에 임플란트 관련 분과는 구강외과, 치주과, 보철과가 있다. 그 중 구강외과는 러프하고 큰 수술을 과감하게 잘하고, 치주과는 뼈이식 후 잇몸을 섬세하게 잘 만지는데, 보철과가 수술을 하면 위치와 각도에 목숨을 건다.

임플란트 뿌리도 결국 씹어 먹을 수 있는 보철을 만들어 주기 위한 과정이다. 수십 년 전부터 수술 과정에 대한 표준적인 술식이 정립이 되었다. '골유도재생술(GBR)'이라는 용어로 대표되는 '치조골 이식술'은 이미 성공한 술식이며, 숙련된 술자라면 일반적인 케이스는 누구나 잘할 수 있다. 요즘엔 임플란트를 얼마나 오래 쓰느냐를 넘어 얼마나 편하게 씹어먹고 잘 관리할 수 있느냐로 포커스가 이동하였고, 이 과정에서 보철과 의사의 역할이 더 중요해졌다. 즉, 수술을 잘한다는 것이 20세기까지는 임플란트의 생존을 위한 것이었다면, 임플란트 생존율이 높아진 2000년대 이후 이제는 더 잘 씹어 먹기 위한 보철물을 만들어 줄 수 있는 임플란트 식립이 수술을 잘하는 표준이 되었다. 이것을 '보철이 주도하는 임플란트 치과학 (Prosthetic-driven Implantology 또는 Prosthetic-driven Implant Placement)'이라는 용어로 표현한다. 이 컨셉의 집약체가 바로 컴퓨터 가이드 수술이 되겠다. '수술 가이드'는 원래 'Surgical stent'라는 용어로 보철과에서 수십 년간 만들던 장치를 디지털화한 것이다. 보철과 전문의가 직접 디자인하고 직접 수술하면, 더 잘 씹어 먹고 오래 쓸 수 있는 임플란트 치료가 가능할 것이라고 생각한다.

실패하기 어려운 전체 임플란트 치료: 아날로그와 디지털의 콜라보 종합예술

　대한민국 치과의사들의 지적수준과 손기술은 전세계적으로 최상위 레벨이다. 임플란트 기술의 발전과 누적된 연구로 이제는 한두 개 치아의 임플란트는 상향 평준화되고 있다. 그러나 전체 임플란트 치료는 다르다. 무분별한 발치즉시 임플란트와 무절개 수술 등의 방법으로 하루 만에 끝내는 치료들의 문제점에 대하여 언급하였는데, 임플란트 개수가 많고 전체 임플란트에 가까운 치료일수록 '느리게 걷기' 테크닉으로 신중을 기하는 치료가 필요하다. 이번 장에서는 풀마우스 전체 임플란트 치료 과정을 사진 중심으로 보여 줌으로써 앞에 나왔던 개념과 이론들을 어떻게 실제로 임상에 적용시키는지 설명하려 한다.

　다음 페이지와 같이 남아 있는 거의 전체 치아에 충치가 생긴 중년 여성분이 찾아왔다. (Fig. 142) 이런 분들을 보면 제일 먼저 원인이 무엇일까 분석하는 것이 중요한데… 스트레스로 인한 잦은 음주 흡연 및 양치질 등 구강관리 부족이 복합적으로 오랜 기간 동안 반영된 결과이다. 특히 음주 후 양치를 안 하고 자는 습관이 지속되었는데, 이게 가장 악영향을 주었던 것으로 보인다. 무엇보다 치료에 들어가기 앞서 이런 생활습관 교정에 대해 설명드리고, 절주 금연 및 구강관리에 노력을 기울일 것을 약속받았다. 치료가 완료되어도 이런 나쁜 습관들이 지속되면 임플란트든 충치치료 보철물이든 오래 쓰기가 어렵기 때문이다.

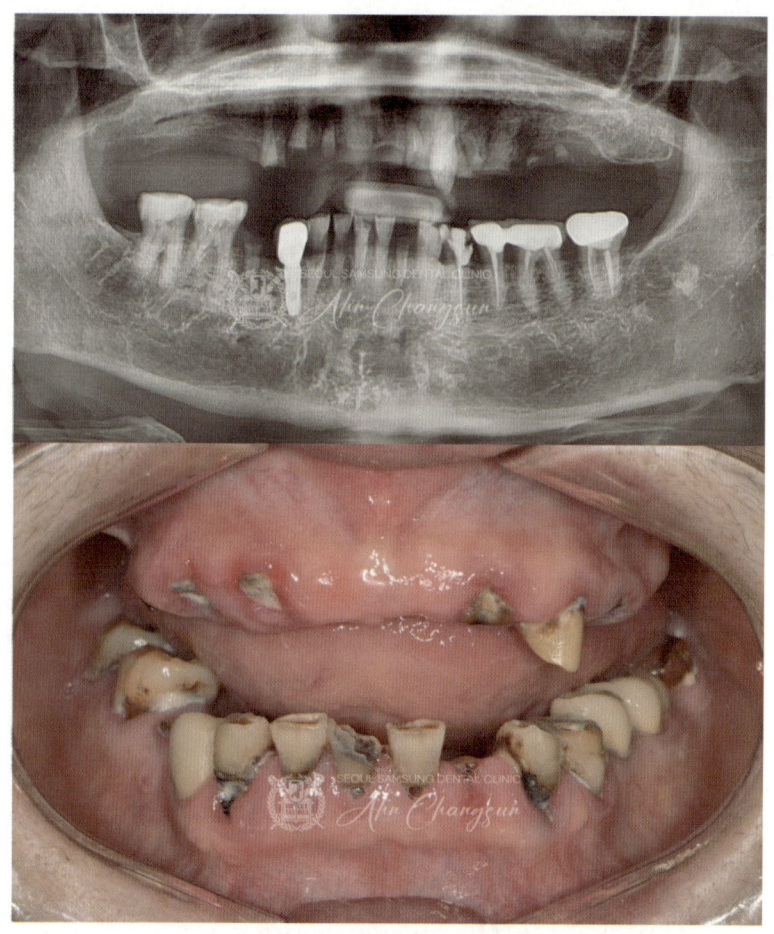

Figure 142. 전체 치아에 충치가 있고 다수 치아가 부러진 환자.
20220207 서울삼성치과 촬영.

안타깝지만 윗니는 모두 발치하기로 하였고, 아랫니는 기존에 하나 남아 있던 임플란트와 어금니 몇 개를 남기고 발치하고, 임플란트 치료를 하기로 하였다.

이 환자분은 비록 치아는 충치가 너무 심해서 거의 다 발치하였지만, 임플란트를 심을 텃밭이 되는 잇몸뼈는 대체로 튼튼한 편이어서 아마 요즘 대부분의 치과들에서 발치즉시 임플란트를 선택하고 심었을 것이다. 당장은 발치즉시 임플란트가 환자가 빨리 식사를 하도록 만들어 주는 데 유리할 수도 있다. 그러나 앞장에서 보여 준 여러 케이스와 같은 잘못된 선생님을 만나면, 심은지 2~3년이 채 되지 않아 잇몸뼈가 녹고 염증이 생겨 다시 임플란트를 거의 다 뽑고 재치료를 해야 하는 상황도 발생할 수 있다. 더구나 이 환자처럼 음주, 흡연, 구강위생관리 등의 문제로 습관 교정이 어려운 분일수록 더더욱 '임플란트 느리게 걷기' 테크닉으로 천천히 진행하기로 하고 발치 후 우선 임시틀니를 넣어 주었다. 보통 이렇게 씹어먹을 치아가 거의 하나도 없었던 분들은 틀니를 넣어 주어도 전보다는 잘 쓰는 경우가 많다. 그런데 이 분은 입천장과 혀 아래를 덮는 위와 같이 커다란 틀니 디자인에 영 적응을 하지 못하셨다. 가끔 틀니를 껴 보려고 노력하지만, 구토반사가 일어나기도 하면서 적응하기가 힘들어 대부분 틀니를 빼고 죽을 쑤어 드시거나 하신다고 하였다.

'즉시 로딩' 관련 장에서 설명했듯, 임플란트를 심고 바로 보철물을 올리는 즉시 로딩 방법을 나는 별로 선호하지 않는다. 그런데 이렇게 임시틀니에 적응을 못하시고, 이가 없으니 씹을 수가 없는 분들에게는 어쩔 수 없이 '즉시 로딩'이 맞는 방법이다. 대신, 발치 후 약 4개월 가까이 잇몸뼈가 힐링되도록 충분히 기다리기로 했다. 그동안에 환자분께는

"지금 힘드시겠지만, 틀니 써 보시면서요. 앞으로 다시는 틀니를 쓰지 않도록 구강관리 열심히 하셔야 한다는 걸 꼭 기억하시구요. 나중에 임

플란트 치료가 잘 끝나고 나서도 지금의 불편함을 잊지 않으셨으면 좋겠어요!"

이렇게 말씀드리고, 발치한 부위가 충분히 힐링될 때까지 환자도 나도 인내심을 갖고 기다렸다.

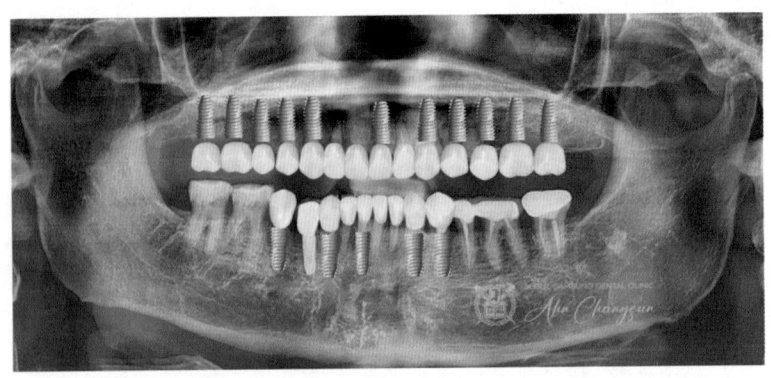

Figure 143. 즉시 로딩을 고려하여 결정된 식립 위치 및 치료계획.
임플란트 이미지 출처: Ewoosoft/Ezdent-I

정상적인 상황이라면 위쪽에는 9개로 전체 임플란트 치료, 아래는 자연치를 제외하고 4개만 추가로 심어서 치료를 끝냈을 것이다. 그런데 이 환자는 임플란트 식립즉시 로딩이 필요한 경우인데, 일부 잇몸뼈가 좋지 않아서 즉시 로딩에 적합하지 않은 부위들이 있어, 위쪽에 두개를 늘려 11개의 임플란트를 심고, 아래쪽에도 하나를 늘려서 혹시 모를 실패에 대비하기로 하고, 대신 추가되는 임플란트 비용은 할인해 드렸다. 이것을 환자분이 다행히 수락해서 최종 계획은 위 그림과 같이 결정되었다. (Fig. 143)

* 윗니: 어금니는 전부 하나씩, 앞니는 6개중 3개만, 총 11개의 임플란트 중 8개를 이용해 즉시보철(임시치아는 14개중 인공치를 포함해 13개만), 잇몸뼈가 좋지 않은 부위 3개는 잇몸 속에 묻어 두었다가 뼈와 잘 붙으면 최종 보철을 같이 올리기로.

* 아랫니: 기존 계획보다 하나를 늘려 5개를 심고, 앞니 쪽 4개를 이어서 7개 치아를 즉시보철, 환자의 오른쪽(사진 왼쪽)에 하나 떨어져 있는 임플란트는 묻어 두었다가 따로 최종보철.

이렇게 세부 계획이 확정되면 본격적인 수술 계획에 돌입한다.

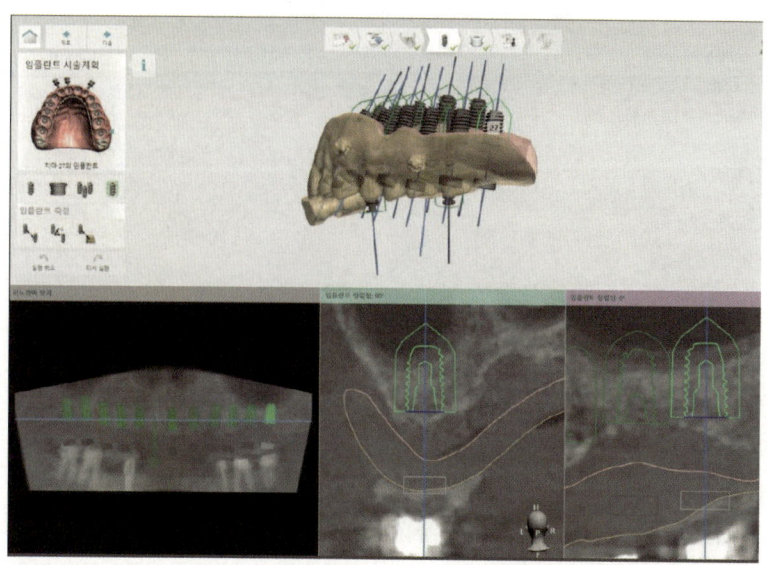

Figure 144. 컴퓨터 수술가이드 디자인 및 제작 과정.

CT를 찍고 분석하며, 위와 같이 '3shape Implant Studio'라는 최첨단 임플란트 분석 프로그램을 통해서 컴퓨터상에 가장 임플란트를 심기 좋은 잇몸뼈의 위치와 깊이를 분석하여 앞 장에서 서술한 '컴퓨터 수술 가이드'라고 하는 장치를 디자인한다. (Fig. 144)

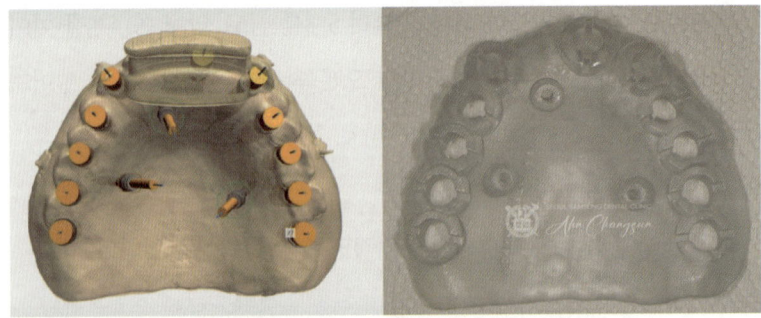

Figure 145. 디자인된 수술가이드 및 실제 3D 프린팅 결과물.

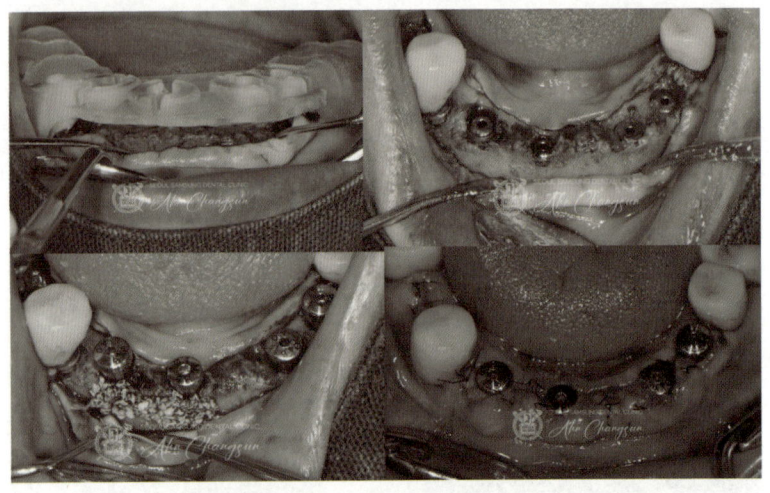

Figure 146. 아랫니 수술. 수술 가이드+절개 수술법으로 진행.
20220720 서울삼성치과 촬영.

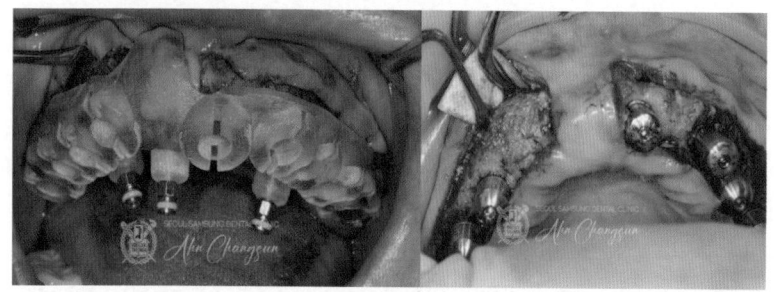

Figure 147. 윗니 전악 임플란트 수술. 마찬가지로 수술 가이드+절개 수술법으로 진행. 20220727 서울삼성치과 촬영.

3D 프린팅된 수술가이드 장치를 이용하여 컴퓨터로 계획한 위치에 임플란트를 심는다. (Fig. 145~147) 거의 대부분 치과들에서 '컴퓨터 가이드 수술은 무절개 수술법으로 한다.'는 명제가 공식화되어 있고, 수술 당일 시각적으로 정확한 잇몸뼈 위치를 확인 불가능한 무절개 수술법의 단점을 들어 '컴퓨터 가이드수술은 단점이 크다.'라고 일부 주장하는 치과의사들이 있지만 이는 전혀 별개의 이야기다. 첨부된 사진과 같이 (Fig. 146, 147) 절개 수술법으로 얼마든지 컴퓨터 가이드 수술을 할 수 있고, 컴퓨터로 계획한 정확한 위치에 심으면서 혹시 생길지 모르는 오차를 보정하고, CT 촬영시기보다 조금 늦게 이루어지는 수술 당일의 뼈의 변화까지 확인하여 잇몸뼈가 부족한 부분에는 위와 같이 치조골 이식수술을 동시에 진행한다.

컴퓨터로 디자인한 만큼 대체로는 정확하지만, 오류가 생겼을 경우 무절개 수술을 하면 보이지 않으니 답이 없다. 위와 같이 절개해서 보면서 수술을 하면 작은 오류도 위치를 보정하고, 뼈가 부족한 위치도 확인해서 뼈이식을 통해 더 오래 쓰는 임플란트 치료가 가능하다.

다시 말하지만 절대로 '내비게이션 임플란트'라는 용어는 어울리지 않는다. GPS와 같은 실시간 정보가 아니기 때문이다. 컴퓨터로 위치와 깊이를 계산해서 만들었지만 분명히 오차가 있을 수 있다. 나의 경우 이런 시스템이 가진 문제를 보완하기 위해 가이드 수술+전통적 절개 수술 테크닉을 적용하는 것이다. 이러면 정말 실시간으로 컴퓨터상 디자인과 실제 환자 상태가 오차가 어떻게 있는지 볼 수 있다.

컴퓨터상에서 계획했던 위치(Fig. 148)와 실제 심어진 위치(Fig. 149)를 파노라마에서 비교시 거의 유사한 위치와 각도로 들어갔다. 이 정도면 많아도 0.5밀리미터 이내의 오차라고 확신한다.

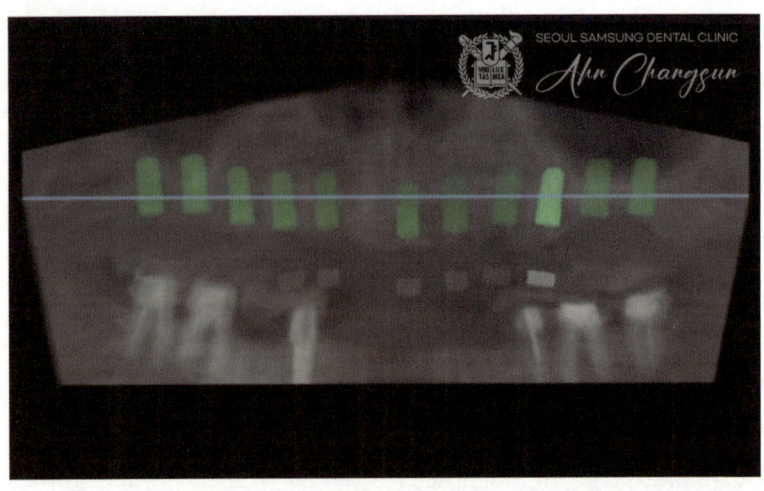

Figure 148. 상악 전체 임플란트의 컴퓨터상 모의 수술 시 계획된 위치와 방향.

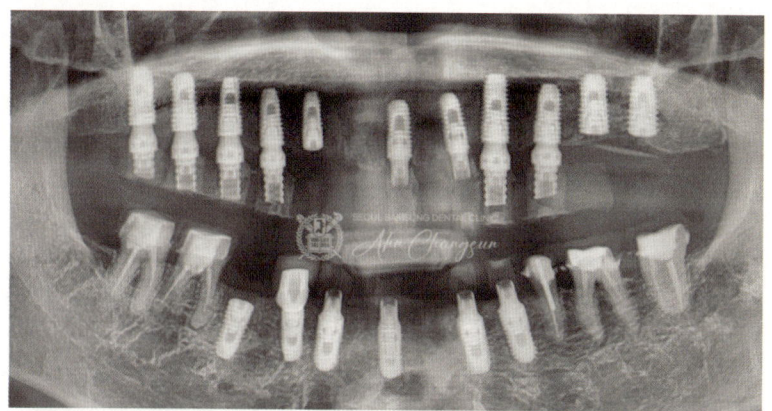

Figure 149. 실제 수술 다음날의 파노라마 엑스레이 영상. 윗니 전체 임플란트 위치와 방향이 Fig. 148의 컴퓨터상 모의수술과 거의 일치한다. 20220728 서울삼성치과 촬영.

수술 바로 다음날 윗니는 8개, 아래는 4개의 뼈가 좋은 임플란트에 기둥을 연결하고,

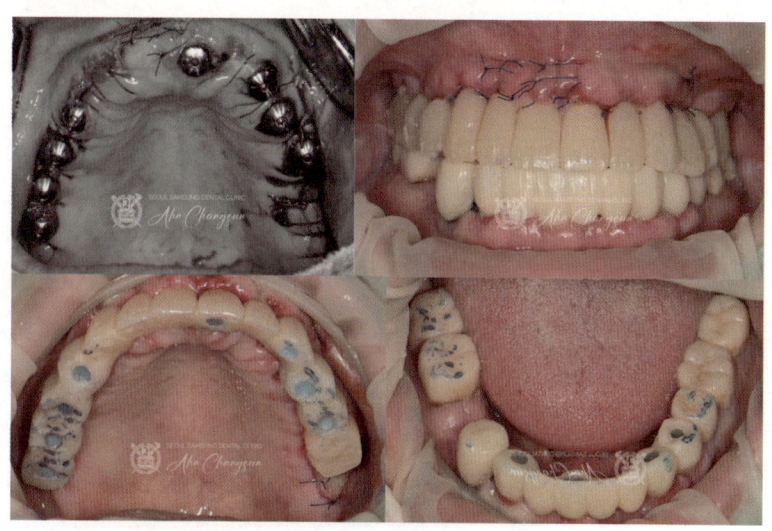

Figure 150. 수술 다음 날 즉시 로딩을 시행한 1차 임시치아. 20220728 서울삼성치과 촬영.

미리 준비해놓은 임시치아 형태를 입안의 임플란트 식립 위치에 맞추어 연결하고 보강하여, 위와 같이 즉시 임시보철을 넣어 주었다.

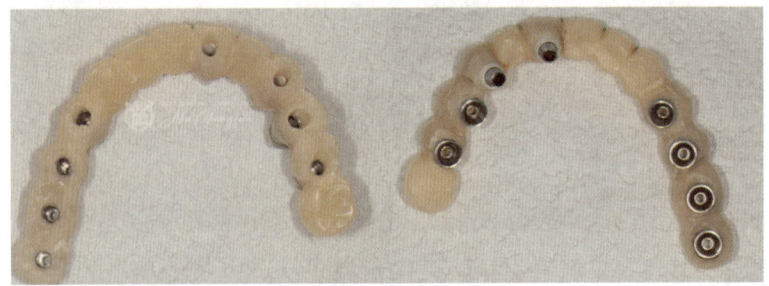

Figure 151. 1주일 후 빼서 다듬고 청소해 준다. 전체가 연결된 나사형태. 잇몸 염증을 유발할 수 있는 접착제는 전혀 사용하지 않았다. 20220804 서울삼성치과 촬영.

수술 1주일 후 실을 뽑는 날 임시치아를 잠시 빼서 깨끗하게 다듬고 청소해 준 후 끼워 준다. 교합도 첫날보다 좀더 골고루 닿도록 만들어 준다. 그리고 임플란트가 뼈에 붙는 '골유착' 과정이 일어나는 2달의 기간 동안 가능하면, **'절대로 빼지 않는다!'** 여러 논문과 서적의 배경지식 그대로, 위와 같이 접착제를 전혀 쓰지 않는 나사로만 고정하는 형태로 제작하고, 전체적으로 묶어서 흔들리지 않게 만들어 준 후 두 달간 **'존버 기간'** 에 들어가는 것이다. 아직 임플란트가 단단히 뼈에 붙은 상태가 아니기 때문에 절대로 임플란트가 혼자 흔들리게 두어서는 안된다. 환자분은 수술 바로 다음날 치아를 올려서 밥을 먹을 수 있게 되었지만, 단단하거나 질긴 음식을 조절하고 자주 내원하여 체크를 받아야 한다. 임플란트 즉시 보철의 성공 여부는 술자와 환자의 긴밀한 협력에 달려 있다.

쉽게 풀이하면, 임플란트 혼자 놔두었는데 씹어 먹게 만들면 움직여서

실패할 수 있으니 즉시 로딩 관련 논문 리뷰에서 언급한 대로,

"최대한 많은 임플란트를 넓게 묶어 주고, 접착제를 쓰면 뼈가 녹을 수 있으니 접착제는 쓰지 않고 나사 형태로만 가급적 만들고, 교합도 무리한 힘이 가해지지 않게 조절해 주고, 환자가 안오면 절대로 안 되고 주기적으로 1~2주에 한 번 이상 계속 와서 체크해야 하고, 양치질을 포함한 구강관리도 매우매우 잘해야 한다."는 이야기가 되겠다.

여기서 중요한 부분이 있는데, 즉시보철을 올리는 모든 임플란트를 하나의 피스로 연결하였고(윗니 원피스, 아랫니 원피스), 접착제는 전혀 쓰지 않고 오직 나사로만 조이는 형태로 연결하였다. 요즘 세미나나 학회에서 강의를 하는 연자들조차도, 이런 논문에서 검증이 된 원칙을 지키지 않고 무분별하게 임플란트를 분할해서 즉시 로딩을 하고, 심지어 위와 같은 나사 연결 형태가 아닌 접착제를 사용해서 붙여 놓는 경우가 많다. 접착제를 깨끗이 제거하고 접착이 떨어지지 않게 잘 맞춰서 붙여 주면 그나마 다행이지만, 접착제를 완벽히 제거하지 않고 잇몸 속에 남기거나, 접착이 자주 떨어져서 오는 경우에는 임플란트의 생존율에 치명적이다. 그럼에도 불구하고 일부 국내 대형 임플란트 회사들조차 이런 프로토콜을 추천하고 있으니, 도대체 누가 이런 방식을 공식적으로 근거없이 추천하는지에 대해서 나는 각 업체들에 시정을 요청하는 바이다. 덕분에 열심히 공부하지 않는 원장님들은 본인도 이유를 모르는 실패를 어디선가 지금도 겪고 있을 터이니, 이걸 본인을 탓해야 하는지 임플란트 업체를 탓해야 하는지..

내가 하는 방식은, 접착제를 1도 쓰지 않았으므로 빠질 가능성은 제로

에 가깝다. 환자가 단단한 음식을 씹다가 깨질 수 있겠으나, 이 또한 전체 임플란트를 묶어 놓았으므로 그렇지 않은 경우에 비해서 튼튼하고 혹시 깨지더라도 입안에서 덧붙이면 되니 수리가 쉽다. 나사가 풀릴 수 있으나 이 또한 중간 기둥 나사와 상부 보철 나사 두 개의 조이는 힘(Torque)에 의도적으로 차등을 두어, 풀려도 임플란트 픽스쳐(뿌리)의 골유착 성패에 큰 문제가 없도록 2중 3중의 안전장치를 만들어 놓았다.

이러면, 수술 후 바로 환자에게 밥을 먹게 하여도 나도 환자도 크게 불안하지 않다. 성공한다는 확신이 있으므로.

잇몸뼈가 좋고 전신건강 상태 등 여러가지 좋건이 양호한 경우 임플란트에 보철을 올려서 저작이 가능하게 하는 시기가 최소 6주~8주라고 하였다. 그러니까 비교적 뼈가 좋은 편인 위 환자에서 윗니는 8개의 임플란트를, 아래는 4개의 임플란트를 연결하였는데, 최소 8주 즉 2달만 버티면 임플란트 치료는 성공이다.

환자분께, 질긴 고기는 나중에 얼마든지 드실 테니, 지금은 조금 잘라 드시고 과일도 조금 잘라 드시고 부드러운 음식 위주로 2달만 드시면, 임플란트는 성공이라고 말씀드리고, 다시 한 번 주의를 당부드렸다. 그리고 1~2주에 한번씩 치과에 내원하며 문제가 없는지 체크하기로 하였다.

위에 기술한 대로 2중, 3중의 안전장치가 들어가 있으니 이제부턴 심플하다. 환자도 나도 주의하며, 2달간 '존버' 하는 것이다.

그러나 위 과정에서 보듯, 이런 존버 스토리에도 많은 뒷이야기들이 있다. 환자마다의 저작력(씹는 힘), 식습관, 구강위생 관리 등등 많은 상황이 유니크하기 때문에, 이런 즉시 로딩과 같은 일정 정도의 위험을 감수하고 빨리 끝내는 치료를 선택 하였다면, 최소 1~2주 이내 간격의 잦은 내원을 통한 응급상황 대처는 필수적이다.

요즘 저렴한 치과들, 특히 강남의 모 대형 네트워크 치과들에서 행해지고 있는 당일 내원 발치즉시식립 및 즉시 로딩 술식들을 보면 너무 무분별해서 보고 들을 때마다 내 눈과 귀를 의심할 지경이다. 나와 같이 소심한 (또는 세심한) 치과 원장은 전체임플란트 한 케이스 하는데도 위와 같이 돌다리도 여러 번 두들기며 조심해서 가는데, 어떻게 그렇게 용감하게 빨리빨리 할까? 정말 그들이 맞고 내가 틀린 것일까? 그들이 많이 알고 내가 무지한 것일까? 가끔 고민해 보지만 나의 답은 역시, '돌다리도 두들기는 존버 테크닉'이다.

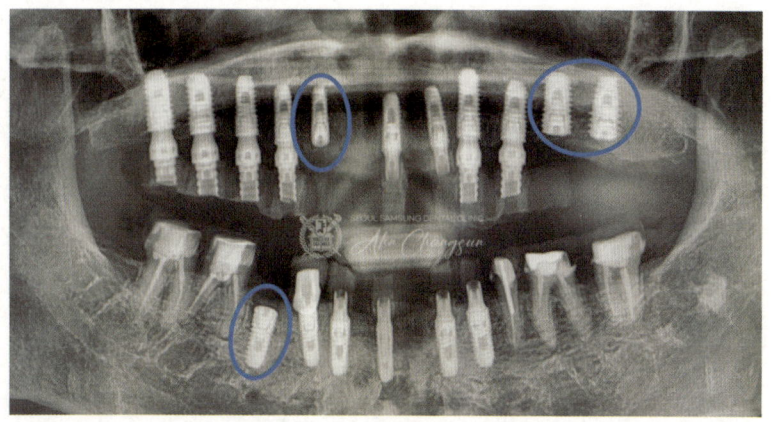

Figure 152. 수술 한 달 후. 뼈이식해놓은 임플란트는 장독대에서 묵은지 숙성시키듯 묻어 둔다. 잘 숙성되어 가고 있다. 20220902 서울삼성치과 촬영.

2달간의 성공을 위한 기간이 지나고, 뼈이식을 많이 했던 임플란트의 골유착이 될 때까지 최종적으로 약 4개월 이상 충분히 기다려, 본격적인 최종 보철 과정에 들어간다. 일단 숙성시켜 놓았던 뼈이식 부위의 임플란트들을 잇몸 밖으로 꺼내고, 본뜨기 과정을 시행하는데, 여러 임플란트의 본뜨기는 반드시 아래와 같이 두 번 나누어서 떠야 오차가 보정된다. 대중화된 형태의 '인터널 헥스 본레벨 타입'의 임플란트는 절대로 본을 한 번 떠서 오차를 줄일 수 없다.

첫 번째 임시치아는 수술 계획시 컴퓨터 상에서 디자인한 임시치아를 입안에서 맞춘 것이다. 수술 직후 바로 끼워 줘야 하기 때문에 충분한 시간을 두고 계획할 수 없다. 그러다 보니 형태도 좀 엉성하고, 아직 임플란트가 약하기 때문에 교합도 어금니 부위만 닿게 만든다. (Fig. 150) 수술 직후부터 앞니로 씹으면 곤란하기 때문에. 충분한 시간을 두고 기다려 임플란트가 뼈와 붙는 '골유착' 과정이 잘 이루어졌다. 그동안 조심해서 저작을 하라고 환자에게 당부하고, 환자가 좋아하는 닭발을 씹는 것도 부담스러웠던 임플란트들에게 이제는 본격적으로 일을 시킬 시간이다. 이제부터 앞장에서 반복해서 얘기했던 두 번의 본뜨기 과정이 들어간다.

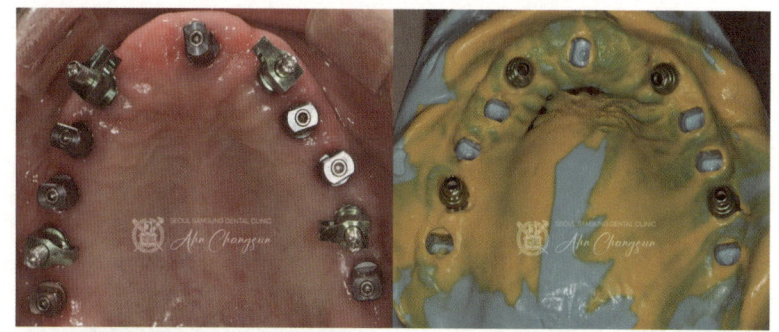

Figure 153. 임플란트 1차 본뜨기 과정. 20230202 서울삼성치과 촬영.

1차 본뜨기(인상채득) 과정이다.

우선 임플란트 뿌리에 위와 같이 '임플란트 인상용 코핑'(Impression coping)이라는 기구를 연결하여 기둥과 새 임시치아를 만들기 위한 1차 본뜨기에 들어간다.

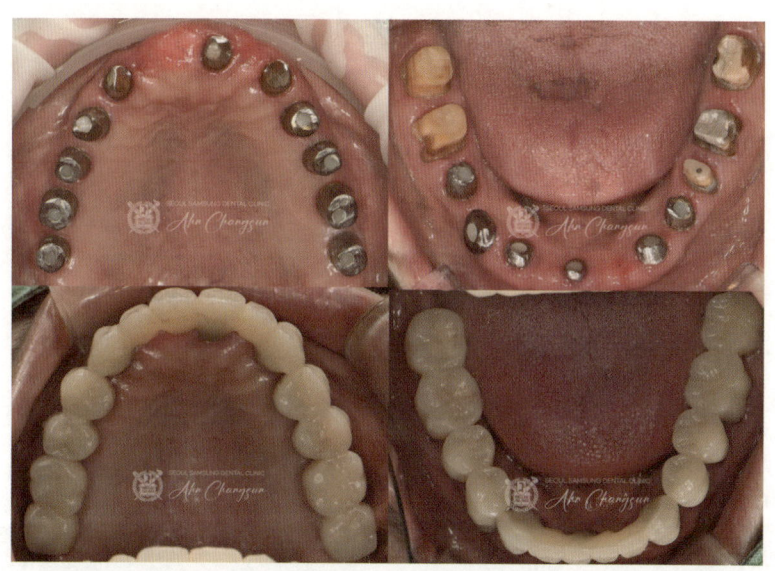

Figure 154. 임플란트 기둥과 2차 임시치아 연결. 20230303 서울삼성치과 촬영.

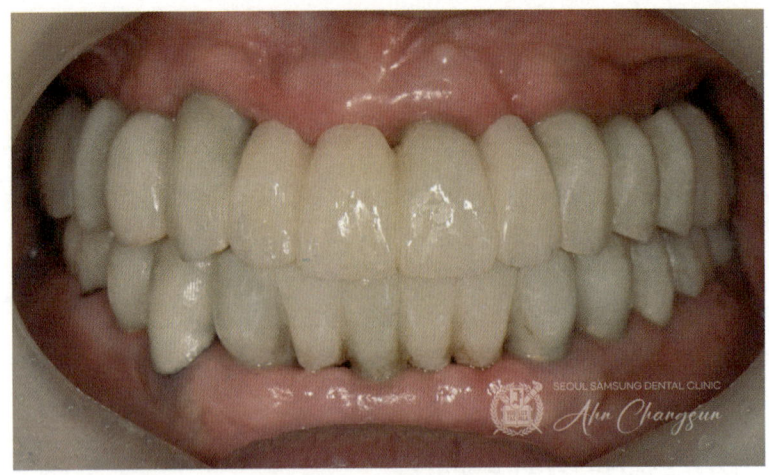

Figure 155. 2차 임시치아 완성. 1차 임시치아보다 미적으로 기능적으로 완성도가 높다. 20230303 서울삼성치과 촬영.

먼저 각 임플란트에 맞춤형 기둥(Custom abutment)을 입안에 새로운 2차 임시치아를 연결해 주었다. 형태도 최종 보철의 형태에 가까울 만큼 기능적으로 우수한 편이고 미적으로도 만족도가 높다.

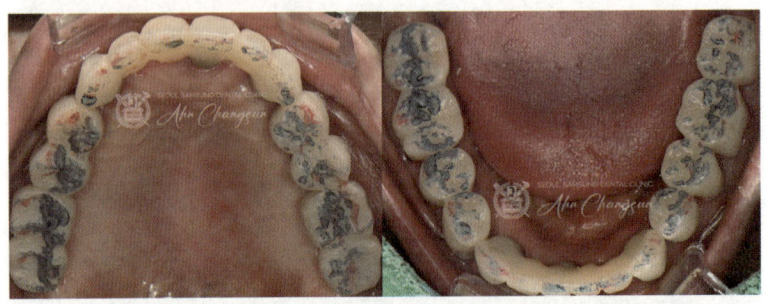

Figure 156. 2차 임시치아의 정교한 교합 형성. 1차 임시치아의 교합(Fig. 150)과 비교해서 보면 참고가 된다. 20230405 서울삼성치과 촬영.

앞서 기술한 대로 새 기둥과 임시치아를 넣고 나서 기둥이 약 30~70마이크로 미터 가라앉는 오차 보정 과정을 부여한다. 그리고 미세한 교합 오차를 레진을 깎거나 덧붙이는 방법으로 조정하여 앞니부터 어금니까지 골고루 닿도록 교합을 매우매우 정교하게 맞추어 준다. (Fig. 156) 위의 파란색 마킹이, '교합지'라고 하는 마킹용 색종이로 찍은 위아랫니가 맞물리는 교합이 닿는 점들인데, 이 정도면 임시치아로도 웬만한 음식은 저작이 다 가능하다.

Fig. 150과 비교해 보면 1차 임시치아 때보다 맞물리는 교합 면적이 매우 넓어졌음을 확인할 수 있다. 이제 본격적으로 임플란트에 씹어 먹을 준비를 시키는 것이다.

다만 임플란트가 본격적으로 일하는 것은 아직 처음이기 때문에, 비교적 마모가 잘 되고 물렁한 느낌이라 편안한 플라스틱 레진 임시치아로 적응기간을 갖고, 오차가 있거나 하는 부분은 씹으면서 마모가 되어서 적응이 되도록 최소 한 달 이상 기다려 주어야 한다. 이 환자분은 전체 임플란트 케이스여서 약 두 달간의 적응 및 관찰 기간을 갖고 최종 보철 과정에 들어갔다. 이 과정까지 끝나면 최종 보철은 단순히 재료를 좀 더 딱딱하고 심미적으로 우수한 지르코니아 보철로 바꿔 주는 과정이 된다.

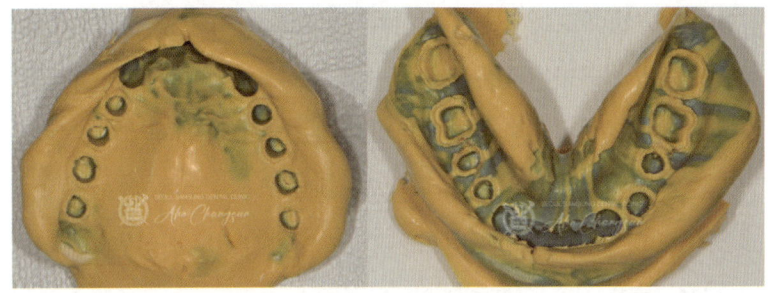

Figure 157. 2차 본뜨기 과정. 이 과정은 어금니와 앞니를 나누어 진행하였다.
20230519 서울삼성치과 촬영.

오차 보정 과정이 끝나고 환자가 임시치아로 식사하는 것에 적응이 끝난 후 2차 본뜨기(인상채득) 과정이다. 가능한 환자가 적응한 임시치아의 정보를 그대로 옮기려고 노력하였다. 이 과정은 어금니와 앞니를 따로 제작하는 것이 더 유리하다. 먼저 임시치아 앞니에 어울리게 어금니를 만들고, 최종 보철 어금니에 맞게 다시 앞니 최종 보철을 만드는 순서로 진행한다.

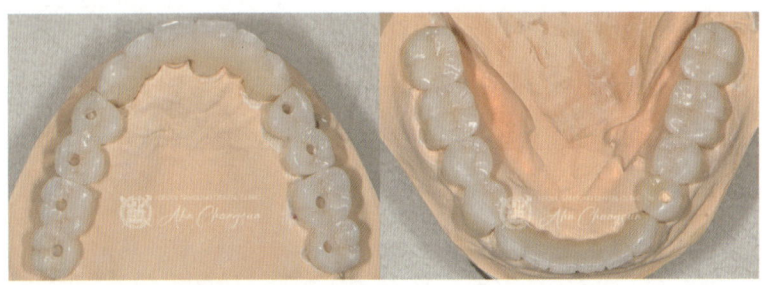

Figure 158. 완성된 지르코니아 최종보철. 미적으로 덜 중요한 어금니 쪽 임플란트에는 유사 시 기둥과 보철의 조립 분해가 가능하도록 나사 구멍을 만들어 준다. 국내에서 몇 분 안 되는 이탈리아 Zirkonzahn 사의 협력 Faculty로 등재되신 '솔라움 치과 기공소 이승섭 소장님' 제작. 좋은 보철물을 만들어 주셔서 늘 감사합니다!
20230602 서울삼성치과 촬영.

앞니뿐 아니라 어금니들도 형태 하나하나가 살아 숨 쉬고 색조도 예쁜 지르코니아 보철물이 만들어졌다. 나와 같이 일하는 기공소는 현대 치과 보철물들 중 강도와 미적인 면을 모두 합산하여 종합 점수로 매긴다면, 명실상부 전 세계적으로 가장 높은 수준을 자랑하는 'Made in Italy'인 Zirkonzahn 사의 Prettau® 지르코니아 블럭만을 사용한다. 지르코니아는 너무너무 단단해서 오히려 가끔은 깨지거나 이유를 알기 어려운 실패를 겪기도 하는데, 이런 '하이엔드'급의 지르코니아 블럭을 사용하면 최소한 재료의 문제로부터 오는 파절은 최소화할 수 있기 때문에, 나도 기공소도 조금 더 비용을 더 지불하더라도 좋은 이탈리아 정품 블럭을 쓰는 것이다. 대부분 치과들은 비용 문제로 국산 블럭을 사용하니 혹시 궁금하면 본인이 다니는 치과에 확인하길 바란다.

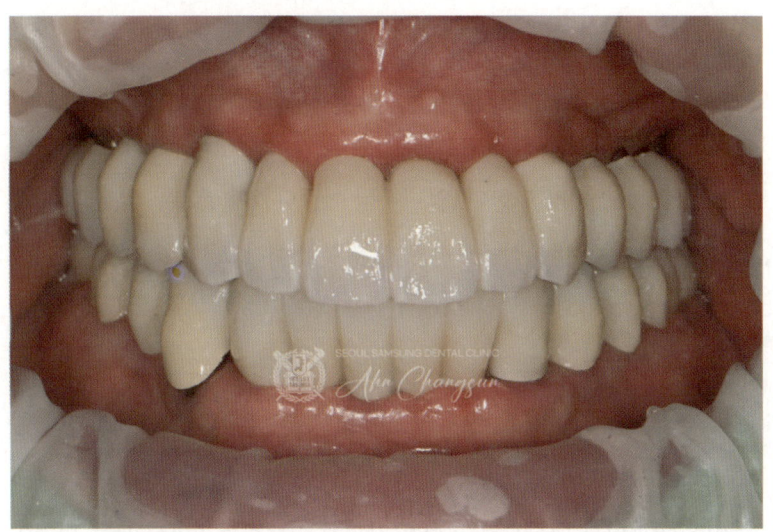

Figure 159. 지르코니아 임플란트 보철 완성. 20230603 서울삼성치과 촬영.

입안에서 미세 조정 과정을 거치고 이렇게 미적으로 기능적으로 우수한 지르코니아 보철물을 끼워 주었다.

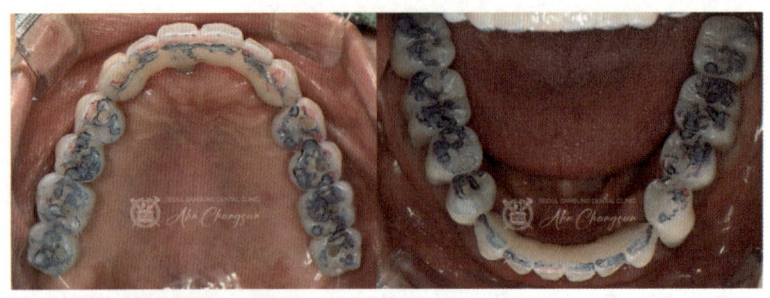

Figure 160. 최종 지르코니아 보철물의 교합점 마킹. 앞니부터 어금니까지 골고루 닿는 마킹을 보인다. 20230621 서울삼성치과 촬영.

Fig. 160과 같이 교합점도 체크해 보면 2차 임시치아의 마킹 (Fig. 156)과 거의 유사하나 최종보철이 더 골고루 닿는 점을 보인다. 최근 〈흑백요리사〉 프로그램에서 안성재 쉐프가 고기의 익은 정도를 'even' 하다고 표현해서 이 말이 유행했는데, 위와 같이 골고루 닿는 교합을 'Even occlusal contact'이라고 한다. 앞니부터 어금니까지 골고루 많은 점과 면들이 접촉하여 어떤 음식물이라도 잘 씹힐 것이라고 보여진다.

아마 독자들 중 이런 종류의 교합점이 마킹된 블로그 포스팅 또는 유튜브 영상을 본 사람이 얼마나 있을지 모르겠다. 추후 배도 블로그를 통해 '교합, 그 종교와도 같은 신념!' 시리즈 포스팅에서 자세히 다룰 예정이지만, 치과의사 대상으로 교합을 강의하는 사람들조차도 모두 의견이 다르고, 심지어 연자들이 슬라이드에서 위와 같은 교합점조차 자세히 보여 주지 않는다. 아니, 보여 주지 못하는 것일 것이다. 기공소에서 만들어 준 매끈한 지르코니아 보철물을 사진으로 전시하듯 보여 주는 것은 매우 쉬운 일이나, 입안에서 교합 조정이 끝난 교합점 마킹은 쉽게 눈속임을 할 수 없고, 이런 식으로 교합점을 마킹하면서 세밀하게 조정해 본 치과의사 선생님들은, 위 사진이 치과의사와 기공사의 co-work을 통해 얼마나 많은 시간과 노력이 들어간 완성도가 있는 작품인지 알 수 있으리라 생각된다. 독자들, 그리고 많은 환자들이 언젠가 '교합 포스팅'을 통해 위 그림을 이해할 수 있길 바란다.

'씹고 뜯고 맛보고 즐기고~~ 이젠 환자분 맘대로! 그래도 너무 단단한 건 조심하세요~~' 하고 말씀드리고

비록 환자분은 아직도 닭발을 즐겨 드시고, 치료 초기에 나와 보호자분과 같이 약속했던 금주 금연도 지키지 못하신 듯하지만… 씹는 즐거움을 찾으시고 더 이상 치과 치료를 겁내지 않으시게 되었다.

총 치료기간 1년 반 정도. 세어 보진 않았지만 아마 환자분은 우리 치과에 30번은 넘게 내원하셨을 것이다. 믿고 따라와 주셔서 감사하다는 인사를 마지막으로 드리며 절주+금연을 다시 한 번 당부드렸다. 정기적인 검진 스케줄을 지킬 것과 이상이 있는 경우 바로 내원을 권유드렸으며, 정기 검진 내원시기를 반드시 지킬 것을 당부드렸다. 또한 아래 어금니에 남아 있는 자연치아들을 지키는 것이 무엇보다 중요하니 양치 관리와 구강세정기의 병용도 다시 한 번 강조드렸다.

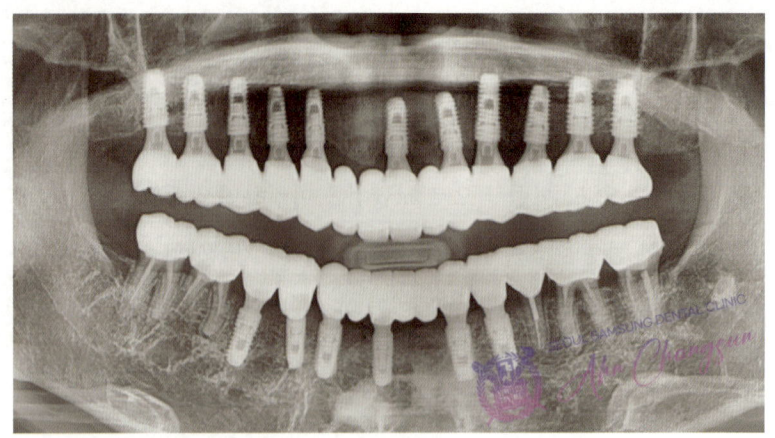

Figure 161. 치료 종결 엑스레이. 20230614 서울삼성치과 촬영.

치료계획부터 최종보철 완성까지 거의 1년 반이 걸렸다. 성공적인 치료 후, 잠시 파노라마 사진 작품을 보며 뿌듯해하며 내 이름 워터마크로 장식도 해 본다. 아마 이렇게 시간과 공을 들여 완성한 임플란트 치료는 환자의 구강위생관리 부족이나 정기검진 미내원 등의 문제만 없다면 매우매우 오래 사용할 수 있을 것이라고 생각한다.

요즘 강남 모처나 서울 중심가의 대형 네트워크 치과들은 이런 식으로 광고한다.

"전체 임플란트 치료 하루 만에!"

"총 네 번만 오면 끝납니다!"

이딴 식으로 빠르게 치료한 결과가, 위와 같이 서른 번 넘게 내원하며 수많은 미세조정을 거친 우리 치과의 치료와 결과물의 퀄리티나 수명이 같다면, 정말 나는 곰손이므로 이 일을 그만두어야 할 것이다. 한때 이런 저급한 치과들과 비교당하면서, 회의감과 매너리즘에 빠져 갈 때쯤 자존감이 바닥을 찍으며 치과 일을 그만하고 싶다는 생각을 했던 적도 있다. 하지만 이제는 이렇게 당당히 말할 수 있다.
"그들과 다릅니다!" 아니 "그들이 틀렸습니다!"

전체 임플란트를 치료하기 위해, 방문하여 상담하는 당일에 바로 발치하고 심고 치아를 대충 올리고 이렇게 '번갯불에 콩 구워 먹듯' 하는 원데이 임플란트 테크닉으로는 이런 완성도를 절대로 낼 수가 없다. 직접 치아를 깎고 도자기를 굽고, 논문을 읽고 세미나를 통해 전체 보철의 치료 계획을 세우는 훈련 기간을 거친 '보철과 전문의'가 계획을 하고 직접 집도하면서 '임플란트 느리게 걷기' 테크닉을 실천하면, 위와 같은 아름다운 그림이 그려진다.

얼마 전 어느 교양 프로그램을 시청하는데, 르네상스 시대에 일반적인 조각가들은 대리석으로 인물조각을 할 때 네모네모한 면의 대리석의 앞면과 옆면에 그 사람의 앞면과 옆면을 그렸다고 한다. 앞면의 밑그림을 따라 처음엔 앞면을 깎고, 옆면을 다시 그리고, 옆면을 깎고 이를 연결하는 형태가 일반적이다. 그런데 미켈란젤로가 '다비드상'을 조각할 때 그는 커다란 대리석에 밑그림을 그리지 않고도 입체적으로 다비드상을 상상하여 가상의 이미지를 그렸다고 한다. 그리고 앞면 옆면 순서 없이 그냥 생각나는 대로 깎아 내려가서 걸작을 만들어 냈다. 미켈란젤로와 같은 천재에겐 대리석의 크기와 볼륨을 보면 그 안에 조각해야 할 다비드가 보였던 것이다. 그런데 단지 천재이기 때문에 가능했을까? 어린 시절부터 셀 수도 없을 만큼 많은 연습을 통해 이제는 네모난 대리석 기둥만 보아도 결과물이 보이는 경지가 되었던 것이다.

이와 비슷하게 일반적인 치과의사들에게 이 장의 첫 사진(Fig. 142)과 같은 전체적으로 망가진 환자가 오면, 당황스럽고 두려움을 많이 느낀다고 한다. 미켈란젤로와 같은 천재가 아니라도, 나와 같이 성실히 수련을 받은 '보철과 전문의'에게는 그렇지 않다. 대리석 안에 완성된 조각상이 보이듯, 나와 같은 보철과 전문의에겐 마지막 엑스레이 사진과 같은 완성된 그림이 보인다.

물론, 그 과정은 간단하지 않다. 미켈란젤로는 바티칸의 시스티나 성당 천장에 그린 '천장화'[34]를 완성하며 목과 허리가 꺾일 만큼 인생을 걸었고, '다비드상'도 3년간에 걸쳐 완성하였다

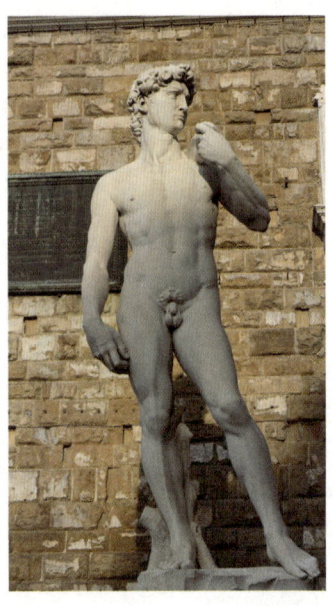

Figure 162. 피렌체 시뇨리아 광장의 미켈란젤로의 다비드상 복제본. 원본은 아니지만 2024년 5월 내가 현장에서 직접 촬영. 근육의 입체감과 팔뚝의 핏줄까지 표현한 섬세함은 당시 기술로는 상상도 할 수 없었다고 한다.

---

[34] 우리 나라에서는 '천지창조'라는 이름으로 알려져 있는데, 이는 번역 오류로 잘못 알려진 이름으로, 바티칸 투어가이드에 의하면, 정식 명칭은 고유명사로 '천장화'가 맞다고 한다. 일반적으로 '시스티나 성당 천장화'(Sistine Chapel ceiling)라는 이름으로 부른다. 작년에서야 직접 보았는데 사진 촬영이 금지되어서 첨부사진이 없는 것이 아쉽지만, 경당 내부의 '천장화' 그리고 그것과 인접한 벽에 그려진 '최후의 심판'을 볼 때의 감동은 말로 표현할 수 없다. 특히 미켈란젤로가 '최후의 심판'을 그리면서 일어났던 해프닝들은 매우 재미있으니, 바티칸에 방문하는 분들은 미리 검색해 보길 바란다.

고 한다. 위와 같은 전체 임플란트 치료는 이에 비견되는 치밀한 계획과 충분한 시간, 그리고 장인정신이 있어야 계획한 만큼 훌륭한 퀄리티로 끝이 난다. 그 배경에는 보철과 전공의 시절 때론 밤을 새우다시피 하며 치아를 배열하고 조각하며 훈련하고, 부족한 휴식으로 졸린 눈을 비벼가며 논문을 읽고 정리하며 세미나와 학회에서 발표를 병행했던 노력이 있다.

대한민국은 현재 임플란트 르네상스 시대이다. 비록 미켈란젤로와 같은 천재는 아니지만 나도 언젠가는 치과계에서 '거장'의 반열에 오를 수 있지 않을까 하는 작은 포부와 기대감으로, 지금도 끊임없이 공부하고 배우고 실제 임상에서 그것을 실천하기 위해 노력한다. 이렇게 배운 도둑놈이라고 비난받는 치과의사들 중에 때로는 나와 같이, 아니 나보다 더 열심히 공부하고 최선을 다해 노력하는 선생님들도 많이 있다.

그리고 정기 검진 시 환자가 내원하였다. (다음 페이지 Fig. 163) 1년 반 이상 지난 시점에서도, 엑스레이나 구강 내 사진에서 여전히 모든 임플란트가 염증이 없이 잘 기능하고 있고, 정기 검진 내원 시기만 지켜진다면 아마 앞으로도 매우 오랫동안 편하게 잘 사용할 것이라고 생각한다.

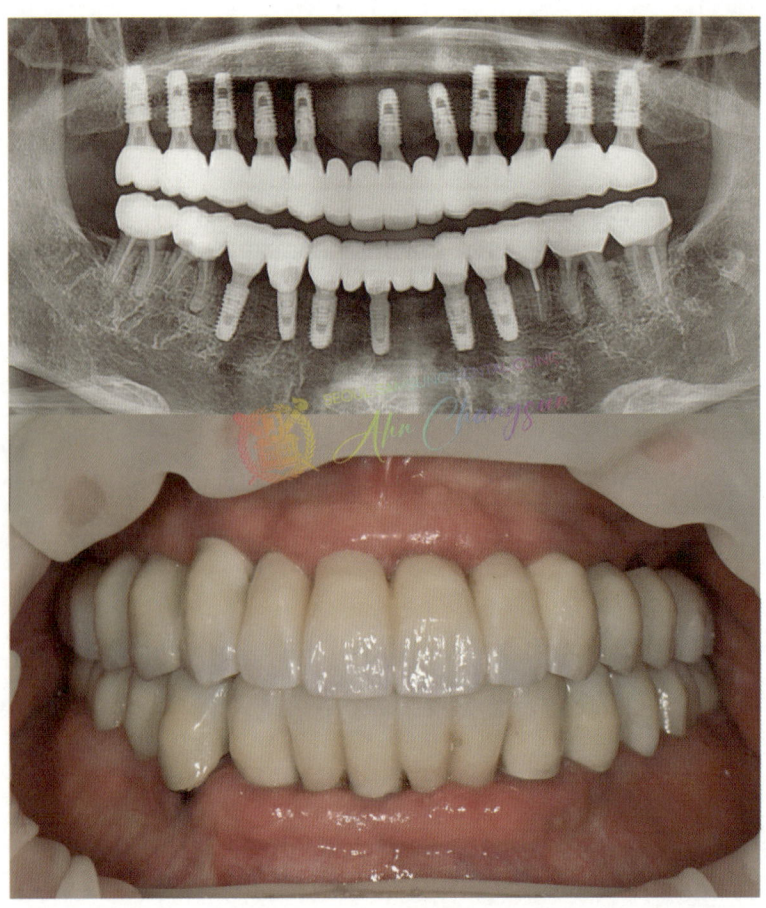

Figure 163. 치료 후 1년 반이 지난 정기검진 엑스레이와 사진. 양호하게 유지되고 있다. 20241115 서울삼성치과 촬영.

Chapter VI

그래서, 임플란트를 정말 하루 만에 끝낸다고??

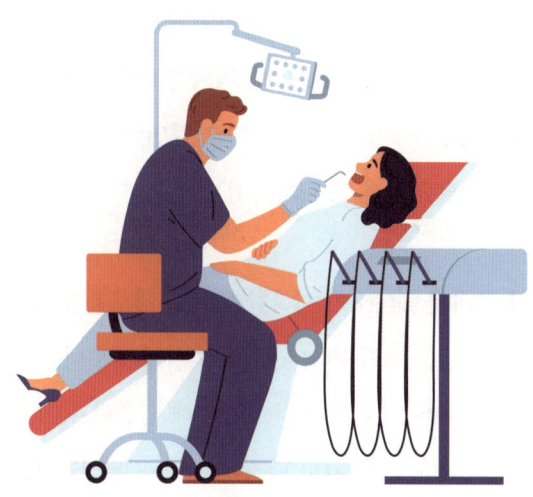

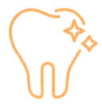

　임플란트는 상실된 치아의 기능을 온전히 대체할 수 있는 거의 유일한 치료방법으로 인류의 수명 연장에 공헌한 혁신적인 발명품이다. 그런데 어느 순간부터 빠른 치료방법들이 시작되더니 이젠 환자 상태를 막론하고 무분별하게 실험적이고 도전적으로 빠른 임플란트가 대세가 되어 가고 있다. 이 책에서 '원데이 임플란트', 즉 임플란트를 하루 만에 끝낸다는 것이 어떤 의미인지에 대해 임플란트 치료 과정 세부 항목별로 자세히 기록하였다. 임플란트의 학술적인 내용들을 모두 담아 일반인 독자들을 대상으로 저술하고자 한다면 끝이 없을 것이므로, 빠른 임플란트 치료에 대해 초점을 맞추어 서술해 보았다. 임플란트 치료를 받고자 하는 환자 본인 또는 환자의 보호자라면, 치과 임플란트 치료 상담에 임하기 전 이 책의 내용을 순서대로 정독하고 간다면, 더 이상의 치과 임플란트에 대한 정보는 필요 없을 것이라고 생각한다.

　임플란트가 국내에 들어오기 시작한 1990년 전후를 넘어 이젠 임플란트 치료를 하지 않는 치과를 거의 찾아보기 힘들 정도이다. 임플란트 재료와 가공 기술 및 뼈이식재의 발전으로 인해 임플란트 치료의 '단기 성공률'은 꽤나 높아졌다. 그냥 갖다 던져놔도 뼈와 잘 붙는 재료로 만들어졌으니 말이다. 그런데 중장기 성공률은 이와 전혀 다른 문제이다.

앞에 '저렴한 임플란트 올림픽' 관련 장에서 언급했듯, 3년도 못 가서 망가져서 전악 임플란트를 거의 다 뽑고 다시 치료해야하는 상황도 있다. 그 환자는 지인 소개로 저렴한 치과에 방문하여 약 2년 만에 잇몸이 붓고 불편해서 원장에게 이야기했다고 한다. 그러자 해당 치과 원장은 뼈가 안 좋아서 그런거니 임플란트를 이제 뽑고 틀니를 해야 한다고 했다. 그럼 애초에 왜 치료비용을 받고 임플란트를 심었을까? 2년만에 임플란트 다수가 망가질 것을 예측하지 못하고 치료를 강행하는 어처구니 없는 괴담 수준의 이야기가 대한민국의 어느 도심 한복판에서 벌어지는 일이다.

르네상스 시대, 문화 예술의 황금기에 레오나르도 다빈치나 미켈란젤로와 같은 거장들의 손에 명작들이 연이어 탄생했지만, 반면 다작의 시대인 만큼 졸작들도 매우 많았을 것이다. 대한민국 치과계는 지금 임플란트 르네상스의 시대를 살고 있다. 문제는 위와 같은 저렴한 치과 거장들의 졸작들이 다수 나오기 시작하면 그 피해는 온전히 환자들이 감당해야 한다. 가격에 휘둘려서 지인들의 추천을 받아 갔을 뿐인데 이와 같은 처참한 결과를 맞이하면 선뜻 다시 치료받을 용기도 내기가 어렵다.

이제는 임플란트의 '성공률', '생존율' 이런 이슈를 넘어 '임플란트의 합병증과 부작용'으로 초점이 옮겨져야 하는 시대이다. 임플란트가 조기에 망가지지 않았다 하더라도, 임플란트 치료를 받고 불편하고 잇몸이 계속 붓는다면 치료에 대한 회의감이 들고, 해당 치과를 선택한 것을 후회하게 되겠지만, 그땐 이미 그 부위 잇몸뼈가 망가진 후이므로 이미 늦었다. 다시 치료하더라도 처음에 잘 치료했을 경우보다 훨씬 성공률, 생존율이 떨어지게 될 것이다. 따라서 임플란트 치료를 받는 입장에서 가장 확실한 선택지는, 가장 후유증이 없거나 줄일 수 있는 안전한 방법으로 치료받는 것이다.

재료와 술식에 대한 연구는 이미 차고 넘친다. 임상가가 급진적인 방식으로 빠르게 할 필요가 없다. 십수 년 전 내가 개원 전에 봉직의 면접을 봤던 강남 모처의 한 치과 원장은 본인이 임플란트를 개발했다고 하며, 나에게 같이 일할 것을 제안했다. 급여나 제반 조건이 솔깃하였지만 무언가 이상함을 느끼고 나는 그 치과에 들어가지 않았는데, 몇 년이 지나 그 치과 원장은 환자들과 동료 치과의사들에 대한 수백억대 규모의 사기죄로 형사 처벌을 받았다. 나는 뉴스에서 그 소식을 접하고 가슴을 쓸어내렸다. 어쩌면 뉴스에 나온 수감되는 장면에서 그 옆자리에 내가 있었을 수도 있기 때문이다.

그러면 환자들은 어떤 치과를 선택하면 좋을까?

원장의 약력이나 커리어 등등은 왜곡이 많다. 환자들에게 이것은 비대칭적인 정보일 뿐이다. 나의 홈페이지 약력만 해도, 위에 몇 줄만 핵심이고 나머지는 풍성해 보여야 하니 갖다 붙인 것들도 있다. 물론 거짓 내용은 없지만 말이다. 그런데 일부 원장들 중에는 3~6개월 하버드나 보스턴 대학 단기 연수를 받는, 마치 몇 년간 거기서 수련한 마냥 해당 대학 이름을 버젓이 치과 이름에 내거는 치과들도 많이 있다. 대개 진료를 하지 않고 관찰만 하는 연수가 대부분임에도 말이다.

대한민국 치과대학은 커리큘럼이 매우 훌륭하고, 매우 우수한 인재들이 모이는 곳이다. 졸업한 치과의사들중 소수 또는 다수가 본인의 의지와 현 치과계의 과도한 경쟁상황으로 이상한 길로 빠질 뿐. 서울대, 연세대가 아니어도 괜찮다. 대한민국 'ㅇㅇ대학교 치과대학 졸업'이라고 커리어에 당당히 적을 수 있는 원장이면 약력은 충분하다. 거꾸로, 본인 출신 치과대학을 약력에 적지 않는 경우는 다시 생각해 볼 필요가 있다. 치과대학 들어오기 이전의 치과와 관계가 없는 명문대학 학부를 졸업했다고 적거나, 대학 졸업 후 대학원을 서울대나 연세대로 나오거나, 해외대학 연수를 통해 약력 세탁(?)을 노리는 경우가 있기 때문이다. 또는 실제로 국내 대학 출신이 아닐 수도 있다. 이건 좀 민감할 수 있는 문제라 자세히는 언급하지 않겠지만… 국내 치과대학 출신들이 우수한 건 확실하다.

전문의 타이틀도 아주 중요치 않다. 나도 보철과 전문의이지만, 앞 임플란트 재보철 관련 장에서 나오듯 보철과 전문의 타이틀 달고 이상하게 진료하는 분들도 많다. 명문대 나온 분들이 이상하게 진료하는 경우도 많다. 실명을 언급할 수는 없으나, 검색만 해도 바로 알 수 있는 강남 압구정에서 국내 최대 규모의 수백억대 사기 진료 행각을 2차례나 펼쳤던 치과 원장도 탑 3 안에 드는 명문대 출신이다. 타이틀이 다가 아니다. 드물지만 전문의 타이틀 없는 분들이 졸업 후 공부를 더 많이 해서 수술도 잘하고 치료를 더 성실히 해서 배울 점이 많은 경우도 자주 본다. 약력은 기본적인 정보 확인을 위한 수단으로 활용할 뿐, 약력과 커리어에 현혹되면 안된다.

임플란트를 수만 개 심었다는 경력은 더 가관이다. 애초에 환자들이 확인할 방법조차 없는 너무도 비대칭적인 정보일뿐더러, 5만개 임플란트를 10년 안에 심었다면 1년에 최소 5천 개 이상이란 이야기인데, 이러면 논바닥에 모내기하는 퀄리티만도 못하게 10분에 4개씩, 30분에 10개씩 그런 식으로 해치운 것을 경력이랍시고 적었을 확률이 높다. 그런 분들이 대개 '저렴한 임플란트' 장에서 첨부한 엑스레이 '마스터피스'와 같은 명작을 많이 만든다.

결국 직접 수술을 할 치과의사가 얼마나 성실하고 책임감 있게 설명하고 상담해 주는지가 가장 중요하다. 환자들이 알 수 있는 방법은 이것이 제일 확실하다. 절대로절대로 임플란트와 같은 치과치료의 선택 기준 중 '가격'이 첫 번째가 되지 않기를 바란다. 그렇게 되는 순간 앞의 조기 임플란트 실패 환자 스토리가 남 이야기가 아닐 가능성이 높다. 당연히 비용은 매우 중요하다. 나도 타 병원 진료를 받거나 물건을 살 때 '가격 대비 효과'를 늘 생각하면서 소비한다. 그런데, 의료기관을 선택할 때 가격의 요소를 조금만 후순위로 놓으면 보이는 것이 매우 많아진다. 그렇게 고심해서 결정한 몇몇 치과들 중에 가격을 비교해서 결정한다면 나쁘지 않은 선택이 될 수 있다.

그래서 아래와 같은 치과는 과감히 패스하기를 바란다.

1) 최저가를 강조하는 치과와 이벤트를 자주 하는 치과
   : 그 이벤트 비용을 어디서 뽑아 먹을지 잘 생각해 보길 바란다.
2) 전체 임플란트 수술 30분 만에, 임플란트 4개 심는데 10분만에, 이런 속도를 강조하는 치과
   : 위에 그 이벤트 비용을 이렇게 시간당으로 뽑아 먹는다.

3) 발치하고 바로 심고 하루 만에 끝낸다고 강조하는 치과

: 환자를 위한 것인지, 치과가 돈 벌려고 하는 짓인지 잘 생각해 보길.

4) 무절개만 한다고 강조하는 치과

: 뼈는 안 보고 위에 잇몸 즉 살만 보고 심겠다는 거다. 왜 그냥 뼈에 다 심지 말고 살에다 심지….

5) 즉시보철로 하루 만에 밥을 먹게 해 준다고 강조하는 치과

: 이들 중의 일부는 하루 만에 밥을 먹기는커녕 임플란트가 실패해서 2년을 다시 돌고 돌아야 하는 경우도 있다. 혹은 앞 케이스처럼 임플란트 다시 안 되니 틀니 쓰라고 하거나.

6) 상담 당일 수술하면 할인해 준다고 하는 치과

: 할 말이 없다. 상업이 치과계를 장악한 그 끝을 보여 준다.

7) 수술 및 치료 완료 후 몇 달 이내 리콜을 잡아 주지 않는 치과

: 돈 받았으니 가라는 이야기다. 쉽게 말해 A/S는 안 해 주겠다는 말이다.

8) 위와 같이 수준 낮은 진료로 실패한 후 그 책임을 환자에게 전가하는 치과

: 정기검진 스케줄을 지켰다면, 임플란트 실패는 대체로 환자의 책임이 아니다. 의료진의 책임일 가능성이 높다. 위와 같이 '당신 뼈가 안 좋아서 임플란트를 실패했으니 틀니로 하자.'는 궁색한 변명을 하는 치과들은, 반대로 입소문을 좀 내 주면 좋겠다. 진짜 몇몇 치과들은 실명을 오픈하고 싶으나, 내가 하면 불법이다.

물론 정기검진은 매우 중요하다. 내가 치료했던 전악 보철 환자들 중

에도 정기검진의 중요성에 대한 우리 병원 스탭들의 설명을 귀담아듣지 않고 2~3년 동안 내원하지 않다가 갑자기 치주염이 진행된 상태로 내원하여, 치아를 거의 다 뽑고 임플란트 치료를 진행 중인 분들도 있다. 보철 치료뿐 아니라 임플란트 치료도 최대 6개월 정기검진 스케줄을 어기는 순간, 본인도 모르게 진행되는 합병증으로 두고두고 고생할 수도 있다. 그러나 치과에서 추천하는 정기검진 스케줄과 양치 관리 등등 주의사항을 지켰는데도 문제가 생긴 임플란트는, 대부분 환자의 책임이 아니다.

저렴한 가격에 따른 입소문으로 대기실이 북적북적한 병원들을 찾아가 봤자, 상담실에 앉는 순간 당일 수술하면 할인 등의 감언이설로 멀쩡한 치아도 같이 뽑고 당일에 심고 끝내는 저급한 임플란트 치료를 받게 될 확률이 높다. 믿기지 않는가? 이는 실제 어느 치과 직원의 경험담으로 배도 블로그 '치과칼럼' 란에 포스팅되어 있다.

내 몸에 심는 임플란트, 가격이 저렴하다고 아무 치과나 아무에게나 맡길 것인가?

여러 사진자료와 엑스레이 자료들을 채득하여, 환자와 보호자가 알아들을 수 있는 말로 충분히 자세하고 친절하게 설명해 주며, 치료 중간 과정도 엑스레이나 사진을 보여 주며 설명해 주는 치과, 치료가 끝난 후에도 내용을 설명해 주고 집에서 잘 관리할 수 있게 교육해 주는 치과면 된다. 다만 치료 중 또는 치료 후에 생기는 불편감을 의료진에게 감정을 배제하고 사실에 입각하여 언급했을 때, 그에 대한 해결을 해 주거나 아니면 치료 결과의 한계점에 대해 충분히 납득할 수 있는 표현으로 설명해 주는 치과면 된다. 그리고 몇 번 내원 후 돈을 다 내고 나면 이제 안 오셔도 된다고 말하는 치과는 과감히 거르고, 정기검진의 중요성을 강조하는 치과라면 금상첨화다. 이 정도면 충분히 좋은 치과를 선택한 것이다. 이런 치과는 서울 중심가 말고 여러분의 동네에 있다. 상업적인 대형 치과병원들보다, 바로 독자들의 집 근처에 성실한 치과 원장이 운영하는 곳을 찾길 바란다.

이런 좋은 치과를 선택하는 데에, 특히 임플란트 치료를 성실히 잘하는 치과를 선택하는 데에, 이 책의 내용이 확실한 가이드라인이 될 수 있을 거라고, 나는 감히 확신한다!

그래서, 임플란트를 하루 만에 끝낸다고?? 원데이 임플란트?

몇몇 몰지각한 치과의사들이 개그맨들보다 웃기다. 이러니 개콘이 망하지.

임플란트, '느리게 걷기!'가 정답이다.

마치며…

석연치 않은 담론들에 대해
오랜 시간이 지난 후에 답변하다

이제 40년이 넘게 인생을 살며 때로 어떤 담론 중 바로 답을 하지 못했지만 당시에는 석연치 않았던 담론들에 대해, 오랜 시간이 지나 깨달음을 얻는 경우가 있습니다.

집필을 마치며 뒤늦게 답을 얻은 두 가지 담론을 이야기해 보려 합니다.

그 담론의 첫 번째는 서울대학교 치과대학 재학시절 구전으로 내려오던 탈무드와 같은 이야기입니다. 많은 교수님들은 강의 중에 이렇게 말씀하셨습니다.

"환자에게 너무 많은 말을 해 주지 마라!"

이것이 치과대학에만 해당하는 것일지, 다른 의과대학이나 한의과대학 계열에서도 비슷하게 전해 내려오는 이야기인지는 잘 모릅니다. 말씀의 취지는 너무 많은 지식과 정보의 전달이 환자들에게 혼란을 주고 되돌아 오는 의문들이 의심을 만들어서 치과의사와 환자 사이에 불신을 키운다는 취지에서였다고 생각합니다.

이렇게 말씀하시는 구체적인 이유들 중 기억나는 부분을 언급하면 대략 아래와 같습니다.

1) 많이 알려 주고 싶은 마음에 많은 말을 해 주어도 환자들이 알아듣지 못한다.
2) 치과의사 욕심에 말을 많이 해 주어 봤자, 환자들은 그중 일부밖에 기억하지 못한다.
3) 말을 많이 할수록 실수할 가능성이 높고, 그건 약점이 되어 나중에 부메랑처럼 돌아온다.
4) 말을 많이 해 줄수록 너무 많은 정보들에 환자들은 불안해 한다. 그 결과 거듭 진행되는 대화는 환자 매니지에도 경영에도 도움이 되지 않는다.

그래서 꼭 필요한 말만 환자에게 최소한으로 하라고, 교수님들은 대체로 유사하게 말씀하셨습니다. 말을 간결하게 하는 법, 글을 간결하게 쓰는 법, 이 두 가지 모두가 저에겐 무척 어려운 일이라, 수업을 들을 당시에도 정확히 이해가 가지 않았지만, '여러 교수님이 비슷하게 말씀하시는 데에는 이유가 있겠거니' 하며 학교를 졸업하고 수련을 받고 하는 중에도 여러 이야기를 해 주고 싶어도 어느 선에서 끊는 습관이 생겼습니다. 월급을 받던 봉직의 시절에는 환자들에게 자세히 설명을 해 주고 싶어도, 내 의지보다 빡빡하게 잡혀 있는 예약 때문에 그럴 수가 없었고, 꼭 필요한 얘기만 하면 나머지는 직원들이 응대하는 식이었습니다.

그런데 여기서 문제가 생깁니다. 치과에 온 환자는 대부분 자신의 구강건강 상태에 대해 치료받는 치과의사에게 직접 듣고 싶어 합니다. 하지만 직원이 설명의 주체가 되는 순간 치과의사의 의도와 다르게 전해지는 부분이 생기고, 다음 진료 때 또 진료실에서 치과의사가 설명하는 내용과 다른 부분이 생기면, 나중에 병원과 환자 사이의 갈등을 유발하는 원인이 되는 경우가 많습니다.

다양한 매체에서 접할 수 있는 정보의 홍수 속에, 요즘 환자들은 때로는 의료계 종사자들 못지 않게 의료 지식에 해박합니다. 문제는 정제되지 않은 부정확한 정보로 인해 환자들이 현혹되는 부분입니다. 이 부분에 대한 지적 욕구를 해소하지 못한 채 치료를 들어가게 되면, 치과에 대한 불신으로 출발하여 결국 결과가 좋지 않은 경우도 있습니다. 이런 환자들 모두를 만족시키긴 어렵지만, 최소한 저는 우리 병원에 오는 환자들이 본인의 상태를 정확히 모르고 우리 병원 문을 나가게 하지는 말자는 원칙으로 진료하고 설명합니다. 너무 많은 내용이나 정보 또는 치료의 부작용에 대한 설명으로 환자가 걱정하는 경우는, 그 부작용이 생길 가능성을 확률적인 수치로 나마 설명해주고, 부작용이 발생했을 때의 대처법에 대해 자세히 설명해 주는 것이 옳다고 생각합니다. 그러면 대부분의 환자들은 수긍하고 따라옵니다. 그런데 충분히 설명을 듣지 못했다고 환자가 느끼는 순간, 깨진 신뢰는 회복이 불가능합니다.

그래서 은사님들께 이제는 말씀드리고 싶습니다.
"교수님, 좋은 가르침 덕분에 사회에 나와서 지역사회 구강보건 지킴

이로 최선을 다하고 있음에 늘 감사드립니다. 하지만 환자에게 말을 아끼라는 말씀은 쉽게 동의하기 어렵습니다. 저는 오히려 환자들에게 최대한 많은 설명을 해 주고, 치료 과정과 생길 수 있는 부작용에 대해 처음부터 상세히 알려 주는 것이 치과 의료진과 환자 간의 신뢰를 쌓는 길이라고 생각합니다."

지금의 저수가 임플란트의 폐해와 같은 문제점은 결국 치과의사와 같은 전문가 집단과 환자들 사이에 상업적인 집단들이 개입하여 정보의 비대칭을 만들기 때문에 발생하는 문제입니다. 이런 정보의 비대칭을 최소한으로 줄일 수 있다면, 환자들이 좋은 치과를 알아보고 선택할 수 있을 거라고 생각합니다.

두 번째 담론은, 약 25년 전 고등학교 동창 친구가 저에게 했던 말입니다. 당시 지방에서 상경하여 아르바이트를 하며 힘들게 겨우 치과대학 등록금을 내고 다니며 고등학교 동창 모임에도 자주 못 나가던 제가 너무 어렵게 사는 듯 보였는지, 그 친구는 이렇게 말했습니다.

"창선아, 난 이렇게 생각해. 인생 어렵게 살면 한없이 어려운 법이고, 인생을 쉽게 쉽게 살면 또 엄청 쉬운 법인 것 같아. 그래서 그냥 나는 쉽게 쉽게 살려고."

말 그대로 이 친구는 삶을 참 쉽게 사는 친구였습니다. 집이 그다지 부유한 것도 아니고, 특출한 재능이 있는 것도 아님에도, 고등학교 시절부터 대학 시절 내내 주어진 삶에 순응하며 물 흐르듯 쉽게 쉽게 살아가는 성향이었습니다. 본인 관점에서만 보면 행복한 삶이며, 그렇다고 타인에게 특별히 직접적인 해를 끼치지도 않았습니다. 문제는, 이 친구가 너무 쉽게 살다 보니 때로 주변 사람들이 어려움을 겪는 경우가 있다는 것입니다. 모든 인생이 온전히 독립적이지는 않기 때문입니다. 각자의 인생은 주변 사람들의 인생과 때론 톱니바퀴처럼 때론 그물처럼 얽히고설켜 있습니다. 그 과정에서 내 인생을 쉽게 살려고만 하면, 그때 내가 감당하지 않은 어려움은 다른 누군가가 감당해야 하는 법이란 것을, 그땐 잘 몰랐기 때문에 친구의 그 담론에 쉽게 답을 하지 못했지만, 지금은 조금 다른 답을 할 수 있을 것 같습니다.

"○○아! 인생을 쉽게 생각하면 쉬워질 수도 있겠지만 그러면 나를 대하는 다른 누군가가 어려워지고, 내가 내 인생을 조금 어렵게 살면 나는 조금 괴롭지만 나와 만나는 사람들의 인생이 조금 더 쉬워진다고 생각해. 그래서 내가 버틸 수 있는 한에서는 조금만 어렵게 살아 보려고."

이렇게 그 친구에게 답을 해 주고 싶습니다. 실제로 저는 그 친구를 대하는 것이 '어려워서' 요즘엔 잘 만나지 못했지만 말입니다.

앞서 잠시 미켈란젤로가 건강을 희생하면서까지 완성했던 '시스티나 성당 천장화'와 '다비드 조각상' 이야기를 하였는데, 그와 더불어 르네상스 3대 거장 중 하나인 레오나르도 다 빈치 또한 작품의 완성도에 대한 집착과 욕심이 상당했습니다. 실제로 그의 대표작인 '모나리자'는 그가

67세로 생을 마감하기 직전까지도 계속 덧칠을 했다고 합니다. 이런 천재들 조차도 '완벽'이란 단어에 근접하기는 너무 어려웠다는 사실이 인간적으로 다가옵니다.

레오나르도나 미켈란젤로와 같은 천재이자 거장들에 감히 저를 비교할 순 없지만, 저를 포함하여 직업윤리를 소중하게 생각하고 업에 최선을 다하는 좋은 치과의사들도 인생의 방향성만큼은 거장들과 크게 다르지 않을 것입니다. 개원 치과 원장으로서, 충분한 시간과 정성을 들여 치료해 주어도 늘 한두 가지는 아쉽고, 어떤 이유로든 체크업을 와야 하는 환자가 오랜 기간 못 오면 괜히 마음이 불안해지고, '내가 잘못한 것은 없을까, 더 잘할 수 있으려면 어떻게 해야 할까.' 하며, 더 좋은 진료와 전문성에 대한 고민을 평생 하면서 살 것 같습니다.

치과의사들이 쉽게 쉽게 일할 수도 있습니다. 아주 간단히 내가 목표하는 치료의 퀄리티를 수치값으로 표현했을 때 그중 약 10% 정도만 내려놓아도 매우 진료가 쉬워집니다. 그런데 그러면 환자들이 불편하고 힘들어집니다. 치과의사들이 조금 더 시간을 들여 '어렵게 조금만 더 어렵게' 일하면, 하는 동안 우리는 조금 괴롭지만, 환자들은 조금 더 쉽게 적응하고 대부분 오랫동안 편하게 음식을 먹고 밝게 웃을 수 있습니다.

제가 보는 관점에서는, 모든 사람들의 인생의 총화를 기준으로 본다면 모든 어려움의 총량은 일정합니다. 내가 감당하지 않은 어려움은 다른 누군가가 감당해야 하는 법입니다. 그래서 저는 다른 어떤 치과의사들이 감당하지 않았던 어려움을, 그 결과 제게 주어진 업의 어려움을 기꺼이 마주하며, '빠르게 보다 바르게'라는 저의 모토와 같이 '느리게 걷기'를 실천하려고 합니다.

Special thanks to~

어줍잖은 첫 번째 습작을 출판하며, 진료를 마치고 퇴근한 후 늦은 밤과 주말 시간을 쪼개어 집필 및 편집하는 과정이 쉽지 않았습니다. 적극적으로 지지해 주고 도와준 인생의 동반자인 아내와 하나뿐인 소중한 아들에게 먼저 고맙다는 말을 전하고 싶습니다. 그리고 언제나 저의 편이 되어 주는 두 형들, 개원의로서 쉽지 않은 생활 속에서 상업적인 유혹이 있을지라도 같이 공부하며 흔들리지 않는 지향점을 제시해주는 '치예원 Trojans 스터디 그룹'의 멘토 선생님들과 어드밴스 멤버 선생님들, 개원 생활의 힘든 이야기를 매일같이 톡방에서 나누며 서로 위로해 주는 친구 개원의 선생님들, 여러 모로 많이 잘해주지 못해도 저를 믿고 따르는 서울삼성치과 모든 직원분들과, 마지막으로 선뜻 출판을 결정하고 도와주신 '좋은땅 출판사' 관계자분들께도 진심으로 감사 말씀을 전합니다.

임플란트를
하루 만에 끝낸다고?

치과의사 배운도둑놈!? PART I

ⓒ 안창선, 2025

초판 1쇄 발행 2025년 6월 18일

지은이	안창선
펴낸이	이기봉
편집	좋은땅 편집팀
펴낸곳	도서출판 좋은땅
주소	서울특별시 마포구 양화로12길 26 지월드빌딩 (서교동 395-7)
전화	02)374-8616~7
팩스	02)374-8614
이메일	gworldbook@naver.com
홈페이지	www.g-world.co.kr

ISBN 979-11-388-4387-4 (03510)

- 가격은 뒤표지에 있습니다.
- 이 책은 저작권법에 의하여 보호를 받는 저작물이므로 무단 전재와 복제를 금합니다.
- 파본은 구입하신 서점에서 교환해 드립니다.